全国中医药行业高等职业教育"十三五"规划教材

药理学

（第二版）

（供中医学、针灸推拿、中医骨伤等专业用）

主　编 ◎ 姜国贤　曹　红

U0335541

中国中医药出版社
·北　京·

图书在版编目（CIP）数据

药理学 / 姜国贤，曹红主编 . —2 版 . —北京：中国中医药出版社，2018.7（2023.3 重印）

全国中医药行业高等职业教育"十三五"规划教材

ISBN 978 – 7 – 5132 – 4917 – 1

Ⅰ . ①药…　　Ⅱ . ①姜…　　Ⅲ . ①药理学 – 高等职业教育 – 教材

Ⅳ . ① R96

中国版本图书馆 CIP 数据核字（2018）第 083064 号

中国中医药出版社出版

北京经济技术开发区科创十三街 31 号院二区 8 号楼

邮政编码　100176

传真　010-64405721

山东华立印务有限公司印刷

各地新华书店经销

开本 787×1092　1/16　印张 20.75　字数 427 千字

2018 年 7 月第 2 版　2023 年 3 月第 2 次印刷

书号 ISBN 978 – 7 – 5132 – 4917 – 1

定价　65.00 元

网址　www.cptcm.com

服 务 热 线　010-64405510

购 书 热 线　010-89535836

维 权 打 假　010-64405753

微信服务号　zgzyycbs

微商城网址　https://kdt.im/LIdUGr

官 方 微 博　http://e.weibo.com/cptcm

天猫旗舰店网址　https://zgzyycbs.tmall.com

李伏君（千金药业有限公司技术副总经理）

李灿东（福建中医药大学校长）

李建民（黑龙江中医药大学佳木斯学院教授）

李景儒（黑龙江省计划生育科学研究院院长）

杨佳琦（杭州市拱墅区米市巷街道社区卫生服务中心主任）

吾布力·吐尔地（新疆维吾尔医学专科学校药学系主任）

吴　彬（广西中医药大学护理学院院长）

宋利华（连云港中医药高等职业技术学院教授）

迟江波（烟台渤海制药集团有限公司总裁）

张美林（成都中医药大学附属针灸学校党委书记）

张登山（邢台医学高等专科学校教授）

张震云（山西药科职业学院党委副书记、院长）

陈　燕（湖南中医药大学附属中西医结合医院院长）

陈玉奇（沈阳市中医药学校校长）

陈令轩（国家中医药管理局人事教育司综合协调处副主任科员）

周忠民（渭南职业技术学院教授）

胡志方（江西中医药高等专科学校校长）

徐家正（海口市中医药学校校长）

凌　娅（江苏康缘药业股份有限公司副董事长）

郭争鸣（湖南中医药高等专科学校校长）

郭桂明（北京中医医院药学部主任）

唐家奇（广东湛江中医学校教授）

曹世奎（长春中医药大学招生与就业处处长）

龚晋文（山西职工医学院 / 山西省中医学校党委副书记）

董维春（北京卫生职业学院党委书记）

谭　工（重庆三峡医药高等专科学校副校长）

潘年松（遵义医药高等专科学校副校长）

赵　剑（芜湖绿叶制药有限公司总经理）

梁小明（江西博雅生物制药股份有限公司常务副总经理）

龙　岩（德生堂医药集团董事长）

　　中医药职业教育是我国现代职业教育体系的重要组成部分，肩负着培养新时代中医药行业多样化人才、传承中医药技术技能、促进中医药服务健康中国建设的重要职责。为贯彻落实《国务院关于加快发展现代职业教育的决定》（国发〔2014〕19号）、《中医药健康服务发展规划（2015—2020年）》（国办发〔2015〕32号）和《中医药发展战略规划纲要（2016—2030年）》（国发〔2016〕15号）（简称《纲要》）等文件精神，尤其是实现《纲要》中"到2030年，基本形成一支由百名国医大师、万名中医名师、百万中医师、千万职业技能人员组成的中医药人才队伍"的发展目标，提升中医药职业教育对全民健康和地方经济的贡献度，提高职业技术院校学生的实际操作能力，实现职业教育与产业需求、岗位胜任能力严密对接，突出新时代中医药职业教育的特色，国家中医药管理局教材建设工作委员会办公室（以下简称"教材办"）、中国中医药出版社在国家中医药管理局领导下，在全国中医药职业教育教学指导委员会指导下，总结"全国中医药行业高等职业教育'十二五'规划教材"建设的经验，组织完成了"全国中医药行业高等职业教育'十三五'规划教材"建设工作。

　　中国中医药出版社是全国中医药行业规划教材唯一出版基地，为国家中医中西医结合执业（助理）医师资格考试大纲和细则、实践技能指导用书、全国中医药专业技术资格考试大纲和细则唯一授权出版单位，与国家中医药管理局中医师资格认证中心建立了良好的战略伙伴关系。

　　本套教材规划过程中，教材办认真听取了全国中医药职业教育教学指导委员会相关专家的意见，结合职业教育教学一线教师的反馈意见，加强顶层设计和组织管理，是全国唯一的中医药行业高等职业教育规划教材，于2016年启动了教材建设工作。通过广泛调研、全国范围遴选主编，又先后经过主编会议、编写会议、定稿会议等环节的质量管理和控制，在千余位编者的共同努力下，历时1年多时间，完成了83种规划教材的编写工作。

　　本套教材由50余所开展中医药高等职业教育院校的专家及相关医院、医药企业等单位联合编写，中国中医药出版社出版，供高等职业教育院校中医学、针灸推拿、中医骨伤、中药学、康复治疗技术、护理6个专业使用。

　　本套教材具有以下特点：

1. 以教学指导意见为纲领，贴近新时代实际

　　注重体现新时代中医药高等职业教育的特点，以教育部新的教学指导意

见为纲领，注重针对性、适用性以及实用性，贴近学生、贴近岗位、贴近社会，符合中医药高等职业教育教学实际。

2. 突出质量意识、精品意识，满足中医药人才培养的需求

注重强化质量意识、精品意识，从教材内容结构设计、知识点、规范化、标准化、编写技巧、语言文字等方面加以改革，具备"精品教材"特质，满足中医药事业发展对于技术技能型、应用型中医药人才的需求。

3. 以学生为中心，以促进就业为导向

坚持以学生为中心，强调以就业为导向、以能力为本位、以岗位需求为标准的原则，按照技术技能型、应用型中医药人才的培养目标进行编写，教材内容涵盖资格考试全部内容及所有考试要求的知识点，满足学生获得"双证书"及相关工作岗位需求，有利于促进学生就业。

4. 注重数字化融合创新，力求呈现形式多样化

努力按照融合教材编写的思路和要求，创新教材呈现形式，版式设计突出结构模块化，新颖、活泼，图文并茂，并注重配套多种数字化素材，以期在全国中医药行业院校教育平台"医开讲－医教在线"数字化平台上获取多种数字化教学资源，符合职业院校学生认知规律及特点，以利于增强学生的学习兴趣。

本套教材的建设，得到国家中医药管理局领导的指导与大力支持，凝聚了全国中医药行业职业教育工作者的集体智慧，体现了全国中医药行业齐心协力、求真务实的工作作风，代表了全国中医药行业为"十三五"期间中医药事业发展和人才培养所做的共同努力，谨此向有关单位和个人致以衷心的感谢！希望本套教材的出版，能够对全国中医药行业职业教育教学的发展和中医药人才的培养产生积极的推动作用。需要说明的是，尽管所有组织者与编写者竭尽心智，精益求精，本套教材仍有一定的提升空间，敬请各教学单位、教学人员及广大学生多提宝贵意见和建议，以便今后修订和提高。

国家中医药管理局教材建设工作委员会办公室

全国中医药职业教育教学指导委员会

2018 年 1 月

《药理学》是在国家中医药管理局教材建设工作委员会的指导下，由中国中医药出版社组织编写的全国中医药行业高等职业教育"十三五"规划教材。为了更好落实教育部中医药职业教育教学指导委员会《关于加快发展中医药现代职业教育的意见》和《中医药现代职业教育体系建设规划（2015—2020年）》精神，按照全国中医药高职高专院校各专业的培养目标，确立本课程的教学内容并编写了本教材。

本教材在编写过程中，注重遵循专业培养目标的要求，适应特定对象，力求体现教材必备的三基（基本理论、基本知识、基本技能）和五性（思想性、科学性、先进性、启发性、适用性）的原则。同时，编写人员在保持药理学知识系统性的基础上，针对高职高专相关专业的培养目标，贯彻理论联系实际和以实用、够用为原则，贴近专业人才培养目标，贴近专业岗位需求，与国家执业助理资格考试接轨，力求在高职高专专业特色上下功夫，编出专业特色和专业水平。

本书按 72 学时编写，概论重点叙述药理学的研究内容、影响药物的作用因素等基本概念和基本理论，各类药则主要阐述药物的体内过程、药理作用、临床应用、不良反应等，内容层次分明，重点突出。为了便于学习，各章节增设了学习目标、知识链接、复习思考题等小模块。教材中的药物名称、主要专业术语等均标注了英文，并在附录中附有中文药名索引，便于药物查找。教材具有重点突出、内容丰富、条理清晰、实用性较强等特点。

本书主要供中医学、针灸推拿、中医骨伤等专业使用，也可作为其他专业参考用书。教材由山东医学高等专科学校、江苏省联合职业技术学院连云港中医药分院、四川中医药高等专科学校、四川卫生康复职业学院、北京卫生职业学院、南阳医学高等专科学校、江西中医药高等专科学校、湖北中医药高等专科学校、湖南中医药高等专科学校、新疆昌吉职业技术学院、昆明卫生职业学院、安徽中医药高等专科学校等单位在一线从事药理学教学，富有教学经验的教师完成，其中曹红编写第 1 章，姜国贤编写第 2~4、19 章，袁超编写第 5~7 章，王莹编写第 8~11 章，冯里编写第 12~14 章，吴建萍编写 15~17 章，阮耀编写 18、20、21 章，刘尚智编写 22~24 章，刘新华编写 25~27 章，唐当柱编写 28~30 章，梁枫编写 31~33 章，邱爱珠编写 34~36 章，张雪雁编写 37~39 章，李君编写 40、41 章。

在教材编写过程中，得到编者所在院校领导的大力支持和帮助，中国中医药出版社给予了认真的指导。在此谨向出版社、教材的编写单位和编写人员表示崇高的敬意。同时，对本书第 1 版编写人员的辛勤付出，表示衷心感谢！

由于编者水平有限，教材编写中疏漏和错误在所难免，恳请各院校师生提出宝贵意见，以促进本教材在今后的修订过程中日臻完善。

《药理学》编委会

2018 年 1 月

扫一扫，看课件

第一章

概 论

【学习目标】

掌握：药物作用的类型及相关概念；药物作用的受体机制；药物的体内过程及其影响因素；常用的药动学参数。

熟悉：药理学的任务；药物的量效关系；药时曲线、药物的消除方式。

了解：药理学发展简史；药物的跨膜转运方式；药物作用的其他机制。

第一节 绪 言

一、药理学的性质与任务

药物（Drug）是指能影响机体生理功能或生化过程，用于预防、治疗、诊断疾病或计划生育的化学物质。按其来源可分为天然药物、人工合成药物和基因工程药物三类。

药理学（Pharmacology）是研究药物与机体（包括病原体）之间相互作用及作用规律的科学。其研究内容主要包括：①药物效应动力学（Pharmacodynamics）：简称药效学，是研究药物对机体的作用，包括药物的药理作用、作用机制、临床应用、不良反应等；②药物代谢动力学（Pharmacokinetics）：简称药动学，是研究机体对药物的作用，包括药物的吸收、分布、生物转化（代谢）、排泄等动态过程及血药浓度随时间变化的动态规律。药理学的任务是：①阐明药物的作用及作用机制，为指导临床合理用药提供理论依据；②研究开发新药，发现药物新用途；③为其他生命科学的研究探索提供重要的科学依据和研究方法。

药理学是基础医学与临床医学以及医学与药学之间的桥梁学科。它以生理学、生物化学、病理学、微生物学、免疫学、分子生物学等基础医学和药物化学、药剂学等药学的基本理论和技术为基础，与内科学、外科学等临床医学密切相关。

二、药理学发展简史

（一）传统本草学阶段

本草学阶段也称为药物学阶段，缘自有文字史籍记载到 19 世纪，经历了数千年之久。

自远古时代起，人类为了生存，在寻找食物及与疾病作斗争的长期生活实践中，认识到某些天然物质治疗疾病与伤痛，其中不少流传至今，如饮酒止痛、大黄导泻、麻黄止喘、柳皮退热等，这是人类认识药物的开始。随着人类医药实践经验的积累和新的药物品种的不断发现，专门记载药物知识的书籍开始出现，古代的药物学著作称为本草学。公元 1 世纪前后我国成书的《神农本草经》是世界上最早的药物学专著，全书分为三卷，共收载药物 365 种，并按其作用和毒性进行了分类，其中不少药物沿用至今。公元 659 年唐代由政府正式颁布的《新修本草》，收载药物 884 种，是我国最早的一部药典，也是世界上第一部由政府颁布的药典。明代杰出的药物学家李时珍通过长期的医药实践，于 1596 年编著出了闻名于世的巨著《本草纲目》，全书共 52 卷，约 190 万字，收载药物 1892 种，插图 1160 帧，药方 11000 余条，达到了本草学发展的辉煌阶段，是我国传统医学的经典著作，是现今研究中药的必读书籍，被译成英、日、法、朝、德、俄、拉丁等七种文本，成为世界性经典药物学文献，为世界医药学发展做出了巨大贡献。

（二）近代药理学阶段

18 世纪工业革命的兴起，促进和带动了自然科学的发展，而化学和实验生理学的迅速发展为药理学的发展奠定了基础。19 世纪初实验药理学的创立标志着近代药理学阶段的开始，从此药理学作为一门独立的学科建立起来。

化学的发展使药物得以从古老的、成分复杂的粗制剂提取得到化学纯品，实验生理学通过动物实验的方法对药物作用进行研究。1803 年德国药师 F.W.Sertürner 首先从阿片中提取出吗啡，通过对狗的实验证明其镇痛作用。1819 年法国 F.Magendi 从马钱子中提取出士的宁，并用青蛙进行实验，确定了士的宁的作用部位在脊髓。法国药师 Pelletier 和 Caventou 从金鸡纳树皮中提取得到奎宁，德国药师 Mein 从颠茄及洋金花中提取得到阿托品。从具有治疗作用的植物中提取分离得到有效成分是这一阶段药物研究的突出成就。这些研究工作为药理学的发展提供了可靠的实验方法。1847 年德国人 R.Buchheim（1820—1879）建立了第一个药理实验室，编写了第一本药理学教科书，使药理学真正成为一门独立的学科。他的学生 O.Schmiedeberg（1838—1921）继续发展了实验药理学，开始研究药物对机体的作用和作用部位，创立了器官药理学。1878 年英国生理学家 J.N.Langley（1852—1925）根据阿托品与毛果芸香碱对猫唾液分泌的拮抗作用的实验研究，首先提出了受体的概念，并认为受体是大多数药物能够产生药效的关键所在，为药物作用的受体学说的建立奠定了基础。

（三）现代药理学阶段

现代药理学阶段大约从 19 世纪初开始，利用人工合成的化合物及改造天然有效成分的分子结构作为新的药物来源，发展新的、更有效的药物成为这个时期药物研究的突出特点。

1909 年德国人 P.Ehrlich 从大量有机肿化合物中筛选出治疗梅毒的有效药物肿凡纳明，开创了化学药物治疗传染病的新时代。1935 年 G.Domagk 发现磺胺类药物可治疗细菌感染，标志着有效抗菌时代的到来。1940 年英国人 H.W.Flory 在 A.Fleming 研究的基础上，从青霉菌培养液中提取出青霉素，使化学治疗进入抗生素时代，促进了化学治疗学的发展。20 世纪中叶以来，随着自然科学技术的发展及生理学、生物化学、细胞生物学、分子生物学等相关学科的深入研究，新理论和新技术不断创新和应用，药理学的发展更加迅速，对药物作用机制的研究逐渐从宏观向微观深入，从最初的系统、器官、细胞、亚细胞水平深入到分子和量子水平，同时药理学出现了许多新的分支学科，如神经药理学、免疫药理学、遗传药理学、生化药理学、分子药理学、量子药理学、时辰药理学、临床药理学等，药理学已发展成为与多学科密切联系的综合性学科。

第二节　药物效应动力学

一、药物作用

药物作用（Drug action）是指药物与机体细胞间的初始作用。药理效应（Pharmacological effect）是指药物作用所引起的机体功能或形态的变化。药物作用是动因，药理效应是结果。由于两者意义相近，故常相互通用。

（一）药物的基本作用

药物的基本作用是指药物引起机体器官原有功能水平的变化，包括兴奋作用（Excitation action）和抑制作用（Inhibition action）。

1.兴奋作用　凡能使机体原有生理、生化功能增强的作用。如肾上腺素增强心肌收缩力、尼可刹米使呼吸加深加快等。

2.抑制作用　凡能使机体原有生理、生化功能减弱的作用。如地西泮镇静催眠、阿司匹林解热镇痛等。

（二）药物作用的主要类型

1.局部作用与吸收作用　局部作用（Local action）是指药物吸收入血以前，在用药部位产生的作用，如碘酊对皮肤的消毒作用、口服抗酸药的中和胃酸作用。吸收作用

（Absorption action）是指药物从给药部位吸收入血后，分布到机体各组织器官所产生的作用，也称全身作用（General action），如口服对乙酰氨基酚的解热镇痛作用、舌下含化硝酸甘油的抗心绞痛作用。

2. 直接作用和间接作用　直接作用（Direct action）是指药物直接作用于组织器官所产生的作用，间接作用（Indirect action）是指由药物直接作用所引起的其他作用。如地高辛增强心肌收缩力，改善心力衰竭的症状为直接作用，而由于其强心作用改善循环，所产生的利尿、消肿作用为间接作用。

3. 药物作用的选择性　大多数药物在治疗剂量时只对某个或某些组织器官有明显作用，而对其他组织器官无作用或无明显作用，这种特性称为药物作用的选择性（Selectivity），也称为药物的选择作用（Selective action）。如治疗量的洋地黄选择性地增强心肌收缩力，对骨骼肌则无影响。

药物选择性的高低决定药物效应的范围。选择性高的药物大多数药理活性较高，作用范围窄，应用时针对性强，不良反应较少；而选择性低的药物作用范围较广泛，应用时针对性不强，不良反应较多。药物作用的选择性是相对的，随着用药剂量的增大，药物的选择性降低，作用范围变得广泛，如洋地黄中毒时产生视觉障碍等中枢神经系统毒性反应。

药物作用的选择性具有重要的意义，在理论上可作为药物分类的基础，在应用上可作为临床选药和拟定给药剂量的依据。

（三）药物作用的两重性

药物对机体既可呈现有利的防治作用，又会产生不利的不良反应，体现了药物作用的两重性，二者常同时存在。

1. 防治作用　凡符合用药目的，有利于防病治病的作用，称为防治作用。可分为预防作用和治疗作用。

（1）预防作用　即提前用药以防止疾病发生的作用。

（2）治疗作用（Therapeutic action）　药物针对治疗疾病的需要所呈现的作用。根据治疗目的不同可分为：①对因治疗（Etiological treatment）：用药目的在于消除原发致病因子，彻底治愈疾病，也称治本。如抗生素杀灭体内病原微生物。②对症治疗（Symptomatic treatment）：用药目的在于改善疾病症状，也称治标。如高热时应用阿司匹林解热。对因治疗与对症治疗的重要性是相对的。一般情况下，对因治疗比对症治疗重要；但在某些情况下，对症治疗是必不可少甚至更为迫切的。如病因未明或暂时无法去除时，对症治疗是必不可少的；对一些严重危及患者生命的症状如休克、哮喘、惊厥、心力衰竭、高热、剧痛等，对症治疗比对因治疗更为迫切。故应遵循"急则治其标、缓则治其本、标本兼治"的原则。③补充治疗（Supplementary therapy）：又称替代治疗，用药目的在于补充体内营养物质或代谢物质的不足。如铁剂治疗缺铁性贫血。补充治疗不能消除病因，也不直接针对症状。

2. 不良反应（Adverse reaction，ADR） 是指凡不符合用药目的并给患者带来不适甚至危害的反应。主要包括：

（1）副作用（Side effect） 指药物在治疗剂量时与防治作用同时出现的、与用药目的无关的作用，又称副反应。产生的原因是药物的选择性低。其特点是：①一般较轻微、危害不大，给患者带来不适，是可恢复的功能性变化。②副作用与治疗作用可随用药目的不同而相互转化。如阿托品具有松弛平滑肌和抑制腺体分泌的作用，当利用其解除平滑肌痉挛缓解胃肠绞痛时，其抑制腺体分泌引起的口干为副作用；若利用其抑制腺体分泌用作麻醉前给药时，其松弛平滑肌引起的腹气胀和尿潴留就成为副作用。③是药物固有的作用，难避免，但可预知并可设法纠正。如麻黄碱治疗支气管哮喘时可兴奋中枢而致失眠，同时服用镇静催眠药可纠正。

（2）毒性反应（Toxic reaction） 指用药剂量过大、用药时间过长或机体对药物敏感性过高而产生的危害性反应。毒性反应一般比较严重，对患者危害较大，但可以预知，应该避免发生。用药剂量过大而立即发生的毒性反应称为急性毒性，多损害神经、呼吸、循环系统功能，如巴比妥类药物过量可引起中枢神经系统的过度抑制。长期用药在体内蓄积而逐渐发生的毒性反应称为慢性毒性，常损害肝、肾、骨髓及内分泌等器官的功能，如长期大剂量使用对乙酰氨基酚可引起肝、肾毒性。因此，试图通过增加剂量或延长疗程以达到治疗目的，其有效性是有限度的，应同时考虑到毒性。此外，某些药物还可引起特殊毒性反应，即致突变、致畸、致癌，合称三致反应，属于慢性毒性。

（3）变态反应（Allergic reaction） 指已致敏机体再次接触相同变应原发生的伴有组织损伤或生理功能紊乱的适应性免疫应答，也称超敏反应。致敏物质可以是药物本身、药物的代谢产物或药物制剂中的杂质或辅剂。其特点是：①常见于少数过敏体质患者；②是否发生与剂量无关，且不易预知；③反应性质与药理作用无关，用药理性拮抗药解救无效；④反应严重程度个体差异很大，从轻微的皮疹、发热至造血功能障碍、肝肾损害、哮喘、休克，甚至危及生命；⑤结构相似的药物可有交叉过敏反应。因此，对于易致敏的药物，用药前应详细询问患者用药过敏史，并做皮肤过敏试验，阳性反应者禁用，但需注意仍有少数假阳性或假阴性反应。

（4）特异质反应（Idiosyncratic reaction） 少数特异体质患者对某些药物反应特别敏感，是由于先天遗传异常所致的反应。反应性质与药物固有药理作用基本一致，反应严重程度与剂量成正比。如葡萄糖-6-磷酸脱氢酶（G-6-PD）缺乏者，在应用磺胺类或维生素 K 时所发生的溶血现象。

（5）后遗效应（Residual effect） 指停药后血药浓度已降至阈浓度以下时残存的药理效应。如睡前服用巴比妥类催眠药，次晨仍有头昏、困倦等现象。

（6）继发反应（Secondary reaction） 指药物的治疗作用所引起的不良后果，也称治疗矛盾。如长期应用广谱抗生素，可使肠道内菌群失调，敏感菌被抑制，不敏感菌乘机繁殖，引起继发感染，称为二重感染。

（7）停药反应（Withdrawal reaction） 指长期用药后突然停药，原有疾病症状迅速重现或加剧的现象，也称回跃反应或反跳现象。如长期应用 β 受体阻断药治疗高血压或心绞痛，突然停药会出现血压升高或心绞痛发作，需重新开始治疗，停药时应逐渐减量后停药。

二、药物剂量与效应的关系

药物剂量与效应的关系（Dose-effect relationship），简称量效关系，是指在一定剂量范围内，药物效应的强弱与其剂量大小或浓度高低的关系。通过量效关系的研究，可定量分析和阐明药物剂量与效应之间的规律，为临床合理用药提供依据。

（一）量效曲线

药物的量效关系可用量效曲线表示。量效曲线（Dose-effect curve）是以药物的药理效应强度为纵坐标、以药物的剂量或浓度为横坐标作图所得的曲线。药理效应按性质可分为量反应和质反应。

1. 量反应量效曲线　药理效应的强弱呈连续增减的量变，可用具体的数量或最大效应的百分率表示者称为量反应，如血压、心率、尿量、血糖浓度等。如以药物剂量为横坐标、以效应强度为纵坐标作图，得到一条先陡后平的曲线 ［图 1-1（a）］；若将药物剂量转换为对数值作图，则得到典型的对称 S 形曲线 ［图 1-1（b）］。

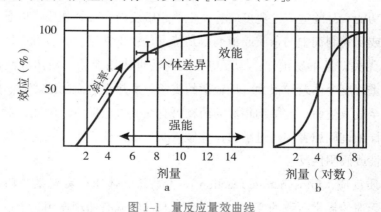

图 1-1　量反应量效曲线

2. 质反应量效曲线　药理效应的强弱不呈连续性量的变化，而表现为反应性质的变化，只能用全或无、阳性或阴性表示者称为质反应，如存活与死亡、清醒与睡眠、惊厥与不惊厥等。如以阳性反应发生频数为纵坐标、对数剂量为横坐标作图，得到对称的钟形曲线（正态分布曲线）；当纵坐标为累加阳性发生频率时，其曲线也呈典型对称 S 形曲线（图 1-2 ）。

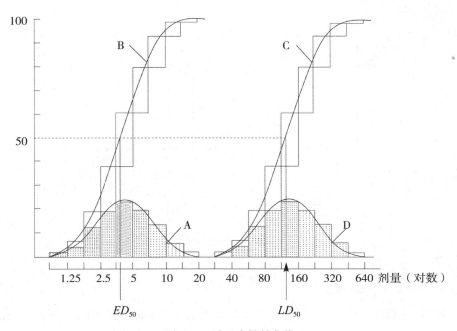

图 1-2　质反应量效曲线

（二）量效曲线的应用

1. 划分剂量　量效曲线表明，药物剂量大小是决定药理效应强度的重要因素。按药理效应强度，剂量可分为以下几种（图 1-3 ）。

（1）无效量　药物剂量过小，在体内达不到有效浓度，不能引起药理效应的剂量。

（2）最小有效量　剂量增大到开始出现药理效应时的最小剂量，也称阈剂量（ Threshold dose ）。

（3）极量　能引起最大效应而不至于中毒的剂量，又称最大治疗量。极量是国家药典明确规定允许使用的最大剂量，即安全剂量的极限，超过极量有中毒的危险。临床用药除特殊需要时，一般不采用极量。

（4）治疗量和常用量　介于最小有效量与极量之间的剂量为治疗量，可对机体产生疗效又不引起毒性反应。临床上采用的比最小有效量大些、比极量小些的剂量为常用量，是药典明确规定的剂量。

（5）最小中毒量和中毒量　药物引起毒性反应的最小剂量为最小中毒量。介于最小中毒量和最小致死量之间的剂量为中毒量。

（6）安全范围　药物最小有效量与最小中毒量之间的剂量范围。该范围越大，则用药越安全。

（7）最小致死量和致死量 药物引起死亡的最小剂量为最小致死量。大于最小致死量的剂量即致死量。

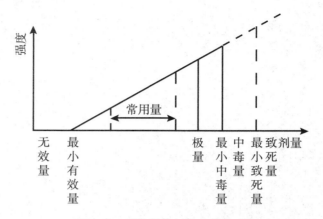

图1-3 药物剂量与效应的关系

2. 比较药物的效能和效价

（1）效能（Efficacy） 指药物所能产生的最大效应（Maximal effect，E_{max}）。在量反应中，随着药物剂量或浓度增加，效应相应增强达到极限，再增加剂量或浓度，效应不再继续增强，这一药理效应的极限称为最大效应。高效能药物所产生的效应是低效能药物无论多大剂量也无法产生的。如镇痛药吗啡是高效能镇痛药，用于剧痛；解热镇痛药吲哚美辛是低效能镇痛药，对钝痛有效，但对剧痛效果差。

（2）效价强度（Potency） 简称为效价，指药物达到一定效应所需要的剂量。可用于作用性质相同的药物之间等效剂量的比较，其大小与等效剂量成反比。达到相同药理效应时所需药物剂量小者效价高，所需药物剂量大者效价低。如10mg吗啡的镇痛作用与100mg哌替啶的镇痛作用相当，即吗啡的效价强度为哌替啶的10倍。

药物的效能与效价强度之间无相关性，二者反映药物的不同性质，具有不同的临床意义。如利尿药以每日排钠量为效应指标进行比较，呋塞米的效能大于氢氯噻嗪，而后者的效价强度大于前者（图1-4）。

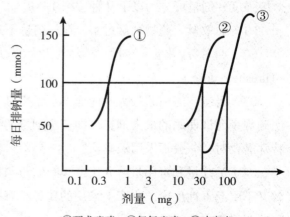

①环戊噻嗪；②氢氯噻嗪；③呋塞米

图1-4 利尿药效能和效价强度比较

在临床用药时，药物的效价强度与效能可作为选择药物和确定药物剂量的依据。

3. 反映药物效应和毒性，评价药物安全性

（1）半数有效量（Median effective dose，ED_{50}）　指能引起 50% 阳性反应（质反应）或 50% 最大效应（量反应）的药物剂量。ED_{50} 是反映药物治疗效应的重要参数。

（2）半数致死量（Median lethal dose，LD_{50}）　指能引起半数动物死亡的药物剂量。LD_{50} 是反映药物毒性大小的重要参数。

（3）治疗指数（Therapeutic index，TI）　指药物半数致死量与半数有效量的比值，即 $TI=LD_{50}/ED_{50}$。治疗指数可用来评价药物的安全性，其值越大一般表示药物越安全。

三、药物的作用机制

药物的作用机制是阐明药物如何与机体细胞结合而发挥作用的理论，是药效学研究的重要内容。其研究有助于理解药物的治疗作用和不良反应的本质，为临床合理用药和新药开发提供理论基础。

（一）药物作用机制的分类

1. 非特异性药物作用机制　非特异性药物作用机制主要与药物的理化性质有关，是药物分子通过与机体靶细胞成分间的初始理化反应，如酸碱中和、氧化还原、水解、络合、渗透压改变、离子交换等，引起细胞内外环境理化性质改变而产生药理效应。如抗酸药中和胃酸治疗消化性溃疡，甘露醇高渗溶液脱水消除脑水肿。

2. 特异性药物作用机制　特异性药物作用机制主要与药物的化学结构有关，是通过药物分子自身结构的特异性与机体生物大分子的功能基团结合，引起一系列生物效应。

（1）参与或干扰细胞代谢过程　有些药物通过补充生命代谢物质，参与机体正常代谢过程以治疗相应缺乏症，如铁剂治疗缺铁性贫血，胰岛素治疗糖尿病。还有些药物化学结构与正常代谢物相似，干扰其代谢而发挥作用，如氟尿嘧啶与尿嘧啶结构相似，掺入恶性肿瘤细胞 DNA 及 RNA 中干扰蛋白合成而发挥抗癌作用。

（2）影响体内活性物质　有些药物通过影响神经递质、激素、自体活性物质等体内活性物质而发挥作用，如大剂量碘剂通过抑制甲状腺激素的分泌而发挥抗甲状腺作用，阿司匹林通过抑制前列腺素的合成而发挥解热作用。

（3）影响细胞膜离子通道　有些药物直接作用于离子通道，通过影响离子跨膜转运而发挥作用，如硝苯地平阻滞血管平滑肌细胞膜上的 Ca^{2+} 通道治疗高血压。

（4）对酶的影响　有些药物以酶为作用靶点，对酶产生激活、诱导、抑制或复活作用，如尿激酶激活血浆纤溶酶原，苯巴比妥诱导肝药酶，奥美拉唑抑制胃壁细胞 H^+-K^+-ATP 酶，氯解磷定复活胆碱酯酶。有些药物本身就是酶，如胃蛋白酶。

（5）影响免疫功能　免疫抑制药和免疫增强药通过影响机体免疫功能发挥作用，如环

孢素通过选择性抑制 T 细胞的增殖与分化而发挥抗排异作用，白细胞介素 –2 通过诱导 B 细胞、T 细胞的增殖与分化而增强免疫功能。

（6）作用于受体　许多药物通过与受体结合而发挥药理作用（详见药物作用的受体理论）。

（二）药物作用的受体理论

1. 受体的概念

（1）受体（Receptor）　是存在于细胞膜、细胞浆或细胞核中的大分子物质，能识别并特异性地与神经递质、激素、自体活性物质及药物结合，产生特定的生物效应。

（2）配体（Ligand）　是指能与受体特异性结合的物质。配体分为内源性配体和外源性配体，内源性配体包括神经递质、激素、自体活性物质等，外源性配体包括药物和毒物等。

2. 受体的特性

（1）特异性　受体对其配体具有高度特异性的识别能力，能与其结构相适应的配体特异性结合。

（2）敏感性　受体只需与极低浓度的配体结合就能产生显著的效应。

（3）饱和性　受体的数目是有限的，当配体达到某一浓度时，其最大结合值不再随配体浓度增加而增大。作用同一受体的配体之间存在着竞争性抑制现象。

（4）可逆性　受体与配体结合是可逆的，配体 – 受体复合物可以解离，且配体与受体结合可被其他特异性配体置换。

（5）多样性　同一种受体可广泛分布到不同的细胞而产生不同的效应。受体的多样性是受体亚型分类的基础。

3. 药物与受体　药物与受体结合产生效应，必须具备两个条件：一是药物与受体结合的能力，即亲和力；二是药物与受体结合后激动受体产生效应的能力，即内在活性，又称效应力。据此，可将作用于受体的药物分为以下三类。

（1）受体激动药　指与受体既有较强的亲和力，又有较强内在活性的药物，也称受体兴奋药。激动药能与受体结合并激动受体而产生药理效应。如异丙肾上腺素为 β 受体激动药，激动 β 受体，可使心脏兴奋。

（2）受体拮抗药　指与受体有较强的亲和力，但无内在活性的药物，也称受体阻断药。拮抗药能与受体结合但不激动受体，却能拮抗激动药的效应。如普萘洛尔为 β 受体拮抗药，能阻断异丙肾上腺素与 β 受体的结合，从而拮抗异丙肾上腺素的作用。

（3）受体部分激动药　指与受体有较强的亲和力，但内在活性较弱的药物。单独应用时，能激动受体，产生较弱的效应；若与激动药合用时，却因占据受体而拮抗激动药的部分效应。故部分激动药具有激动药和拮抗药的双重特性。如喷他佐辛为阿片受体部分激动药，单用时有较弱的镇痛效应，若与阿片受体激动药吗啡合用时，可拮抗吗啡镇痛效应的发挥。

4. 受体调节 受体虽是遗传获得的固有蛋白，但并不是固定不变的，其数目、亲和力和效应力，可受生理、病理及药物等因素的影响而发生改变。受体的调节是实现机体内环境稳定的重要因素，其调节有脱敏和增敏两种类型。

（1）受体脱敏 是指在长期使用一种激动药后，组织或细胞对激动药的敏感性和反应性下降的现象。

（2）受体增敏 是与受体脱敏相反的一种现象，可因受体激动药水平降低或长期应用拮抗药而造成。

如受体脱敏和增敏只涉及受体密度的变化，则分别称之为下调和上调。

第三节 药物代谢动力学

一、药物的跨膜转运

药物在吸收、分布、代谢和排泄时通过生物膜的过程称为药物的跨膜转运，包括被动转运和主动转运两种方式。

（一）被动转运

被动转运是指药物由高浓度一侧向低浓度一侧转运，转运时不消耗能量。被动转运包括简单扩散、滤过和易化扩散。

1. 简单扩散 又称脂溶扩散，指脂溶性药物溶于细胞膜的脂质而通过细胞膜的过程，是药物跨膜转运的主要方式。扩散速度除取决于膜的性质、面积及膜两侧的浓度梯度外，还与药物的理化性质有关。分子量小、脂溶性高、极性小的药物较易通过生物膜。多数药物呈弱酸性或弱碱性，在体液中有一定程度的解离，以解离型和非解离型存在。非解离型药物极性小、脂溶性高，易跨膜转运；解离型药物极性大、脂溶性低，不易跨膜转运。改变体液环境 pH 值可影响药物的解离度，进而影响其跨膜转运。一般来说，弱酸性药物在酸性环境中不易解离，主要以非解离型存在，易跨膜转运；而在碱性环境中易解离，主要以解离型存在，不易跨膜转运。弱碱性药物则相反，在酸性环境中易解离，不易通过生物膜；在碱性环境中不易解离，易跨膜转运。

2. 滤过 又称膜孔扩散或水溶扩散，指直径小于膜孔的水溶性小分子药物，借助膜两侧的流体静压和渗透压差被水携至低压侧的过程。细胞膜的膜孔较小，只有小分子药物可通过。毛细血管壁的膜孔较大，多数药物可通过。肾小球的膜孔更大，药物及其代谢产物均可通过肾小球的滤过而被排泄。如乙醇、乳酸等水溶性物质可通过膜孔滤过。

3. 易化扩散　包括载体转运和离子通道转运。载体转运是指某些不溶于脂质而与机体生理代谢有关的物质如葡萄糖、氨基酸、核苷酸等借助细胞膜上的载体蛋白转运，具有高度特异性、饱和现象、竞争性抑制等特点。离子通道转运是指一些离子如 Na^+、K^+、Ca^{2+}、Cl^- 等可通过细胞膜上特定的蛋白质通道转运。

（二）主动转运

主动转运是指药物由低浓度一侧向高浓度一侧转运，转运时消耗能量。与易化扩散相似，主动转运也需要载体，故也具有高度特异性、饱和现象、竞争性抑制等特点。这类转运主要存在于神经元、肾小管和肝细胞内。如青霉素自肾小管的分泌属于主动转运。

二、药物的体内过程

药物的体内过程包括吸收、分布、代谢和排泄（图1-5），其中药物在体内的吸收、分布和排泄过程称为药物的转运，药物的代谢过程称为生物转化，药物的代谢和排泄过程合称为药物的消除。

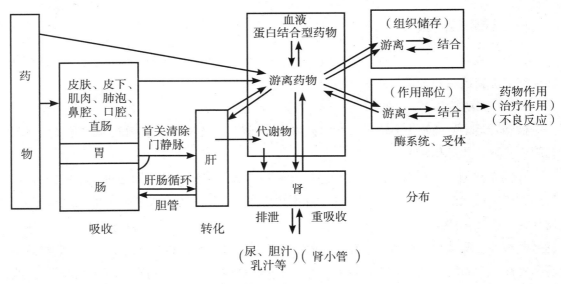

图 1-5　药物的体内过程

（一）药物的吸收

药物的吸收是指药物从给药部位进入血液循环的过程。多数药物通过被动转运吸收，少数药物经主动转运吸收。药物吸收的速度和程度直接影响着药效出现的快慢和强弱。除静脉注射和静脉滴注无吸收过程外，给药途径、药物的理化性质及吸收环境等因素均能影响药物的吸收。

1. 消化道给药

（1）口服给药　是最常用的给药途径。大多数药物以简单扩散的方式通过胃肠道黏膜吸收。胃液的 pH 值为 0.9 ～ 1.5，有利于弱酸性药物的吸收，但由于胃黏膜的吸收面积小，排空迅速，所以药物在胃内吸收的药量较少。小肠吸收面积大，血流丰富，pH 值为 4.8 ～ 8.2，弱酸性药物和弱碱性药物均易吸收，是主要吸收部位。其他还有药物的理化性质、药物的剂型、胃排空速度、胃肠内容物等众多因素影响药物在胃肠道的吸收。

口服药物通过胃肠道黏膜吸收后，经门静脉进入肝脏，有些药物首次通过肠黏膜及肝脏时，部分被代谢灭活，使进入体循环的有效药量减少、药效降低，这种现象称为首关消除（First pass elimination）。首关消除率高的药物一般不宜口服，如硝酸甘油的首关消除率达 90%，可采用舌下给药。

（2）舌下给药　舌下黏膜血流丰富，药物被吸收可直接进入血液循环，故吸收迅速，且可避开首关消除，但吸收面积小，仅适用于脂溶性较高、用量较小的药物。如硝酸甘油可舌下给药控制心绞痛急性发作。

（3）直肠给药　药物经肛门灌肠或使用栓剂进入直肠或结肠，其中直肠下部给药可避开首关消除，但吸收量较口服少。直肠给药适用于刺激性强的药物或不能口服药物的患者，如水合氯醛等。

2. 注射给药　常用肌内注射、皮下注射、静脉注射和静脉滴注。静脉注射和静脉滴注可使药物迅速而准确地进入体循环，肌内注射及皮下注射的药物须通过毛细血管壁吸收。药物的吸收速度与注射部位的血流量和药物的剂型有关。肌肉组织的血流量明显多于皮下组织，故肌内注射较皮下注射吸收快。水溶液吸收迅速，油剂、混悬剂或植入片可在注射局部形成小型储库，吸收慢，作用持久。静脉给药无吸收过程，剂量准确，起效迅速。

知 识 链 接

植入片

植入片是指埋植到人体皮下缓缓溶解、吸收的片剂，一般长度不大于 8mm 的圆柱体，灭菌后单片避菌包装。为灭菌的、用特殊注射器或手术埋植于皮下产生持久药效（长达数月至数年）的片剂。多为剂量小，作用强烈的激素类药物。制备时，一般由纯净的药物结晶，在无菌条件下压制而成或制成的片剂进行灭菌而成。

3. 皮肤、黏膜和呼吸道给药　皮肤角质层仅可使脂溶性高的药物通过，皮脂腺的分泌物覆盖在皮肤表面，可阻止水溶性药物通过，故完整的皮肤吸收能力较差，只有脂溶性很高的药物可经皮肤吸收，如硝酸甘油，外用药物主要发挥局部作用。黏膜的吸收能力远较皮肤强，口腔黏膜、鼻黏膜、阴道黏膜均可吸收药物。呼吸道给药主要由肺泡吸收，肺泡表面积大且血流丰富，吸收极其迅速，适用于气体、挥发性液体和气雾剂。

（二）药物的分布

药物的分布（Distribution）是指药物随血循环转运到各组织器官的过程。多数药物的分布过程属被动转运，少数药物为主动转运。多数药物在体内的分布是不均匀的，存在明显的选择性，其影响因素主要有：

1. 药物与血浆蛋白的结合　多数药物进入血液循环后能不同程度地与血浆蛋白呈可逆性结合，与血浆蛋白结合的药物称为结合型药物，未与血浆蛋白结合的药物称为游离型药物。结合型药物分子量大，不能跨膜转运，故暂时失去药理活性，不被代谢和排泄，成为药物在血液中的一种暂时储存形式；游离型药物分子量小，可跨膜转运，产生药理作用。当血浆中游离型药物的浓度随着其分布和消除降低时，结合型药物可释放出游离型药物，两者始终处于动态平衡状态，故血浆蛋白结合率高的药物起效慢，作用维持时间长。血浆蛋白的结合点有限，药物与血浆蛋白的结合具有饱和性，当血药浓度过高时，结合达到饱和，游离型药物浓度骤升，药效增强甚至出现毒性反应。药物与血浆蛋白的结合特异性低，如同时应用两种或两种以上与血浆蛋白结合率高的药物，则可能因竞争同一蛋白而发生置换现象，被置换出的游离型药物浓度增高，药效增强或毒性增大，故在联合用药时，应注意避免由此造成的毒性反应。

2. 药物的理化性质和体液的 pH 值　脂溶性药物和水溶性小分子药物通过毛细血管壁进入组织而分布，水溶性大分子药物则不易分布。生理情况下，细胞内液的 pH 值约为7.0，细胞外液的 pH 值约为 7.4。弱酸性药物在细胞内液解离少，易跨膜转运进入细胞外液，故在细胞外液的浓度略高于细胞内液；弱碱性药物则相反。改变体液 pH 值可改变药物的分布。提高血液 pH 值，可使弱酸性药物向细胞外转运，弱碱性药物向细胞内转运。如弱酸性药物（如苯巴比妥）中毒时，使用碳酸氢钠碱化血液和尿液，可促使药物由组织细胞向血液中转运并可加速药物自尿排出。

3. 药物与组织的亲和力　有些药物与某组织有特殊的亲和力，可使药物在该组织浓度明显高于其他组织。如碘主要分布在甲状腺，钙沉积于骨骼，氯喹在肝中的浓度可达血浆的 700 倍。

4. 器官血流量　组织器官的血流量与药物分布的快慢有关。药物在血流量较多的肝、肾、心、肺和脑组织分布速度快，在血流量较少的肌肉、皮肤、脂肪和大多数内脏分布速度慢。脂肪组织的血流量虽少，但其面积大，与脂溶性药物的亲和力高，是脂溶性药物的巨大储库。如静脉注射脂溶性很高的硫喷妥钠，首先分布于血流丰富且富含类脂质的脑组织，呈现麻醉作用，脂肪组织的血流量虽少，但数量远多于脑组织，故硫喷妥钠可迅速自脑组织向脂肪组织转移，麻醉作用很快消失，形成药物在体内的再分布。

5.特殊屏障　药物在血液与器官组织之间转运时所受到的阻碍称为屏障。机体某些组织对药物的通透有特殊的屏障作用。

（1）血脑屏障　指血浆与脑细胞或脑脊液之间可选择性阻止多种物质由血入脑的屏障。只有脂溶性较高、分子较小及少数水溶性药物可通过。婴幼儿血脑屏障发育不完善，中枢神经系统易受某些药物的影响。脑膜炎症时，血脑屏障的通透性增加，如青霉素不易透过正常人的血脑屏障，但脑膜炎时在脑脊液中可达到有效治疗浓度。

（2）胎盘屏障　是胎盘绒毛与子宫血窦之间的屏障。其通透性与一般生物膜类似，几乎所有药物都能穿透胎盘屏障进入胚胎循环，故妊娠期用药应谨慎，以防造成胎儿中毒或畸形。

（三）药物的代谢

药物的代谢（Metabolism）是指药物在体内发生的化学结构的变化，又称药物的生物转化。代谢可改变药物的药理活性。大多数药物是由活性药物代谢为无活性或活性低的代谢物，称为灭活；少数药物由无活性或活性低的药物代谢为有活性或活性高的药物，称为活化；还有少数药物由无毒或毒性小的药物转化为毒性代谢物。肝是药物代谢的主要器官，其次是肠、肾、肺和血浆等。

1.药物代谢方式和步骤　药物在体内的代谢有氧化、还原、水解、结合四种方式，分为两个时相。Ⅰ相反应为氧化、还原或水解反应，在药物分子结构中引入或使之暴露出极性基团，生成极性增高的代谢物。这些代谢物多数是无活性的，但也有少数是有活性或毒性的。若Ⅰ相反应的代谢物具有足够的极性，则易被肾排泄。但许多Ⅰ相反应的代谢物并不能迅速被排泄，而是进入Ⅱ相反应。Ⅱ相反应为结合反应，是原形药物或Ⅰ相反应代谢物的极性基团与体内的葡萄糖醛酸、乙酸、甘氨酸、硫酸等结合，结合物活性消失或减弱，极性和水溶性增加，易经肾排泄。大多数药物的代谢是经Ⅰ、Ⅱ相反应先后连续进行的。

2.药物代谢酶　药物代谢必须在酶的催化下才能完成。体内药物代谢酶根据存在部位分为微粒体酶系和非微粒体酶系两类。

（1）微粒体酶系　属于非特异性酶，是指存在于肝细胞微粒体中的混合功能氧化酶系，为促进药物生物转化的主要酶系统，简称肝药酶或药酶。其主要的氧化酶为细胞色素P-450酶系。其特点是：①选择性低，能催化许多药物的代谢；②个体差异大，受遗传、年龄、病理状态等多种因素的影响；③活性易受某些药物的影响，出现增强或减弱现象。

（2）非微粒体酶系　属于特异性酶，是存在于血浆、细胞浆和线粒体中的多种酶系，如胆碱酯酶、单胺氧化酶、乙酰转移酶等。可对水溶性较大、脂溶性较小的药物及结构与体内正常代谢物类似的物质进行代谢。

3.肝药酶的诱导与抑制　肝药酶的活性和含量是不稳定的，易受某些药物的影响。

（1）药酶诱导剂　凡能使肝药酶的活性增强或合成加速的药物称为药酶诱导剂，如苯巴比妥、苯妥英钠、利福平等，它们可加速药物自身和其他药物的代谢，使药效减弱。如苯巴比妥的药酶诱导作用很强，连续用药能加速自身的代谢，也能加速合用的抗凝血药华法林的代谢，使药效减弱。

（2）药酶抑制剂　凡能使肝药酶活性降低或合成减少的药物称为药酶抑制剂，如氯霉素、异烟肼、西咪替丁等，能减慢其他药物的代谢，使药效增强。如氯霉素与苯妥英钠合用，可减慢苯妥英钠的代谢，使药效增强，甚至出现毒性反应。

（四）药物的排泄

药物的排泄（Excretion）是指药物以原形或代谢物排出体外的过程。肾是排泄的主要器官，胆道、肠道、肺、乳腺、唾液腺、汗腺、泪腺、胃等也可排泄某些药物。

1.**肾脏排泄**　药物及其代谢物经肾脏排泄，包括肾小球滤过、肾小管重吸收及肾小管分泌三种方式。

（1）肾小球滤过　由于肾小球毛细血管的膜孔较大，血流丰富，滤过压高，除了与血浆蛋白结合的药物外，游离型药物及其代谢物均可滤过。

（2）肾小管重吸收　经肾小球滤过进入肾小管的药物，可有不同程度的重吸收，主要通过简单扩散进行。脂溶性药物重吸收多，排泄慢；水溶性药物重吸收少，排泄快。尿量和尿液 pH 值可影响药物重吸收。尿量增加可降低尿液中药物浓度，使药物的重吸收减少，排泄增加。弱酸性和弱碱性药物排泄的多少，与尿液 pH 值相关。尿液呈酸性时，弱酸性药物解离少，重吸收多，排泄少；弱碱性药物解离多，重吸收少，排泄多。尿液呈碱性时则相反。临床上可利用改变尿液 pH 值的方法加速药物排泄，以解救药物中毒。如弱酸性药物巴比妥类中毒时，可碱化尿液以促进药物排泄。

（3）肾小管分泌　少数药物通过肾小管主动转运分泌。因载体转运系统选择性不高，若两种药物经同一载体转运时，可产生竞争性抑制。如丙磺舒与青霉素合用，丙磺舒可竞争性抑制青霉素的主动分泌，提高青霉素的血药浓度，延长作用时间。

2.**胆汁的排泄**　许多药物及其代谢物可经胆汁排泄进入肠道，随粪便排出。有些药物经胆汁排泄在肠内再次被吸收，形成肝肠循环，使药物作用时间延长，如洋地黄毒苷、地高辛等。某些抗菌药物如红霉素、四环素经胆汁排泄，在胆道内浓度高，有利于胆道感染的治疗。

3.**乳汁的排泄**　有些药物以简单扩散的方式经乳汁排泄。乳汁呈弱酸性，且富含脂质，所以脂溶性高的药物和弱碱性药物如吗啡、阿托品等可自乳汁排出，故哺乳期妇女用药应慎重，以免对婴幼儿引起不良反应。

4.**其他**　有些药物还可以经唾液、汗液、泪液等排出，挥发性药物可通过肺呼气排出。

三、血药浓度变化的时间过程和药动学的基本参数

药物在体内吸收、分布、代谢和排泄过程中，始终伴随着血药浓度随时间变化而变化的动态过程，药动学参数能定量反映药物在体内的这种动态变化规律，是临床制定和调整给药方案的重要依据。

（一）血药浓度 – 时间曲线

血药浓度 – 时间曲线（Drug concentration-time curve），简称药时曲线，是指在给药后不同时间采集血样并测定其药物浓度，以血药浓度为纵坐标，以时间为横坐标，所绘制的血药浓度随着时间变化的曲线，简称药时曲线或时量曲线（图1-6）。当药物的吸收速度大于消除速度时曲线上升，故曲线的升段反映药物的吸收分布过程，吸收快的药物曲线上升快；给药后达到的最高血药浓度称为药峰浓度（Peak concentration，C_{max}），其与药物剂量成正比，给药后达到最高血药浓度的时间称为达峰时间（Peak time，T_{max}），此时药物的吸收速度等于消除速度；当药物的消除速度大于吸收速度时曲线下降，故曲线的降段反映药物的消除过程，消除快的药物曲线下降快。

药时曲线可分为三期：潜伏期、持续期和残留期。潜伏期是指用药后到开始出现作用的时间，主要反映药物的吸收并到达作用部位的过程，静脉注射给药一般无潜伏期。持续期是指维持有效血药浓度的时间，其与药物的吸收及消除速度有关。残留期是指血药浓度已降至最小有效浓度以下，但尚未自体内完全消除的时间，其长短与药物的消除速度有关。

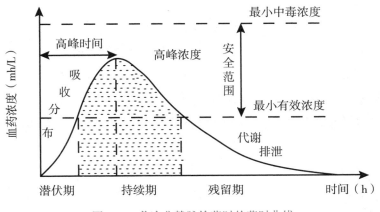

图 1-6 单次非静脉给药时的药时曲线

坐标轴和药时曲线围成的面积称为曲线下面积（Area under the curve，AUC）。AUC反映进入体循环药物的相对量，与吸收进入体循环的药量成正比。

（二）药物的消除方式

1. 恒比消除　指单位时间内体内药量以恒定比例消除，又称一级动力学消除。药物的消除速度与血药浓度成正比。机体消除功能正常，体内药量未超过机体最大消除能力时，药物按恒比消除，如绝大多数药物在治疗量时的消除。

2. 恒量消除　指单位时间内体内药量以恒定数量消除，又称零级动力学消除。药物的消除速度与血药浓度无关。机体消除功能低下或用药剂量过大超过机体最大消除能力时，机体消除能力达饱和，药物按恒量消除，当血药浓度下降到最大消除能力以下时，可转化为恒比消除。

（三）药动学的基本参数

1. 生物利用度（bioavailability，F）　指药物吸收进入体循环的速度和程度。可用药物吸收进入体循环的药量占实际给药量的百分率表示，计算公式为：

$$F（\%）=\frac{A}{D}\times100\%$$

A 为进入体循环的药量，D 为实际给药量。

2. 表观分布容积（Apparent volume of distribution，V_d）　指药物在体内分布达到动态平衡时，体内药物总量（A）按血药浓度（C）推算，在理论上应占有的体液容积。计算公式为：$V_d=\frac{A}{C}$

V_d 的单位可用 L 或 $L\cdot Kg^{-1}$ 表示。

3. 半衰期（Half life time，$t_{1/2}$）　通常是指血浆半衰期，即血浆药物浓度下降一半所需要的时间。它反映了药物在体内的消除速度。绝大多数药物按恒比消除，其 $t_{1/2}$ 是恒定值，不因给药剂量和给药途径不同而变化。肝肾功能不全时，绝大多数药物的 $t_{1/2}$ 延长，应减少给药剂量或延长给药间隔时间。其临床意义是：①确定给药间隔时间：$t_{1/2}$ 短则给药间隔时间短，$t_{1/2}$ 长则给药间隔时间长；②预测连续给药达到稳态血药浓度的时间（坪值时间）：属恒比消除的药物，以恒定的间隔时间给予恒量的药物，经 5 个 $t_{1/2}$，可达稳态血药浓度，此时药物的吸收速度与消除速度达到平衡；③预测停药后药物基本消除的时间：属恒比消除的药物，停药后经 5 个 $t_{1/2}$，药物消除 96% 以上，可认为药物已基本消除；④作为药物分类的依据：根据 $t_{1/2}$ 的长短，可将药物分为长效类、中效类和短效类。

4. 清除率（Clearance，CL）　指单位时间内从体内清除的药物表观分布容积数，即在单位时间内有多少容积血浆中的药物被清除。计算公式为：$CL=k\cdot Vd$。单位可用 $mL\cdot min^{-1}$ 或 $L\cdot h^{-1}$ 表示。

5. 稳态血药浓度（Steady state concentration，C_{ss}）　临床药物治疗常需连续给药

以维持有效血药浓度。按恒比消除的药物，在连续恒速或分次恒量给药的过程中，血药浓度逐渐增高，经 5 个 $t_{1/2}$，药物的吸收速度与消除速度基本相等，此时血药浓度维持在一个基本稳定的水平，称为稳态血药浓度，又称坪值或坪浓度，其波动的峰值为峰浓度（C_{max}），谷值为谷浓度（C_{min}），二者之间相对距离为波动幅度（图 1-7）。C_{ss} 的高低与单位时间内给药总量成正比，C_{ss} 峰值与谷值的波动幅度与每次用药量成正比。当病情危急需药物迅速起效时，可首次给负荷量，以后给维持量。

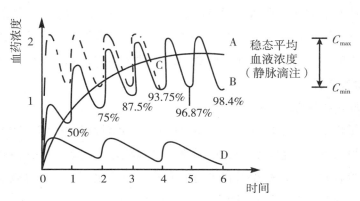

A.静脉滴注，$D_m/t_{1/2}$；B.静脉注射，$D_m/t_{1/2}$；
C.静脉注射，$2D_m\cdots/t_{1/2}$；D.静脉注射，$\frac{1}{2}Dm/2t_{1/2}$。Dm：维持剂量
图 1-7　连续给药的药时曲线

第四节　影响药物作用的因素

药物对机体产生的药理作用和药理效应是药物与机体相互作用的综合结果，受多种因素的影响，临床用药时应全面掌握这些影响因素，做到用药个体化。

一、药物方面的因素

（一）药物的剂量

剂量是指用药的分量。剂量的大小决定血药浓度的高低，进而决定药理作用的强弱，故在一定范围内，药物的作用随剂量增加而增强。但超过一定范围，随剂量继续增加，血药浓度持续升高，则会引起毒性反应。因此，临床用药应注意药物剂量与作用的关系，严格掌握用药剂量。

（二）药物的剂型

药物的剂型可影响药物的体内过程。同一药物的不同剂型，吸收速度往往不同。口服时液体剂型比固体剂型吸收快，固体剂型吸收由快到慢的顺序为：胶囊剂 > 片剂 > 丸剂。

肌内注射时吸收速度为：水溶液＞混悬剂＞油剂。即使同一药物的同一剂型，由于不同厂家、不同批号的制备工艺和辅料不同，也可影响药物的吸收。临床应用的缓释制剂和控释制剂可使药物缓慢释放，延缓吸收，较长时间维持有效血药浓度而产生稳定持久的疗效，并可减少给药次数。

（三）给药途径

给药途径可影响药物的吸收速度和程度，从而影响药物作用的快慢和强弱。不同给药途径药效出现快慢的顺序一般为：静脉注射＞吸入＞舌下给药＞肌内注射＞皮下注射＞口服＞直肠给药＞皮肤给药。但也有例外，如地西泮口服起效比肌内注射快。给药途径有时会影响药物作用的性质，如硫酸镁口服有导泻和利胆作用，肌内注射有抗惊厥和降压作用，外用则有消肿止痛作用。

（四）给药时间和次数

给药时间可影响某些药物的疗效，应根据病情、药物特点和机体生物节律而定。一般来说，饭前服药吸收较好，起效较快；饭后服药吸收较差，起效较慢，但有刺激性的药物如水杨酸类，宜饭后服用，以减少对胃肠道的刺激；助消化药需在饭时或饭前片刻服；驱肠虫药宜空腹服；降糖药胰岛素应餐前给药；催眠药应睡前服；降压药应在清晨服。

给药次数应根据病情和药物在体内的消除速度而定。药物的 $t_{1/2}$ 是确定给药次数的重要依据，$t_{1/2}$ 短的药物，给药次数相应增加，$t_{1/2}$ 长的药物，给药次数相应减少。

（五）药物相互作用

药物相互作用是指两种或两种以上药物同时或先后使用时，使原有的药物作用与效应发生变化。药物相互作用的结果可以是疗效增强或不良反应减少，也可以是疗效降低或不良反应增加。联合用药的目的是提高疗效、减少不良反应、防止耐药性的产生，故联合用药时应注意药物相互作用。药物相互作用包括药物在体外的相互作用和药物在体内的相互作用，后者又分为药动学方面的相互作用和药效学方面的相互作用。

1. 药物在体外的相互作用　指药物进入机体之前产生的相互作用。在配制药物特别是配制液体药物过程中，药物与药物、药物与辅料、药物与溶媒之间发生的理化反应，可出现混浊、沉淀、气体、变色等，使疗效减低或毒性增强的现象称为配伍禁忌。

在单糖及盐类输液剂中加入药物是临床常用的给药方法，但应注意配伍禁忌，注射剂之间配制前要认真查对配伍禁忌表。另外，血液、血浆、氨基酸等是特殊性质的输液剂，不允许加入其他药物。

2. 药物在体内的相互作用

（1）药物在药动学方面的相互作用　包括药物在吸收、分布、代谢、排泄过程中的相互作用，主要表现在影响药物在胃肠道吸收、对血浆蛋白的竞争性抑制、对肝药酶的诱导或抑制、影响肾小管重吸收或分泌等方面，使药物在作用部位的浓度改变，导致药物效应增强或减弱，作用时间延长或缩短。如抗酸药减少氨苄西林的吸收；苯妥英钠从血浆蛋白结合部位置换出华法林，使其抗凝作用增强，甚至引起出血；苯巴比妥加速泼尼松的代谢，使其疗效降低；碳酸氢钠减少阿司匹林在肾小管的重吸收，促进其排泄，从而解救其中毒。

（2）药物在药效学方面的相互作用 指一种药物对另一种药物药理效应的影响，表现为协同作用和拮抗作用。协同作用是指药物合用时产生的效应大于或等于单用效应的总和，如硝酸甘油与普萘洛尔合用抗心绞痛作用相加，磺胺甲噁唑与甲氧苄啶合用抗菌作用增强。拮抗作用是指两药合用时产生的效应小于它们各自的作用，如纳洛酮拮抗吗啡的作用，用于解救吗啡中毒。

二、机体方面的因素

（一）年龄

年龄不同对药物作用的反应不同。年龄对药物作用的影响主要体现在小儿和老年人，由于小儿和老年人的生理功能与成年人不同，对药物的敏感性及反应也不同。

小儿用药与成年人有很大差别。小儿正处于生长发育期，特别是婴幼儿，各种生理功能尚未发育完善，对药物的代谢、排泄能力差，对药物的反应一般比较敏感。如新生儿肝脏葡萄糖醛酸结合能力尚未发育完善，应用氯霉素易发生蓄积中毒，可引起灰婴综合征；新生儿肾功能尚未发育完善，应用氨基糖苷抗生素类易致蓄积中毒，甚至引起耳聋；两岁以下幼儿血脑屏障发育尚未完善，对中枢兴奋药与中枢抑制药都特别敏感，容易产生毒性反应如惊厥或呼吸抑制等，如应用吗啡较成年人更易引起呼吸抑制；小儿体液占体重比例较大，水盐代谢也较快，故对影响水盐代谢和酸碱平衡的药物特别敏感，如应用解热镇痛药易引起脱水，应用利尿药易致水盐代谢紊乱。因此小儿用药剂量应减少，通常根据年龄、体重或体表面积计算用药量。

老年人各器官功能随着年龄增长逐渐衰退，特别是肝、肾功能减退，对药物的代谢和排泄能力下降，对药物的耐受性也较差，用药剂量一般为成人剂量的3/4。老年人对中枢神经系统药、心血管系统药、胰岛素、利尿药等反应比较敏感，应用时要特别注意。

（二）性别

性别对药物反应无明显差异，但女性在特殊生理时期如月经、妊娠、分娩、哺乳等时期用药应注意。在月经期和妊娠期应用泻药、利尿药、抗凝血药可引起盆腔充血、月经过多、流产或早产，应禁用或慎用。除特别需要外，妊娠期一般不应使用药物，尤其在妊娠早期应禁用抗肿瘤药、性激素、苯妥英钠等可能致畸的药物。临产前禁用吗啡等可抑制胎儿呼吸的镇痛药。哺乳期用药应注意有些药物如氯霉素、异烟肼、口服降糖药等可进入乳汁对婴儿造成不良影响。

（三）遗传因素

遗传因素可影响药物的药动学和药效学，其中对药动学的影响主要表现在药物体内转化的异常，如肝内乙酰化转移酶可分为快乙酰化型和慢乙酰化型，不同患者在应用异烟肼、磺胺药、甲硫氧嘧啶等药物时，代谢速度会出现明显差异。遗传因素对药效学的影响主要表现在不影响血药浓度的前提下，使机体对药物的反应异常，是由受体部位异常、组织细胞代谢障碍等因素引起，如某些先天性缺乏高铁血红蛋白还原酶者，应用硝酸酯类、磺胺类等药物，可导致高铁血红蛋白血症。

（四）病理状态

病理状态既可改变药物的药动学，又可改变机体对药物的敏感性，从而影响药物效应。如某些慢性疾病引起的低蛋白血症，可使奎尼丁、地高辛、苯妥英钠等药物的血浆蛋白结合率降低，使游离型药物浓度增多，作用增强甚至引起毒性反应；肝、肾功能不全可使经肝转化的药物及经肾排泄的药物消除减慢，半衰期延长，必须适当调整剂量或给药间隔时间；阿司匹林只降低发热者的体温，对正常体温无影响；阿托品解救有机磷中毒的剂量远远超过缓解胃肠绞痛的剂量；磺酰脲类药物对胰岛功能完全丧失的糖尿病患者无降血糖作用。另外，应注意某些药物能诱发或加重潜在性疾病，如氢氯噻嗪加重糖尿病，长期大剂量应用糖皮质激素可诱发或加重溃疡等。

（五）心理因素

药物效应在一定程度上受患者的情绪、患者对药物的信赖程度和医护人员的语言、表情、态度、暗示、技术操作熟练程度及工作经验等因素影响。因此，医护人员在用药工作中，必须分析患者用药心理，运用掌握的药物知识，耐心细致地介绍药物的治疗效果、不良反应及用药注意事项，并用良好的态度和行为开展工作。

三、反复用药引起的机体反应性变化

有些药物反复应用后，机体（包括病原体）对其反应可发生变化，主要表现为耐受性、耐药性和依赖性。

1. 耐受性（Tolerance）和耐药性（Drug resistance）　耐受性是指连续用药后机体对药物反应性降低，须增加剂量才能达到原有的药效。一般停药后可恢复敏感性。如硝酸酯类药物连续用药数天即可产生耐受性，停药10天左右又可恢复其作用。在短期内连续用药数次立即产生耐受性者，称为快速耐受性，如麻黄碱等。机体对某药产生耐受性后，对另一药的敏感性也降低，称为交叉耐受性。耐药性是指病原体或肿瘤细胞对药物的敏感性降低，也称抗药性。

2. 依赖性　指长期用药后，患者对药物产生主观和客观上需要连续用药的现象，分为躯体依赖性和精神依赖性。躯体依赖性也称生理依赖性或成瘾性，是指长期用药患者对药物产生了适应状态，中断用药可出现强烈的戒断症状，表现为精神和躯体方面一系列特有的生理功能紊乱。连续使用易产生躯体依赖性的药品称为麻醉药品，如吗啡等。精神依赖性也称心理依赖性或习惯性，是指患者对药物产生了精神上的依赖，停药会造成主观上的不适感，渴望再次用药，但一般不出现戒断症状。易产生精神依赖性的药品称为精神药品，如地西泮等。绝大多数依赖性药物同时兼有躯体依赖性和精神依赖性。

复习思考题

1. 请解释下列概念：兴奋作用、抑制作用、不良反应、副作用、毒性反应、常用量、效能、效价、治疗指数、受体激动药、受体阻断药、首关消除、耐受性、耐药性。

2. 如何认识药物作用的两重性？

3. 如何运用药物的量效关系指导临床用药？

4. 简述药物血浆半衰期的临床意义。

扫一扫，知答案

扫一扫，看课件

第 二 章

传出神经系统药理概论

传出神经系统药物是指能够影响传出神经递质或直接作用于受体，产生拟似或拮抗传出神经功能的药物。

第一节　传出神经系统的递质与受体

一、传出神经的分类

（一）传出神经按解剖学分类

传出神经系统包括自主神经（植物神经）系统和运动神经系统。

1. 自主神经　分为交感神经和副交感神经。自主神经自中枢神经系统发出后，先进入神经节更换神经元，然后到达所支配的效应器（心肌、平滑肌、腺体等），因此有节前纤维和节后纤维之分。

2. 运动神经　自中枢神经发出后，中途不更换神经元，直接到达所支配的效应器（骨骼肌）。

（二）传出神经按末梢释放的递质分类

根据神经末梢释放的递质不同，将传出神经分为胆碱能神经和去甲肾上腺素能神经。

1. 胆碱能神经　能合成乙酰胆碱并在兴奋时其末梢释放乙酰胆碱的神经。包括全部交感神经和副交感神经的节前纤维、运动神经、全部副交感神经的节后纤维和极少数交感神经节后纤维（支配汗腺分泌和骨骼肌血管舒张的神经）。

2. 去甲肾上腺素能神经　能合成去甲肾上腺素并在兴奋时其末梢释放去甲肾上腺素，绝大多数交感神经节后纤维属于此类。

二、传出神经系统的递质

传出神经系统的递质主要有乙酰胆碱（Acetylcholine，ACh）、去甲肾上腺素（Noradrenaline，NA；Norepinephrine，NE）以及多巴胺（Dopamine，DA）等。药物可通过影响递质的合成、贮存、释放、消除等环节或通过直接与受体结合而产生生物效应。

1. 乙酰胆碱　①生物合成：ACh 主要在胆碱能神经末梢形成，由胆碱和乙酰辅酶 A 在胆碱乙酰化酶的催化下合成。②贮存与释放：ACh 形成后，即进入囊泡并与 ATP 等物质共同贮存于囊泡中。当神经冲动到达神经末梢时，囊泡向前涌动，与突触前膜融合，形成裂孔，通过裂孔将囊泡内容物一并排出至突触间隙，这种排出方式称为胞裂外排。③消除：ACh 作用的消失主要是被神经突触间隙中的胆碱酯酶（AChE）水解成胆碱和乙酸而失效。

2. 去甲肾上腺素　①生物合成：NA 主要在去甲肾上腺素能神经末梢合成。酪氨酸从血液进入神经元后，在酪氨酸羟化酶催化下生成多巴，再经多巴脱羧酶的催化，脱羧后生成多巴胺，后者进入囊泡中，经多巴胺 β- 羟化酶的催化，转变为 NA。②贮存与释放：NA 形成后，与 ATP 等物质贮存于囊泡中。当神经冲动到达神经末梢时，通过胞裂外排的方式释放入突触间隙。③消除：释放到突触间隙的 NA75% ～ 90% 被突触前膜上的胺泵重新摄取，大部分贮存于囊泡中，以供再次释放。部分未进入囊泡的 NA 可被单胺氧化酶（MAO）及儿茶酚氧位甲基转移酶（COMT）破坏。

三、传出神经系统的受体及其效应

传出神经系统的受体根据能与其选择性结合的递质来命名。能与乙酰胆碱结合的受体称为胆碱受体；能与去甲肾上腺素或肾上腺素结合的受体称为肾上腺素受体。

（一）传出神经系统的受体

1. 胆碱受体

（1）毒蕈碱型胆碱受体（Muscarine receptor，M 受体）　M 受体可分为 5 种亚型，即 M_1、M_2、M_3、M_4 和 M_5 亚型。主要分布于胆碱能神经节后纤维所支配的效应器，如心脏、血管、支气管平滑肌、胃肠平滑肌、瞳孔括约肌和各种腺体。

（2）烟碱型胆碱受体（Nicotine receptor，N 受体）　N 受体又分为 N_1（N_N）和 N_2（N_M）

受体。N_1受体主要分布于自主神经节细胞、肾上腺髓质等处；N_2受体主要分布于骨骼肌上。

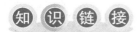

毒蕈碱与烟碱

毒蕈碱是一种天然生物碱，有毒，主要存在于丝盖伞属和杯伞属的真菌中，粉褶蕈属和小菇属的真菌中也发现含有达到摄入中毒剂量的毒蕈碱。本品虽不作为治疗性药物，但具有重要的药理活性。

尼古丁俗名烟碱，是一种存在于茄科植物（茄属）中的生物碱，也是烟草的重要成分，还是 N 胆碱受体激动药的代表，对 N_1 和 N_2 受体及中枢神经系统均有作用，无临床应用价值。尼古丁会使人上瘾或产生依赖性，重复使用尼古丁也加快心率和升高血压并降低食欲，严重时可致人死亡。

2. 肾上腺素受体

（1）α 肾上腺素受体　α 受体分为 α_1 和 α_2 两种亚型。α_1 受体主要存在于突触后膜，如皮肤、黏膜、内脏血管、虹膜辐射肌及腺体等处；α_2 受体主要存在于突触前膜上。

（2）β 肾上腺素受体　β 受体分为 β_1、β_2、β_3 受体。β_1 受体主要存在于心脏、肾小球旁细胞；β_2 受体主要存在于平滑肌（支气管、血管、胃肠道、尿道）、骨骼肌、肝脏等处，去甲肾上腺素能神经突触前膜上亦有 β_2 受体；β_3 受体主要分布于脂肪细胞上。

（二）传出神经受体的生理效应

1. 胆碱受体的生理效应

（1）M 样作用　M 受体激动时主要表现为心脏抑制、血管扩张、平滑肌收缩、腺体分泌、瞳孔缩小等。

（2）N 样作用　N_1 受体激动时表现为神经节兴奋及肾上腺髓质分泌；N_2 受体激动时表现为骨骼肌收缩。

2. 肾上腺素受体的生理效应

（1）α 型作用　α_1 受体激动时主要表现为皮肤、黏膜及内脏的血管收缩，瞳孔散大，膀胱括约肌收缩；α_2 受体激动时可反馈性抑制突触前膜去甲肾上腺素的释放。

（2）β 型作用　β_1 受体激动时引起心脏兴奋；β_2 受体兴奋时引起骨骼肌及冠脉血管扩张、支气管平滑肌松弛、糖原分解等效应，激动突触前膜 β_2 受体可促进 NA 释放；β_3 受体激动可引起脂肪分解。

机体多数器官受胆碱能神经和去甲肾上腺素能神经的双重支配，它们的作用效果是相互对立的，但在中枢神经系统的调节下又是统一的。一般来说，心脏和血管以去甲肾上腺素能神经支配为主，胃肠道和膀胱平滑肌等以胆碱能神经支配为主。当两类神经同时兴奋或抑制时，一般表现为优势支配的神经引起的效应增强或减弱（表2-1）。

表2-1　传出神经的受体类型、分布和效应

效应器		胆碱能神经兴奋		肾上腺素能神经兴奋	
		受体	效应	受体	效应
心脏	窦房结	M	心率减慢	β_1	心率加快
	传导系统	M	传导减慢	β_1	传导加快
	心肌	M	收缩性减弱	β_1	收缩性加强
血管	皮肤、内脏			α	收缩
	骨骼肌			α、β_2	舒张、收缩
	冠状动脉	M	舒张	β_2	舒张
平滑肌	支气管	M	收缩	β_2	舒张
	胃肠道	M	收缩	α、β_2	舒张
	胃肠及膀胱括约肌	M	舒张	α	收缩
	膀胱逼尿肌	M	收缩	β_2	舒张
	胆囊及胆道	M	收缩	β_2	舒张
眼睛	瞳孔括约肌	M	收缩		
	虹膜辐射肌			α	收缩
	睫状肌	M	收缩	β_2	舒张
腺体	汗腺	M	分泌增加	α_1	手脚心分泌
	唾液腺	M	分泌增加	α_1	分泌
	胃肠及呼吸道	M	分泌增加		
代谢	脂肪组织			β_3	脂肪分解
	肝			β_2、α	肝糖原分解与异生
	肌肉			β_2	肌糖原分解
神经节		N_1	兴奋		
肾上腺髓质		N_1	分泌		
骨骼肌		N_2	收缩		

注：黑体字表示占优势。

第二节　传出神经系统药物的作用方式与分类

一、传出神经系统药物的作用方式

（一）直接作用于受体

许多传出神经系统药物能直接与胆碱受体或肾上腺素受体结合。结合后，如果产生与递质相似的作用，称为激动药或拟似药；药物与受体结合后，不激动该受体，反而占据受体，并能妨碍递质与受体的结合，从而产生与递质相反的作用，称为阻断药或拮抗药。

（二）对递质的影响

有些药物不直接作用于受体，而是通过影响递质的合成、贮存、释放或消除等过程而发挥作用。

1. 影响递质的释放　某些药物通过促进递质的释放而发挥递质样作用。如麻黄碱和间羟胺可促进 NA 的释放而发挥拟肾上腺素作用。

2. 影响递质的转运和贮存　有些药物可干扰递质 NA 的再摄取，如利舍平为典型的囊泡摄取抑制剂，从而影响 NA 贮存于囊泡。

3. 影响递质的消除　ACh 的体内灭活主要是被胆碱酯酶水解，如新斯的明通过与胆碱酯酶结合，抑制胆碱酯酶，从而影响胆碱酯酶水解 ACh，使 ACh 在体内蓄积，呈现胆碱样作用。

二、传出神经系统药物的分类

根据传出神经系统药物可按其作用性质和对不同类型受体的选择性进行分类（表 2-2）。

表 2-2　传出神经系统药物分类

拟似药	拮抗药
（一）胆碱受体激动药	（一）胆碱受体阻断药
1. M、N 受体激动药（卡巴胆碱）	1. M 受体阻断药
2. M 受体激动药（毛果芸香碱）	（1）非选择性 M 受体阻断药（阿托品）
3. N 受体激动药（烟碱）	（2）M_1 受体阻断药（哌仑西平）
	（3）M_2 受体阻断药（戈拉碘铵）
	（4）M_3 受体阻断药（hexahydrosiladifenidol）
	2. N 受体阻断药

续表

拟似药	拮抗药
	（1）N_1 受体阻断药（美卡拉明）
	（2）N_2 受体阻断药（筒箭毒碱）
（二）抗胆碱酯酶药（新斯的明）	（二）胆碱酯酶复活药（氯解磷定）
（三）肾上腺受体激动药	（三）肾上腺受体阻断药
1.α、β 受体激动药（肾上腺素等）	1.α、β 受体阻断药（拉贝洛尔）
2.α 受体激动药	2.α 受体阻断药
（1）α_1、α_2 受体激动药（去甲肾上腺素）	（1）α_1、α_2 受体阻断药（酚妥拉明）
（2）α_1 受体激动药（去氧肾上腺素）	（2）α_1 受体阻断药（哌唑嗪）
（3）α_2 受体激动药（可乐定）	（3）α_2 受体阻断药（育亨宾）
3.β 受体激动药	3.β 受体阻断药
（1）β_1、β_2 受体激动药（异丙肾上腺素）	（1）β_1、β_2 受体阻断药（普萘洛尔）
（2）β_1 受体激动药（多巴酚丁胺）	（2）β_1 受体阻断药（阿替洛尔）
（3）β_2 受体激动药（沙丁胺醇）	

复习思考题

1. 请解释 M 样作用、N 样作用。

2. α 受体和 β 受体激动时会产生哪些效应？

3. 传出神经系统药物按作用性质可分为哪几种类型？

扫一扫，知答案

第三章

胆碱受体激动药与作用于胆碱酯酶的药

扫一扫，看课件

【学习目标】

掌握： 胆碱受体激动药分类及各类代表药物名称；新斯的明的药理作用、临床应用、不良反应；有机磷酸酯类的中毒表现和解救。

熟悉：毛果芸香碱对眼的药理作用及临床应用。

了解：吡斯的明、毒扁豆碱及加兰他敏的作用特点。

胆碱受体激动药是一类作用与乙酰胆碱类似的药物，亦称为拟胆碱药。本类药物根据药物作用方式的不同，分为胆碱受体激动药和抗胆碱酯酶药。胆碱受体激动药可分为 M、N 受体激动药（如乙酰胆碱），M 受体激动药（如毛果芸香碱）和 N 受体激动药（如烟碱）。抗胆碱酯酶药可分为易逆性抗胆碱酯酶药物（如新斯的明、毒扁豆碱）和难逆性抗胆碱酯酶药（有机磷酸酯类）。而胆碱酯酶复活药可使被抑制的胆碱酯酶活性恢复，主要用于有机磷农药中毒的解救。

第一节　胆碱受体激动药

毛果芸香碱（pilocarpine，匹鲁卡品）

毛果芸香碱是从毛果芸香属植物中提取的生物碱，为叔胺类化合物，其水溶液性质稳定，现已能人工合成。

【体内过程】本品易穿透角膜，作用温和而短暂，1% 溶液滴眼，10 ～ 30min 起效，75min 可达高峰，降低眼压作用可维持 4 ～ 8h，调节痉挛作用约维持 2h。

【药理作用】能直接激动 M 胆碱受体，作用广泛，对眼和腺体作用较明显。

1.对眼的作用　滴眼后能引起缩瞳、降低眼内压和调节痉挛等作用（图 3-1）。

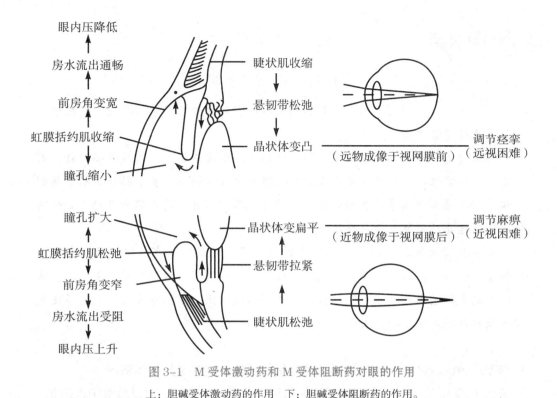

图 3-1　M 受体激动药和 M 受体阻断药对眼的作用

上：胆碱受体激动药的作用　　下：胆碱受体阻断药的作用。

（1）缩瞳　可激动瞳孔括约肌的 M 胆碱受体，表现为瞳孔缩小。局部用药后作用可持续数小时至 1 天。

（2）降低眼内压　房水是从睫状体上皮细胞分泌及血管渗出而产生的，经瞳孔流入前房，到达前房角间隙，主要经小梁网（滤帘）流入巩膜静脉窦，最后进入血液循环。毛果芸香碱可通过缩瞳作用使虹膜向中心拉紧，虹膜根部变薄，从而使前房角间隙扩大，房水易于通过小梁网及巩膜静脉窦而进入血液循环，结果使眼内压下降。

（3）调节痉挛　毛果芸香碱激动睫状肌的 M 受体，使睫状肌向瞳孔中心方向收缩，使悬韧带放松，晶状体变凸，屈光度增加，视近物清楚，视远物模糊。这种作用称为调节痉挛。

2.其他作用　毛果芸香碱吸收后，激动 M 胆碱受体，可产生腺体分泌增加及平滑肌兴奋等作用，以汗腺和唾液腺分泌增加最明显，但临床应用价值不大。

【临床应用】

1.治疗青光眼　治疗闭角型青光眼效果好，对开角型青光眼的早期也有一定疗效。用 1%～2% 毛果芸香碱溶液滴眼后，患者数分钟内眼内压迅速降低，青光眼症状得以缓解或消除，并可持续 4～8 小时之久，其调节痉挛作用可在 2 小时左右消失。

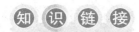

闭角型与开角型青光眼

青光眼是以视神经萎缩和视野缺损为共同特征的致盲眼病，病理性眼压增高是其主要的危险因素。

闭角型青光眼是由于前房角关闭，眼内的房水流出受阻，眼压升高所致，有原发性和继发性两种。前者是指没有其他眼病存在，但患者有眼轴短等眼球解剖结构异常或情绪激动等诱发因素所导致的青光眼。后者则是由其他眼病（如虹膜睫状体炎瞳孔后粘连）所导致的青光眼。

开角型青光眼常为原发性，发作时虽然眼压升高，并有特征性的视乳头变化和视野缺损，但房角始终是开放的，最终可导致失明。该病起病隐匿，进展缓慢，早期多数患者无明显自觉症状，少数可出现虹视、眼胀等症状，病变多发展到晚期视野已严重缺损才发现。

2.治疗虹膜睫状体炎　与扩瞳药交替应用，可防止虹膜与晶状体粘连。

3.解救 M 受体阻断药中毒　阿托品等药物中毒时，可皮下注射以缓解中毒症状。

【不良反应】过量或吸收过多可出现 M 受体过度兴奋症状，如流涎、出汗、呕吐等，可用阿托品对症处理。滴眼时应压迫内眦，避免药物吸收引起全身症状。

第二节　胆碱酯酶抑制药

胆碱酯酶抑制药与 AChE 结合，抑制其活性，导致胆碱能神经末梢释放的 ACh 大量堆积，产生 M 样和 N 样作用。胆碱酯酶抑制药分为易逆性胆碱酯酶抑制药和难逆性胆碱酯酶抑制药。前者与 AChE 结合较不稳定，被抑制的酶易于复活，如新斯的明等；后者主要为有机磷酸酯类，具有毒理学意义。

一、易逆性胆碱酯酶抑制药

新斯的明（neostigmine）

【体内过程】新斯的明口服后吸收少而不规则，故口服剂量明显大于注射量。不易透过血脑屏障，无明显的中枢作用。滴眼时不易通过角膜进入眼前房，因此对眼的作用较弱。

【药理作用】能可逆地抑制 AChE 活性，使 ACh 浓度升高，呈现 M 样和 N 样作用。

对骨骼肌的兴奋作用最强，因为药物除通过抑制 AChE 而发挥作用外，还能直接激动骨骼肌运动终板上的 N_2 胆碱受体以及促进运动神经末梢释放 ACh；对胃肠道和膀胱平滑肌有较强的兴奋作用；对腺体、眼、心血管及支气管平滑肌的作用弱。

【临床应用】

1. 治疗重症肌无力　重症肌无力是一种神经肌肉接头传递功能减退的自身免疫性疾病，主要表现为骨骼肌进行性无力，如眼睑下垂、肢体无力、咀嚼和吞咽困难，严重时可出现呼吸困难。新斯的明是治疗重症肌无力的首选药，一般采用口服给药，严重和紧急情况也可皮下或肌内注射给药。

2. 缓解腹气胀和尿潴留　能兴奋胃肠道平滑肌及膀胱逼尿肌，促进排气和排尿，适用于手术后腹气胀和尿潴留。

3. 纠正阵发性室上性心动过速　在压迫眼球或颈动脉窦等兴奋迷走神经措施无效时，可用新斯的明减慢心室频率。

4. 解救肌松药中毒　可用于筒箭毒碱等非除极化型骨骼肌松弛药过量时的解救。

【不良反应】治疗量时不良反应较少，可引起恶心、呕吐、腹痛、腹泻、心动过缓等。过量时可导致"胆碱能危象"，表现为肌无力加重、大汗、大小便失禁、瞳孔缩小和心律失常等，这是因为 ACh 在运动终板处堆积，产生持久性除极化，使神经肌肉传导所致。用于治疗重症肌无力时，要注意鉴别胆碱能危象与疾病本身肌无力时的症状。用药后肌无力症状可缓解，若肌无力不缓解，反而加重，可能会出现胆碱能危象，应及时处理。

【禁忌证】禁用于机械性肠梗阻、尿路梗阻、支气管哮喘、低血压、心绞痛、近期心肌梗死、癫痫及对本药过敏患者。

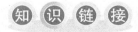

机械性肠梗阻

　　肠梗阻按病因可分为机械性肠梗阻、动力性肠梗阻以及血运性肠梗阻。临床上机械性肠梗阻最常见，是由于肠内、外器质性病变而导致。肠管堵塞的病因可以是先天性发育畸形如肠闭锁、肠狭窄、肠旋转不良、环状胰腺等；后天的病因有肠套叠、蛔虫团堵塞、肠扭转、肿瘤压迫、炎症或手术后肠粘连等。

溴吡斯的明（pyridostigmine）

溴吡斯的明作用较新斯的明稍弱，起效缓慢，维持时间较长。由于其口服吸收较差，故用药剂量较大。主要用于治疗重症肌无力，因肌力改善作用维持较久，故适于夜间用药。亦可用于治疗麻痹性肠梗阻和术后尿潴留。不良反应与新斯的明相似。

毒扁豆碱（physostigmine，依色林）

毒扁豆碱水溶液性质不稳定，滴眼剂应以 pH 值 4～5 的缓冲液配制并保存在棕色瓶内，否则易氧化成红色，疗效减弱，且刺激性增大。现主要局部用于治疗青光眼，能缩小瞳孔，降低眼内压，收缩睫状肌而引起调节痉挛等。用于闭角型青光眼的短时紧急治疗和开角型青光眼的长期治疗。由于收缩睫状肌的作用较强而持久，可引起头痛。滴眼时应压迫内眦，避免药液流入鼻腔后吸收，引起中毒。

加兰他敏（galanthamine）

加兰他敏作用与新斯的明类似，体外抗胆碱酯酶效价约为毒扁豆碱的 1/10。可用于重症肌无力、脊髓灰质炎后遗症等的治疗，也可用于解救竞争性神经肌肉阻滞药过量中毒。

二、难逆性胆碱酯酶抑制药

有机磷酸酯类可与 AChE 呈难逆性结合而产生毒性作用。其主要作为农业和环境卫生杀虫剂，如敌百虫、乐果、马拉硫磷、敌敌畏、内吸磷和对硫磷等。有些用作战争毒气，如沙林、梭曼和塔崩等。职业性中毒最常见途径为经皮肤或呼吸道吸入，非职业性中毒则大多由口摄入。

【中毒机制】有机磷酸酯类的作用机制与易逆性 AChE 抑制药相似，只是与 AChE 的结合更为牢固，生成难以水解的磷酰化胆碱酯酶，使 AChE 失去水解 ACh 的能力，造成 ACh 在体内大量积聚，引起一系列中毒症状。若不及时抢救，胆碱酯酶在几分钟或几小时内即可"老化"。此时即使使用胆碱酯酶复活药也难以恢复酶的活性，必须等待新生的 AChE 出现，才有水解 ACh 的能力，这一过程需 15～30 天。故一旦中毒，必须迅速抢救，而且要持续进行。

【中毒表现】轻度中毒以 M 样症状为主；中度中毒可出现 M、N 样症状；重度中毒除 M、N 样症状加剧外，还出现中枢神经系统症状（表 3-1）。中毒死亡的主要原因为呼吸衰竭及继发性心血管功能障碍。

表 3-1　有机磷酸酯类急性中毒的临床表现

作用	中毒表现
M 样症状	
促进腺体分泌	大汗淋漓、流涎、口腔及鼻腔有泡沫样分泌物
兴奋虹膜括约肌	瞳孔针尖样缩小，视物模糊
兴奋平滑肌	
呼吸道	支气管痉挛、呼吸困难、严重者肺水肿
胃肠道	恶心、呕吐、腹痛、大便失禁

续表

作用	中毒表现
膀胱	小便失禁
心脏抑制	心肌收缩力减弱、心率减慢
血管扩张	血压下降
N 样症状	
N$_1$ 受体	血压升高
N$_2$ 受体	肌束颤动、肌力减退、肌痉挛、呼吸麻痹
中枢神经系统症状	
先兴奋后抑制	兴奋、不安、谵妄、抽搐、昏迷和呼吸抑制、循环衰竭

【中毒解救】

1. 清除毒物　将患者移出有毒场所，去除污染的衣物。对经皮肤吸收中毒者，应用温水或肥皂水清洗染毒皮肤；对经口中毒者，应先抽出胃液和毒物，并用 2% 碳酸氢钠或 1% 盐水反复洗胃，直至洗出液不再有农药的特殊气味为止，然后给予硫酸镁导泻。敌百虫口服中毒时，不能用碱性溶液洗胃，因其在碱性溶液中可变成毒性更强的敌敌畏。眼部染毒时，可用 2% 碳酸氢钠或 0.9% 盐水冲洗数分钟。

2. 尽早使用特效解毒药

（1）阿托品　为治疗急性有机磷酸酯类中毒的特异性、高效能解毒药物。能迅速解除有机磷酸酯类中毒的 M 样症状和部分中枢神经系统症状，改善呼吸中枢抑制。应尽量早期给药，并根据中毒情况采用较大剂量。开始时可用阿托品 2 ～ 4mg 静脉注射，亦可肌内注射。如无效，可每隔 5 ～ 10 分钟注射 2mg，直至 M 胆碱受体兴奋症状消失或出现阿托品轻度中毒症状，即"阿托品化"，其指征为：散瞳、颜面潮红、腺体分泌减少、皮肤干燥、肺部湿性啰音显著减少或消失、有轻度躁动不安等。对中度或重度中毒患者，必须采用阿托品与 AChE 复活药联合应用的治疗措施。

（2）胆碱酯酶复活药　详见本章第三节。

3. 对症支持治疗　采取吸氧、人工呼吸、补液等措施，以减轻中毒症状。

第三节　胆碱酯酶复活药

氯解磷定（pralidoxime chloride，PAM-CL）

氯解磷定水溶性高，性质较稳定，给药方便，可肌内注射或静脉给药，且不良反应较小，特别适用于农村、基层使用，临床较为常用。

【药理作用】氯解磷定可与磷酰化胆碱酯酶结合成复合物，生成无毒的磷酰化氯解磷定并可随尿排出，使 AChE 游离出来，恢复其水解 ACh 的活性。此外，氯解磷定也能与体内游离的有机磷酸酯类结合，生成磷酰化氯解磷定，从而阻止游离的有机磷酸酯类继续抑制 AChE。

【临床应用】能明显减轻 N 样症状，对骨骼肌痉挛的抑制作用明显，可迅速抑制肌束颤动；对中枢神经症状也有一定的改善作用，但由于氯解磷定不能直接对抗体内积聚的 ACh 的作用，对 M 样症状影响较小，故应与阿托品合用，以便及时控制症状。

【不良反应】治疗量时毒性不大。但静脉注射过快和剂量超过 2g 时，可产生轻度乏力、视力模糊、眩晕，有时出现恶心、呕吐和心动过速等。

碘解磷定（pralidoxime iodide，PAM）

碘解磷定的药理作用和临床应用与氯解磷定相似。药物水溶性较低，性质不稳定，久置可释放出碘，可引起口苦、咽痛和其他碘反应，不良反应较氯解磷定多，且只能静脉注射，目前已少用。

复习思考题

1. 说说出毛果芸香碱可用于青光眼治疗的原因，对哪种类型的青光眼疗效好？
2. 简述新斯的明的药理作用和临床应用、不良反应及禁忌证。
3. 有机磷农药中毒的表现包括哪些方面？可用什么药解救，为什么？

扫一扫，知答案

常用制剂及其用法

硝酸毛果芸香碱　滴眼液或眼膏：1% ～ 2%。滴眼次数按需要而定。

溴化新斯的明　片剂：15mg。口服，15mg/次，45mg/d；极量：30mg/次，100mg/d。

甲基硫酸新斯的明　注射剂：0.5mg/1mL、1mg/2mL。皮下或肌内注射，0.25 ～ 1.0mg/次，1 ～ 3 次 /d，极量：1mg/ 次，5mg/d。

溴吡斯的明　片剂：60mg。口服，60mg/ 次，3 次 /d，极量：120mg/ 次，360mg/d。

水杨酸毒扁豆碱　滴眼液或眼膏：0.25%，每 4 小时 1 次。

氢溴酸加兰他敏　片剂：5mg。口服，10mg/ 次，3 次 /d。注射剂：1mg/1mL、2.5mg/1mL、

5mg/1mL。皮下或肌内注射，2.5 ～ 10mg/ 次，1 次 /d。

氯解磷定　注射剂：0.25g/2mL、0.5g/2mL。肌内注射，解救轻度中毒：0.75 ～ 1g/ 次，必要时 2 ～ 4 小时重复 1 次。肌内注射或静脉给药，解救中度中毒：0.75 ～ 1g/ 次，静脉注射时应用生理盐水 20 ～ 40mL，稀释后缓慢注射，每 2 ～ 4 小时重复给药 0.5g。解救重度中毒：首次静脉注射 1 ～ 1.5g，再以 1 ～ 2g 溶于生理盐水 500mL，以 0.25 ～ 0.5g/h 速度缓慢滴注；或首次给药后，间隔 1 ～ 2 小时重复静脉注射 0.5g，病情好转后适当减量。总量不得超过 8g/d。

扫一扫，看课件

第 四 章
胆碱受体阻断药

　　胆碱受体阻断药是一类能与胆碱受体结合，但无内在活性，从而阻碍 ACh 或胆碱受体激动药对胆碱受体的激动作用，发挥抗胆碱作用的药物。按其对受体选择性不同，可分为 M 胆碱受体阻断药和 N 胆碱受体阻断药。

第一节　M 胆碱受体阻断药

一、阿托品类生物碱

阿托品（atropine）

　　阿托品是从茄科植物颠茄、曼陀罗、洋金花、莨菪等提取出的生物碱，现已能人工合成。

　　【药理作用】能竞争性拮抗 ACh 或胆碱受体激动药对 M 胆碱受体的激动作用，表现出 M 受体的阻断效应。

　　1. 抑制腺体分泌　唾液腺和汗腺最敏感，治疗量（0.5mg）的阿托品可引起口干和皮肤干燥，泪腺和呼吸道腺体分泌也大为减少。较大剂量可减少胃液分泌，但对胃酸浓度影响较少。对胰腺液、肠液分泌基本无作用。

2. 松弛内脏平滑肌　能松弛多种内脏平滑肌，对痉挛状态的内脏平滑肌作用较显著。可缓解胃肠绞痛；对膀胱逼尿肌也有解痉作用；但对胆管、输尿管和支气管的解痉作用较弱。

3. 对眼的作用　阻断 M 胆碱受体，使瞳孔括约肌和睫状肌松弛，出现扩瞳、眼内压升高和调节麻痹作用（图 3-1）。这些作用在局部滴眼和全身给药时，都可出现。

（1）扩瞳　阿托品能阻断虹膜括约肌上的 M 受体，使括约肌松弛。而瞳孔开大肌不受 M 受体支配，仍保持原有张力，导致瞳孔扩大。

（2）眼内压升高　由于瞳孔扩大，使虹膜退向四周边缘，因而前房角间隙变窄，阻碍房水回流入巩膜静脉窦，造成眼内压升高。

（3）调节麻痹　能使睫状肌松弛而退向外缘，从而使悬韧带拉紧，使晶状体变为扁平，其屈光度减低，只适于看远物，而不能将近物清晰地成像于视网膜上，故视近物模糊不清，这一作用称为调节麻痹。

4. 对心脏的作用

（1）心率　治疗量（0.4～0.6mg）可使部分患者心率暂时性轻度减慢；较大剂量（1～2mg）则解除迷走神经对心脏的抑制作用，使心率加快，对迷走神经张力高的青壮年作用更为显著，对婴幼儿、老年人和运动状态影响较小。

（2）房室传导　能拮抗迷走神经过度兴奋所致的传导阻滞和心律失常。

5. 扩张血管　大剂量有解除小血管痉挛的作用，尤其以皮肤血管扩张为显著。扩血管作用的机制未明，但与药物抗 M 胆碱作用无关，可能是机体对阿托品所引起的体温升高的代偿性散热反应，也可能是阿托品的直接扩张血管作用。

6. 兴奋中枢神经系统　较大剂量（1～2mg）兴奋延髓和大脑皮层，出现焦虑不安、多言、谵妄等，中毒剂量（10mg 以上）常致幻觉、定向障碍、运动失调和惊厥等，也可由兴奋转入抑制，出现昏迷及呼吸麻痹，最后死于呼吸和循环衰竭。

【临床应用】

1. 解除平滑肌痉挛　适用于各种内脏绞痛，如对胃肠绞痛及膀胱刺激症状疗效较好。对胆绞痛及肾绞痛的疗效较差，常须与阿片类镇痛药合用。

2. 抑制腺体分泌　用于全身麻醉前给药，以减少呼吸道腺体及唾液腺分泌，防止分泌物阻塞呼吸道及吸入性肺炎的发生。也可用于严重的盗汗和流涎症。

3. 眼科应用

（1）虹膜睫状体炎　0.5%～1% 阿托品溶液滴眼，松弛虹膜括约肌和睫状肌，使之充分休息，有利于炎症的消退；还可和缩瞳药交替使用，预防虹膜与晶状体的粘连。

（2）验光配镜、检查眼底　阿托品溶液滴眼可使睫状肌的调节功能充分麻痹，晶状体固定，从而检验出准确的屈光度。其扩瞳作用可维持 1～2 周，调节麻痹也可维持 2～3

天，视力恢复较慢，现临床已少用，常以作用持续时间较短的后马托品溶液取代之。但儿童验光时，仍须用阿托品发挥充分的调节麻痹作用。

4. 治疗缓慢型心律失常　临床上常用阿托品治疗迷走神经过度兴奋所致的窦房阻滞、房室阻滞等缓慢型心律失常。

5. 抗休克　大剂量阿托品可解除血管痉挛，舒张外周血管，改善微循环。可用于暴发型流行性脑脊髓膜炎、中毒性菌痢、中毒性肺炎等所致的感染性休克。若休克伴有心动过速或高热者，则不宜应用。

6. 解救有机磷酸酯类中毒　详见第三章。

【不良反应及防治】阿托品作用广泛，副作用多。随着剂量增大，不良反应逐渐加重，甚至出现明显中枢中毒症状。一般治疗量（0.5～1.0mg）可有轻微心率减慢，略有口干及无汗，心率加速，瞳孔轻度扩大等。2mg时，可有心悸，显著口干，瞳孔扩大，有时出现视近物模糊等。5mg时上述症状更重，语言不清，烦躁不安，皮肤干燥，发热，小便困难，肠蠕动减少，脉速而弱，中枢兴奋现象严重，呼吸加快加深，出现幻觉、惊厥等。严重时，由兴奋转入抑制。成人致死量为80～130mg，儿童致死量约为10mg。

急性中毒的解救主要是对症处理，如口服中毒者进行洗胃、导泻、注射拟胆碱药（如新斯的明，毒扁豆碱或毛果芸香碱等）等。解救有机磷酸酯类中毒使用阿托品过量时不应使用抗胆碱酯酶药，以免加重有机磷酸酯类中毒。中枢兴奋症状明显时，可用地西泮或短效巴比妥类。出现呼吸抑制可用人工呼吸和吸氧等处理；降低体温可用冰袋或酒精擦浴等。

【禁忌证】青光眼、幽门梗阻、前列腺肥大及高热者禁用。慎用于脑损害、心肌梗死、心动过速、甲状腺功能亢进、老年患者、儿童、反流性食管炎等。

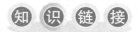

幽门梗阻

幽门梗阻是指胃的幽门部位，由于溃疡或肿瘤等病变所致的食物和胃液通过障碍。可分为不完全性梗阻和完全性梗阻两大类。幽门梗阻是胃、十二指肠溃疡的常见并发症之一，可发生在溃疡病的近期（即活动期）或晚期。其他可以导致幽门梗阻的疾病还有胃窦癌、胃黏膜脱垂及胃结核等。

当幽门附近有溃疡或炎性病变时，刺激幽门括约肌，引起其痉挛或幽门区水肿，由此发生的梗阻，称为幽门不完全性梗阻。它是暂时的，但也可有反复发作。另外一种情况是，由于溃疡愈合后形成的瘢痕组织，或胃、十二指肠手术后导致的粘连，或因肿瘤侵犯幽门窦，结果均可造成幽门区狭窄而出现梗阻，这种梗阻很难通过药物治疗而得到缓解，称为完全性梗阻。

山莨菪碱（anisodamine，654）

山莨菪碱是我国学者 1965 年 4 月从茄科植物唐古特莨菪中提出的生物碱，其人工合成品为 654-2。山莨菪碱有解除平滑肌痉挛和抑制心血管的作用，与阿托品相似而稍弱；其抑制唾液分泌和扩瞳作用仅为阿托品的 1/20 ～ 1/10。不易穿透血脑屏障，中枢兴奋作用很弱。主要用于感染性休克，以解除血管痉挛，改善微循环，也用于缓解内脏平滑肌绞痛。毒性较阿托品低。

东莨菪碱（scopolamine）

东莨菪碱抑制腺体分泌作用较阿托品强。对中枢神经系统有较强的抑制作用，但对呼吸中枢有明显的兴奋作用。临床主要用于：①麻醉前给药：因药物不但能抑制腺体分泌，而且具有中枢抑制作用，故优于阿托品。②防晕止吐：具有抗晕动病作用，可与苯海拉明合用以增加疗效，预防性给药效果好；也用于妊娠呕吐及放射病呕吐。③治疗帕金森病：可改善患者的流涎、震颤和肌肉强直等症状。④全身麻醉：我国中药麻醉的主药洋金花，主要成分即为东莨菪碱，故亦可用东莨菪碱代替洋金花进行中药麻醉。不良反应及禁忌证同阿托品。

二、阿托品的合成代用品

由于阿托品对眼的作用太持久，临床应用时副作用较多，针对这些缺点，通过改变其化学结构，合成了不少代用品，主要有两类，即扩瞳药和解痉药。

（一）合成扩瞳药

后马托品（homatropine）

后马托品的扩瞳作用与调节麻痹作用都较阿托品出现快，维持时间短，适用于一般检查眼底及验光配镜。其调节麻痹作用高峰出现较快，但不如阿托品完全，特别是对于儿童。故儿童验光时，仍用阿托品。

托吡卡胺（tropicamide）

托吡卡胺的扩瞳作用与调节麻痹作用起效快而持续时间较短，约维持 6 小时。用于眼底检查和验光时散瞳及睫状肌麻痹剂。

（二）合成解痉药

溴丙胺太林（propantheline bromide，普鲁本辛）

溴丙胺太林是一种临床常用的合成解痉药，口服吸收不完全，食物可妨碍其吸收，宜在饭前 0.5 ～ 1 小时服用，作用时间约为 6 小时。本药注射给药时对胃肠道平滑肌的解痉作用较强，治疗量即可明显抑制胃肠平滑肌，并能不同程度地减少胃液分泌。可用于胃、十二指肠溃疡、胃肠痉挛和泌尿道痉挛。也可用于遗尿症及妊娠呕吐。不良反应类似于阿托品。

人工合成的解痉药品种众多，用于胃肠解痉的还有贝那替嗪（benactyzine）、奥芬溴铵（oxyphenonium bromide）、格隆溴铵（glycopyrronium bromide）、羟苄利明（oxyphencyclimine）等；异丙托溴铵（ipratropium bromide，异丙阿托品）等对支气管平滑肌的选择性强，可扩张支气管，主要用于支气管哮喘的治疗。

第二节　N胆碱受体阻断药

一、N₁胆碱受体阻断药

N_1 受体阻断药又称神经节阻断药，能选择性地与神经细胞上的 N_1 受体相结合，阻断神经冲动在神经节间的传递，导致交感、副交感神经节后所支配的效应器官受抑制。此类药物早年曾作为降压药用，但由于无选择地阻断交感和副交感神经节，作用广泛，副作用多，降压作用强、快、短暂、多次给药易产生耐受性等缺点，现只有美卡拉明（mecamylamine，美加明）和樟磺咪芬（trimetaphan camsilate）等用于手术麻醉时控制血压，其他药物已基本不用于抗高血压。

二、N₂胆碱受体阻断药

N_2 受体阻断药也称骨骼肌松弛药，简称肌松药，能阻断神经肌肉接头的 N_2 胆碱受体，妨碍神经冲动的传递，使骨骼肌松弛，便于在较浅的麻醉下进行外科手术。根据其作用机制，可分为除极化型和非除极化型两类。

（一）除极化型肌松药

本类药物并非真正阻断 N_2 胆碱受体，而是与运动终板膜上的 N_2 受体相结合，产生与乙酰胆碱相似但较持久的除极化作用，使终板处于持续的不应状态，不能对 ACh 起反应，骨骼肌因而松弛。除极化型肌松药的特点是：①常先出现短时的肌束颤动；②连续用药可产生快速耐受性；③抗胆碱酯酶药，如新斯的明不仅不能拮抗这类药的肌松作用，反能加强之；④无神经节阻断作用。

琥珀胆碱（succinylcholine，司可林）

琥珀胆碱为目前临床唯一应用的除极化型肌松药。水溶液性质不稳定，遇热及碱性溶液易失效。口服不易吸收。静脉注射后在血液中被血浆假性胆碱酯酶迅速水解，尿液中多数为代谢产物，仅有约2%原形物自肾脏排出。

【药理作用及临床应用】作用出现迅速而短暂，肌肉松弛通常从颈部肌肉开始，逐渐波及肩胛、腹部和四肢。对四肢和颈部肌肉的肌松作用最强，舌、咽、喉、面部肌肉次之，呼吸肌无力现象不明显。用药后 2 分钟时肌松作用最明显，5 分钟内作用消失。静脉注射用于气管内插管及气管镜、食管镜等内镜检查的短时操作。持续静脉滴注可使肌松作用持续较长时间，适用于较长时手术。

【不良反应】

1. 肌肉酸痛　由于肌束颤动损伤肌梭，易引起肌肉酸痛，此时可用小剂量地西泮治疗。

2. 呼吸肌麻痹　过量可引起，用药时应备有呼吸机及其他抢救器材。

3. 眼内压升高　因短暂收缩眼球外骨骼肌，可使眼内压升高。

4. 血钾升高　琥珀胆碱使运动终板处于持久除极化，除极化过程释放大量钾离子入血，使血钾升高。

【禁忌证】因高血钾抑制心脏，故对血钾偏高的患者，如大面积烧伤、严重软组织损伤或脑血管意外的患者禁用，以免引起心跳骤停；青光眼患者禁用。另外，新斯的明禁用于琥珀胆碱中毒的解救，因新斯的明抑制血浆假性胆碱酯酶的活性，加强琥珀胆碱的作用，延长作用时间，导致中毒程度更深。

（二）非除极化肌松药

此类药物与运动神经终板膜上的 N_2 胆碱受体结合，能竞争性地阻断 ACh 的除极化作用，使骨骼肌松弛，故又称竞争型肌松药。

非除极化肌松药的作用特点是：①与抗胆碱酯酶药之间有拮抗作用，故过量时可用适量的新斯的明解毒；②兼有程度不等的神经节阻断作用，可使血压下降；③氨基糖苷类抗生素（如链霉素）能加强和延长此类药物的肌松作用。

最早应用于临床的筒箭毒碱（d-tubocurarine），是从南美洲的印第安人运用多种植物浸膏制成的箭毒中提出的生物碱，由于来源有限，并有一定缺点，现已少用。泮库溴铵（pancuronium）、维库溴铵（vecuronium）、阿曲库铵（atracurium）等是新型的、较安全的非除极化肌松药，肌松作用较筒箭毒碱强，不阻断神经节 N_1 受体，不良反应也较少。在各类手术、气管插管术时已基本取代了筒箭毒碱，也可用于破伤风及惊厥时，以缓解肌肉痉挛。

复习思考题

1. 简述阿托品的药理作用、临床应用、不良反应及防治。

2. 麻醉前给药为何常选用东莨菪碱？

3. 试比较山莨菪碱、东莨菪碱的作用特点和临床应用有何不同。

扫一扫，知答案

常用制剂及其用法

硫酸阿托品　片剂：0.3mg。口服，0.3 ～ 0.6mg/ 次，3 次 /d。注射剂：0.5mg/mL、1mg/2mL、5mg/mL。肌内或静脉注射，0.5mg/ 次。滴眼液：0.5%，1%。眼膏：1%。极量：口服，1mg/ 次，3mg/d；皮下或静脉注射，2mg/ 次。

氢溴酸东莨菪碱　片剂：0.2mg。口服，0.2 ～ 0.3mg/ 次，3 次 /d。注射剂：0.3mg/mL、0.5mg/mL。皮下或肌内注射，0.2 ～ 0.5mg/ 次。极量：口服，0.6mg/ 次，2mg/d；注射 0.5mg/ 次，1.5mg/d。

氢溴酸山莨菪碱　片剂：5mg、10mg。口服，5 ～ 10mg/ 次，3 次 /d。注射剂：5mg/mL、10mg/mL、20mg/mL。静脉注射或肌内注射，5 ～ 10mg/ 次，1 ～ 2 次 /d。

氢溴酸后马托品　滴眼液：1% ～ 2%。滴眼，滴数按需要而定。

托吡卡胺　滴眼液：0.5%，1 ～ 2 滴 / 次，如需产生调节麻痹作用，可用 1% 浓度，1 ～ 2 滴 / 次，5 分钟后重复 1 次。20 ～ 30 分钟后可再给药 1 次。

溴丙胺太林　片剂：15mg。口服，15mg/ 次，3 次 /d。

氯化琥珀胆碱　注射剂：50mg/mL、100mg/2mL。静脉注射，每次 1 ～ 2mg/kg。

泮库溴铵　注射剂：4mg/2mL。静脉注射，初始剂量为 40 ～ 100μg/kg，可追加 10 ～ 20μg/kg。

维库溴铵　注射剂：4mg/ 支。静脉注射，常用量为 70 ～ 100μg/kg。

扫一扫，看课件

第 五 章

肾上腺素受体激动药

【学习目标】

　　掌握：肾上腺素受体激动药的分类及各类常用药物名称；肾上腺素、去甲肾上腺素、异丙肾上腺素和多巴胺的药理作用、临床应用和不良反应。

　　熟悉：麻黄碱、间羟胺和去氧肾上腺素的药理作用和临床应用。

　　了解：肾上腺素、去甲肾上腺素、异丙肾上腺素和多巴胺的体内过程。

　　肾上腺素受体激动药能与肾上腺素受体结合并激动受体，产生与肾上腺素相似效应，又称拟肾上腺素药。根据对肾上腺素受体的选择性不同分为三类，即 α、β 受体激动药，α 受体激动药和 β 受体激动药（表 5-1）。

表 5-1　肾上腺素受体激动药分类及选择性

按药物对受体选择性分类	药名	按药物化学结构分类	作用方式	
			直接作用于受体	促递质释放
α、β 受体激动药	肾上腺素	儿茶酚胺类	α_1、α_2、β_1、β_2	－
	麻黄碱	非儿茶酚胺类	α_1、α_2、β_1、β_2	＋
	多巴胺	儿茶酚胺类	α_1、β_1、D	＋
α 受体激动药	去甲肾上腺素	儿茶酚胺类	α_1、α_2、β_1	－
	间羟胺	非儿茶酚胺类	α_1、α_2、β_1	＋
	去氧肾上腺素	非儿茶酚胺类	α_1	＋
β 受体激动药	异丙肾上腺素	儿茶酚胺类	β_1、β_2	－
	多巴酚丁胺	儿茶酚胺类	β_1	－

第一节　α、β受体激动药

肾上腺素（adrenaline，AD）

肾上腺素是肾上腺髓质产生的主要激素。药用可从家畜肾上腺提取或人工合成。其化学性质不稳定，遇光易分解，在中性或碱性溶液中易氧化变色而失活。

【体内过程】口服在碱性肠液和肝脏中易被氧化破坏，故口服无效；皮下注射因收缩血管，吸收缓慢，作用维持 1 小时左右；肌内注射因扩张骨骼肌血管吸收迅速，维持 10 ～ 30 分钟；静脉注射立即生效，维持时间仅数分钟，作用猛烈，一般不作静脉给药。肾上腺素在体内很快被去甲肾上腺素能神经末梢摄取或被组织中的 COMT 和 MAO 破坏。

【药理作用】肾上腺素能激动 α 和 β 受体，产生较强作用。

1.兴奋心脏　激动心脏 β_1 受体，对心脏有迅速而强大的兴奋作用，使心肌收缩力增强，心率加快，传导加速，心输出量增加。肾上腺素还能舒张冠状血管，改善心肌血供。但由于心肌代谢加快，耗氧量增加，剂量过大或静脉注射过快，可引起心律失常甚至室颤。

2.对血管、血压的影响

（1）血管　对血管的舒张或收缩作用，取决于各部位血管肾上腺素受体分布的类型和密度。①激动 α 受体，使皮肤、黏膜的血管强烈收缩，内脏（尤其是肾、脾）血管也显著收缩，但对脑、肺血管收缩作用微弱，有时可因血压升高而被动扩张；对小动脉和毛细血管前括约肌收缩作用明显，静脉和大动脉收缩作用弱。②激动 β_2 受体，使骨骼肌血管和冠状动脉扩张。

（2）血压　对血压的影响与剂量有关。①使用小剂量肾上腺素，由于心脏兴奋，心输出量增加，收缩压升高；因全身骨骼肌血管的舒张，抵消或超过了皮肤黏膜和内脏血管的收缩作用，故舒张压变化不大或略有下降，脉压差加大，有利于血液对各组织器官的灌注；②大剂量肾上腺素除兴奋心脏外，还使血管平滑肌 α_1 受体兴奋占优势，血管收缩，收缩压和舒张压均升高。单次注射肾上腺素的典型血压变化多为双向反应，即给药后迅速出现明显升压，而后出现微弱降压。此外，肾上腺素尚能激动肾小球旁细胞的 β_1 受体，促使肾素分泌，升高血压。

3.扩张支气管　肾上腺素激动支气管平滑肌上的 β_2 受体，使支气管平滑肌舒张，对痉挛的支气管平滑肌舒张最为明显；还能作用于支气管肥大细胞 β_2 受体，抑制肥大细胞释放组胺等过敏性物质。肾上腺素还由于激动 α_1 受体使支气管黏膜血管收缩，减轻或消除气管黏膜的充血水肿。

4.提高代谢　肾上腺素明显提高机体的代谢，提高机体耗氧量，激动 β_2 受体和 α 受体，促进肝糖原分解和糖原异生，加速脂肪分解，使血糖和游离脂肪酸升高。

【临床应用】

1. 心脏骤停　用于心律失常、溺水、麻醉和手术意外、药物中毒、急性传染病、过敏等所致的心搏骤停。常用肾上腺素静脉注射或心室内注射，同时配合心肺复苏和电除颤等措施，以恢复窦性心律。

2. 过敏性休克　肾上腺素激动 α 受体可收缩血管，降低毛细血管通透性，激动 β 受体，兴奋心脏，改善心功能，又能扩张支气管，缓解呼吸困难，抑制过敏介质释放，迅速而有效缓解过敏性休克的临床症状。是抢救过敏休克的首选药。常采用迅速皮下或肌内注射，危急时可用生理盐水稀释后缓慢静脉注射。

3. 支气管哮喘　由于维持时间短，不良反应多，仅用于控制支气管哮喘急性发作。

4. 局部应用　①局麻药中加入少量肾上腺素，可收缩血管，延缓局麻药的吸收，延长麻醉时间，并减少局麻药吸收中毒。②局部止血，可将浸有 0.1% 盐酸肾上腺素的棉球用于鼻黏膜和牙龈，使微血管收缩而止血。

【不良反应】主要有心悸、烦躁、头痛、血压升高等不良反应，停药后可自行消失。但大剂量或静脉注射过快，可引起血压骤升，搏动性头痛，有诱发脑出血的危险，也可导致心律失常，甚至室颤，故应严格控制剂量和滴速。

【禁忌证】器质性心脏病、高血压、脑动脉硬化、心律失常、甲状腺功能亢进和糖尿病等患者禁用，老年人慎用。

多巴胺（dopamine，DA）

多巴胺是去甲肾上腺素生物合成的前体，药用的是人工合成品。

【体内过程】口服易被破坏，主要采静脉滴注给药。在体内易被 COMT 及 MAO 灭活，作用时间短。不易透过血脑屏障，故不产生中枢作用。

【药理作用】多巴胺能激动 α、β 受体和外周多巴胺受体，并促进神经末梢释放 NA。

1. 兴奋心脏　激动心脏的 β_1 受体，并能促进去甲肾上腺素能神经末梢释放 NA，使心肌收缩力增强，心输出量增加。一般剂量对心率影响不大，较少引起心律失常。

2. 血管和血压　多巴胺可激动外周多巴胺受体，使肾、肠系膜血管和冠状血管舒张；激动 α_1 受体，使皮肤、黏膜血管收缩。小剂量以激动多巴胺受体为主，收缩压升高而舒张压几无变化或略有升高。大剂量以激动 α_1 受体为主，使收缩压和舒张压均升高。

3. 肾脏　小剂量多巴胺能激动肾血管多巴胺受体，使肾血管舒张，肾血流量和肾小球滤过率增加，并有排钠利尿的作用。而大剂量兴奋 α_1 受体，肾血管明显收缩。

【临床应用】

1. 休克　用于治疗各种休克，如感染中毒性休克、心源性休克、失血性休克等，尤其对伴有心肌收缩力减弱、尿量减少的休克疗效较好。一般应静脉滴注，同时适当补充血容量，纠正酸中毒。

2.急性肾功能衰竭　与利尿药合用治疗急性肾衰竭，可增加尿量，改善肾功能。

【不良反应】一般较轻，偶见恶心、呕吐。如剂量过大或静脉滴注过快可出现心动过速、头痛、高血压、心律失常、肾功能下降等。

麻黄碱（ephedrine）

麻黄碱是从中药麻黄中提取的生物碱，现药用的是人工合成品。

【体内过程】口服易吸收，皮下注射吸收快。易透过血脑屏障，中枢作用明显。在体内仅有少量被 MAO 代谢，故消除速度慢，作用时间较长。大部分以原形经肾排泄。

【药理作用】麻黄碱可直接激动 α 和 β 受体，也能促进去甲肾上腺素释放。与肾上腺素相比，具有以下特点：①性质稳定，口服有效；②兴奋心脏、收缩血管、扩张支气管和升高血压的作用较肾上腺素弱、慢、久；③易透过血脑屏障，引起中枢兴奋，表现为精神兴奋、不安和失眠。④易产生快速耐受性。

【临床应用】

1.预防支气管哮喘　用于防治轻度支气管哮喘，对重症急性发作疗效较差。

2.防治低血压　常用于硬膜外麻醉或蛛网膜下腔麻醉时引起的低血压。

3.消除皮肤黏膜充血肿胀　滴鼻用于鼻黏膜充血肿胀引起的鼻塞，也可缓解荨麻疹和血管神经性水肿的皮肤黏膜症状。

【不良反应】由于中枢兴奋作用可引起不安、失眠等。剂量过大可引起心动过速，血压升高等反应。长时间连续滴鼻，可产生反跳性鼻黏膜充血或萎缩。

伪麻黄碱（pseudoephedrine）

为麻黄碱的立体异构物，作用与麻黄碱类似，但升压作用和中枢兴奋作用较弱，口服易吸收，主要用于鼻黏膜充血。

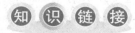

麻黄碱的非法应用

麻黄碱可缓解感冒时带来的鼻部不适，鼻塞、流鼻涕和打喷嚏是其主要对症解决的问题。但同时也可以通过并不复杂的化学转化，制成俗称"冰毒"的甲基苯丙胺。

目前，大部分感冒药均含有麻黄碱成分，为了加强对含麻黄碱类复方制剂的监管，相关规定要求，药品零售企业销售含麻黄碱类复方制剂，应当查验购买者的身份证，除处方药按处方剂量销售外，一次销售不得超过两个最小包装。

第二节 α受体激动药

一、α₁、α₂受体激动药

去甲肾上腺素（noradrenaline，NA）

去甲肾上腺素是去甲肾上腺素能神经末梢释放的主要递质，少量由肾上腺髓质分泌。药用为人工合成品，化学性质不稳定，遇光或碱易氧化变色失效，在酸性溶液中稳定。

【体内过程】因易被碱性肠液和肝脏破坏，口服无效。皮下或肌内注射因局部血管强烈收缩，吸收很少，且易引起局部组织缺血性坏死。临床只作静脉滴注给药。去甲肾上腺素不易透过血液屏障。进入体内的去甲肾上腺素很快被去甲肾上腺素能神经末梢摄取或被肝脏和其他组织的 COMT 和 MAO 代谢而失活，故作用时间短暂。主要以代谢产物经肾排泄。

【药理作用】去甲肾上腺素对 α₁ 和 α₂ 受体的激动作用强，对 β₁ 受体激动作用较弱，对 β₂ 受体无作用。

1. 收缩血管 激动血管平滑肌上的 α₁ 受体，使小动脉、小静脉强烈收缩，以皮肤黏膜血管收缩最明显，其次是肾、脑、肝、肠系膜及骨骼肌血管收缩。而冠状血管因心脏兴奋，心肌的代谢产物腺苷增加而舒张。

2. 兴奋心脏 激动心脏的 β₁ 受体，使心肌收缩力增强，传导加快，心输出量增加，心肌耗氧增加。但在整体状态下，可因血压升高而反射性兴奋迷走神经而使心率减慢。

3. 升高血压 小剂量静脉滴注，心输出量增加，收缩压升高，血管收缩较弱，舒张压升高不明显，故脉压差增大。较大剂量时由于全身血管强烈收缩，外周阻力明显增加，故收缩压、舒张压均明显升高，脉压差变小。

【临床应用】

1. 抗休克 已不占重要地位，仅限于某些休克如神经源性休克早期血压骤降患者，短期用小剂量静脉滴注，维持血压，以保证心、脑、肾等重要器官供血。

2. 药物中毒引起的低血压 如氯丙嗪、酚妥拉明引起的低血压选用去甲肾上腺素升血压，也可用于嗜铬细胞瘤切除后的低血压状态。

3. 上消化道出血 取去甲肾上腺素 1～3mg 适当稀释后口服，可使食管或胃黏膜血管收缩产生局部止血作用。

【不良反应】

1. 局部组织缺血性坏死 静脉滴注时间过长、浓度过高或药液外漏，可因局部血管强烈收缩而引起组织缺血性坏死。静脉滴注时，一旦药液外漏或注射部位皮肤苍白，及时更换注射部位，进行热敷并用普鲁卡因或 α 受体阻断药如酚妥拉明作局部浸润注射，扩张血管，以防止局部组织坏死。

2.急性肾衰　用药时间过长或剂量过大，肾血管强烈收缩，肾血流量减少，出现少尿、无尿甚至急性肾衰。故用药期间应监护尿量变化，每小时尿量至少应保持在 25mL 以上。

【禁忌证】高血压、动脉硬化、器质性心脏病、少尿或无尿等患者禁用。

间羟胺（metaraminol，阿拉明）

间羟胺性质稳定，可直接激动 α_1、α_2 受体，对 β_1 受体激动作用弱，也可促进去甲肾上腺素释放而间接发挥作用，短期内反复应用可产生快速耐受性。

其作用特点有：①收缩血管、升高血压作用较去甲肾上腺素弱、缓和而持久；②对心脏和肾血管作用弱，很少引起心律失常和少尿、无尿等；③既可静脉滴注又可肌内注射。临床上常作为去甲肾上腺素的良好代用品，用于各种休克早期及防治低血压。

二、α_1 受体激动药

去氧肾上腺素（phenylephrine，新福林）

能选择性地直接激动 α_1 受体，作用较去甲肾上腺素弱而持久，可收缩血管、升高血压，反射性兴奋迷走神经使心率减慢。主要用于防治低血压和治疗阵发性室上性心动过速。此外，本药还能激动瞳孔开大肌 α_1 受体而扩大瞳孔，扩瞳作用弱，起效快而维持时间短，不升高眼内压或调节麻痹，可作为眼底检查时的扩瞳药。

三、α_2 受体激动药

外周性突触后膜 α_2 受体激动药有羟甲唑啉（oxymetazoline）等，该药由于收缩局部血管用于滴鼻治疗鼻黏膜充血和鼻炎。中枢性 α_2 受体激动药有可乐定（clonidine）用于降血压（详见第十六章）。

第三节　β 受体激动药

一、β_1、β_2 受体激动药

异丙肾上腺素（isoprenaline）

【体内过程】在肠道易被破坏，因此不宜口服，可采用静脉滴注、舌下或气雾剂吸入等给药途径，吸收后可被肝、肺等组织中的 COMT 代谢，而较少被 MAO 代谢，不被去甲肾上腺素能神经末梢摄取，故作用时间较肾上腺素略长。不易透过血脑脊液屏障。

【药理作用】异丙肾上腺素对 $β_1$ 和 $β_2$ 受体有很强的激动作用,对 α 受体几乎无作用。

1.兴奋心脏 激动心脏 $β_1$ 受体,使心肌收缩力增强,心率加快,传导加速,心输出量增加。与肾上腺素相比,异丙肾上腺素对心脏正位起搏点有显著兴奋作用,对异位节律点的兴奋作用较弱,故较少引起心律失常。

2.舒张血管 激动 $β_2$ 受体,使骨骼肌血管舒张,对肾血管和肠系膜血管舒张作用较弱,对冠状血管也有舒张作用。

3.影响血压 兴奋心脏,收缩压升高;骨骼肌血管舒张,舒张压下降,脉压增大。大剂量时,因血管明显扩张,回心血量减少,心输出量减少,收缩压和舒张压均降低。

4.扩张支气管 激动支气管平滑肌 $β_2$ 受体,使支气管平滑肌舒张,作用强于肾上腺素。也能抑制组胺等过敏性物质的释放,但对支气管黏膜血管无收缩作用,故消除支气管黏膜充血水肿作用比肾上腺素弱。

5.对代谢的影响 与肾上腺素相比,升高血中游离脂肪酸作用相似,而升高血糖作用较弱。能促进糖和脂肪的分解,增加组织的耗氧量。

【临床应用】

1.支气管哮喘 疗效快而强,舌下或气雾给药用于控制支气管哮喘的急性发作。

2.房室传导阻滞 舌下或静脉滴注给药,能加速房室传导,用于治疗 II 度房室传导阻滞、III 房室传导阻滞。

3.心脏骤停 适用于心室自身节律缓慢,高度房室传导阻滞,窦房结功能衰竭并发的心脏骤停。可与 NA 或间羟胺合用做心内注射。

4.休克 在补足血容量的基础上,用于治疗低心排出量和高外周阻力的休克。但不能明显改善组织微循环障碍,同时增加心肌耗氧和心率,现少用。

【不良反应】常见的有心悸、头痛、皮肤潮红等。过量时,尤其是支气管哮喘患者,易引起严重心律失常。长期反复应用易产生耐受性。

二、$β_1$ 受体激动药

多巴酚丁胺(dobutamine)

多巴酚丁胺能选择性地激动 $β_1$ 受体,对心脏有强大的正性肌力作用,能增强心肌收缩力,增加心输出量,对心率影响不大。主要用于治疗心脏手术后或急性心肌梗死并发的心力衰竭。口服无效,一般采用静脉滴注给药。当滴速过快或浓度过高,可引起心率加快或房室传导加快,少数出现心悸,偶见心律失常。

三、β₂受体激动药

本类药物对 β₂受体选择性高，使支气管扩张，作用维持时间较长，是目前治疗支气管哮喘的主要药物，常用药物有沙丁胺醇、克仑特罗、特布他林、沙美特罗等（详见第二十三章）。

复习思考题

1. 简述肾上腺素常用于过敏性休克的药理学基础。

2. 试比较肾上腺素、去甲肾上腺素和异丙肾上腺素的药理作用、临床应用及不良反应。

扫一扫，知答案

常用制剂及其用法

盐酸肾上腺素　注射剂：0.5mg/0.5mL，1mg/1mL。0.25 ～ 1mg/ 次，皮下或肌内注射。必要时可心室内注射 0.25 ～ 0.5mg，用生理盐水稀释 10 倍后注入。极量：皮下注射，1mg/ 次。

盐酸多巴胺　注射剂：20mg/2mL。20mg 加入 5% 葡萄糖液 200 ～ 300mL 内静脉滴注，每分钟 75 ～ 100μg。极量：静脉滴注每分钟 20μg/kg。

盐酸麻黄碱　片剂：15mg，25mg，30mg。口服，15 ～ 30mg/ 次，3 次 /d。注射剂：30mg/1mL。15 ～ 30mg/ 次，皮下或肌内注射。极量：口服、皮下注射或肌内注射，60mg/ 次，150mg/d。滴鼻剂：0.5%，1%。

重酒石酸去甲肾上腺素　注射剂：2mg/1mL，10mg/2mL。2mg 加入生理盐水或 5% 葡萄糖液 500mL 静脉滴注，每分钟 4 ～ 10μg。

盐酸异丙肾上腺素　气雾剂：0.25%，喷雾吸入，每次 0.1 ～ 0.4mg。片剂：10mg，舌下含化，10mg/ 次，3 次 /d。极量：喷雾吸入，0.4mg/ 次，一日 2.4mg；舌下含化，20mg/ 次，60mg/d。

扫一扫，看课件

第 六 章

肾上腺素受体阻断药

【学习目标】

掌握：肾上腺素受体阻断药的分类及各类常用药物名称；酚妥拉明的药理作用、临床应用和不良反应。

熟悉：β 受体阻断药的药理作用、临床应用和不良反应。

了解：酚苄明、美托洛尔的药理作用特点。

肾上腺素受体阻断药又称抗肾上腺素药，是一类能与肾上腺素受体结合，本身无内在活性，从而拮抗去甲肾上腺素神经递质或肾上腺素受体激动药效应的药物。按其对受体的选择性不同，可分为 α 受体阻断药、β 受体阻断药和 a、β 受体阻断药。

第一节 α 受体阻断药

α 受体阻断药选择性地阻断 α 受体。若预先使用 α 受体阻断药，再使用肾上腺素，α 受体阻断药阻断了与血管收缩有关的 α 受体，而充分表现出 β 受体的舒张血管作用，使肾上腺素的升压作用转变为降压，这种现象称为肾上腺素作用的翻转。对于主要激动 α 受体的去甲肾上腺素，α 受体阻断药只能取消或减弱其升压作用而无翻转作用。对于主要激动 β 受体的异丙肾上腺素的降压作用则无影响。

根据药物对 α 受体亚型（α_1 和 α_2 受体）的选择性不同，α 受体阻断药可分为三类：①非选择性 α 受体阻断药，其中短效类如酚妥拉明、妥拉唑啉，长效类，如酚苄明；②选择性 α_1 受体阻断药，如哌唑嗪；③选择性 α_2 受体阻断药，如育宾亨。

一、非选择性 α 受体阻断药

酚妥拉明（phentolamine）

【体内过程】口服吸收差，生物利用度为注射给药的 20%。药物在体内消除迅速，口服给药作用维持 3 ～ 6 小时，肌内注射维持时间仅 30 ～ 45 分钟。大多以无活性的代谢物从尿中排泄。

【药理作用】

1. 舒张血管　能阻断血管平滑肌 α_1 受体，并可直接舒张血管平滑肌，使血管扩张，外周阻力降低，血压下降。

2. 兴奋心脏　由于血压下降可反射性地兴奋交感神经，另外该药阻断去甲肾上腺素能神经末梢突触前膜的 α_2 受体，促进 NA 释放，致使心率加快，心肌收缩力增强，心输出量增加。

3. 其他　本药也可激动 M 胆碱受体和组胺 H_1、H_2 受体，促进肥大细胞释放组胺。

【临床应用】

1. 治疗外周血管痉挛性疾病　如肢端动脉痉挛症（雷诺病）、血栓闭塞性脉管炎及冻伤后遗症。

2. 拮抗静脉滴注 NA 外漏引起的缩血管作用　酚妥拉明 5 ～ 10mg 溶于 10 ～ 20mL 生理盐水中做局部浸润注射。

3. 抗休克　本药能解除小血管痉挛，增加内脏组织血流灌注，降低心脏前、后负荷，降低耗氧量，还能增加心肌收缩力，增加心输出量。在补足血容量的基础上，适用于有明显血管痉挛、外周血管阻力高、心排血量低、尿少、并发肺水肿的感染性休克、心源性休克和神经源性休克。目前主张与去甲肾上腺素合用，目的是对抗去甲肾上腺素的激动 α 受体缩血管作用，保留其 β 受体增强心肌收缩力作用，提高其抗休克的疗效。

4. 治疗急性心肌梗死和充血性心力衰竭　可扩张血管，降低外周阻力和心脏的前、后负荷，心输出量增加，心肌耗氧量降低，缓解心力衰竭及肺水肿症状。

5. 诊断和治疗肾上腺嗜铬细胞瘤　用于此病的鉴别诊断和此病骤发的高血压危象以及术前准备。用于诊断时，可引起严重低血压，应慎重。

【不良反应】

1. 胃肠平滑肌兴奋引起腹痛、腹泻、恶心、呕吐等，胃酸分泌增加，诱发或加重消化性溃疡。

2. 可引起体位性低血压，注射后注意让患者静卧，一旦发生体位性低血压，采用头低足高位，必要时给去甲肾上腺素，不可用肾上腺素。

3. 静脉注射可引起心率加快、心律失常和诱发或加重心绞痛，故静脉注射宜缓慢或采用静脉滴注。

妥拉唑啉（tolazoline）

本药阻断 α 受体作用与酚妥拉明相似而较弱，拟胆碱作用和拟组胺样作用较强。口服和注射均易吸收，大部分以原形从肾脏排泄。临床上主要用于外周血管痉挛性疾病的治疗，也用于嗜铬细胞瘤控制症状。不良反应与酚妥拉明相似，但发生率较高。

酚苄明（phenoxybenzamine）

酚苄明与酚妥拉明的药理作用相似，但与 α 受体结合牢固，不易解离，具有起效缓慢、作用强而持久的特点，一次给药，作用可维持 3 ～ 4 天，属于长效非竞争性 α 受体阻断药。主要用于治疗外周血管痉挛性疾病（常在酚妥拉明无效时用）、抗感染性休克、嗜铬细胞瘤以及良性前列腺增生。主要不良反应有体位性低血压、心动过速、鼻塞、口干、嗜睡等，也可出现胃肠道刺激症状。

二、选择性 $α_1$ 受体阻断药

此类药对血管 α 受体有较强选择性阻断作用，能扩张血管，降低血压；对 $α_2$ 受体阻断作用很弱，加快心率作用较弱。常用药物有哌唑嗪、多沙唑嗪等。主要用于高血压和顽固性心力衰竭的治疗（见第十六章）。

三、选择性 $α_2$ 受体阻断药

育亨宾（yohimbine）可选择性阻断中枢和外周部位的 $α_2$ 受体，促进去甲肾上腺素能神经末梢释放 NA，增加交感神经的张力，使心率加快，血压升高。不良反应较多，仅用作科研的工具药。

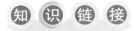

可用于休克的传出神经药物

休克（shock）是指机体受到强烈有害因素作用，血液循环严重障碍，主要是微循环血液灌流不足，机体各器官组织缺血、缺氧，代谢紊乱，功能障碍，严重危及生命的全身性病理过程。患者表现为血压下降，皮肤湿冷，尿量减少，神志淡漠等。

常用于治疗休克的传出神经药物分为：①血管收缩药，如去甲肾上腺素、间羟胺、肾上腺素、去氧肾上腺素等。本类药能收缩血管、升高血压、增加组织血液灌注压而抗休克。但用药后可使血管过度收缩，微循环障碍加重。②血管扩张

药，如阿托品、东莨菪碱、异丙肾上腺素、多巴胺、酚妥拉明等。该类药物可使血管扩张，改善微循环和组织缺氧。异丙肾上腺素等尚能加强心肌收缩力，增加心输出量。但必须先补足血容量，以免因血管扩张血压剧降。

第二节 β受体阻断药

β受体阻断药（β-blockers）能选择性与β受体结合，竞争性阻断去甲肾上腺素能神经递质或肾上腺素受体激动药与β受体结合而产生效应，又称β受体拮抗药。

根据药物对β受体选择性不同，可分为非选择性β受体阻断药和选择性β_1受体阻断药（表6-1）。

表6-1　β受体阻断药分类及特点

药物和类别	内在拟交感活性	膜稳定作用	首关消除（%）	生物利用度（%）	$t_{1/2}$（h）	主要消除器官
非选择性β受体阻断药						
普萘洛尔	−	++	60～70	30	3～4	肝
噻吗洛尔	−		25～30	30	4～5	肝
吲哚洛尔	++	+	10～20	90	3～4	肝、肾
纳多洛尔	−		30～40	30~40	14～24	肾
选择性β_1受体阻断药						
美托洛尔	−	±	25～60	50	3～4	肝
阿替洛尔	−		0～10	50	6～9	肾
α、β受体阻断药						
醋丁洛尔	+	+	30	40	2～4	肝
拉贝洛尔	±	±	60	20～40	4～6	肝

【体内过程】受药物脂溶性的影响，脂溶性高的药物如普萘洛尔、美托洛尔口服吸收快而完全，但首关消除率高，生物利用度较低，体内分布广泛，易透过血脑屏障，主要在肝脏代谢，少数从尿中排泄。脂溶性低的药物如吲哚洛尔、阿替洛尔口服吸收差，但首关消除率较低，生物利用度较高，主要以原形从肾排泄。因此，肝肾功能不全者应调整剂量，须注意剂量个体化。

【药理作用】

1. β 受体阻断作用

（1）抑制心脏、减少肾素分泌　使心肌收缩力减弱，心率和传导减慢，心输出量减少，心肌耗氧量下降，血压下降。

（2）收缩支气管平滑肌　阻断支气管平滑肌的 β_2 受体，使呼吸道阻力增加，有时诱发或加重哮喘。

（3）抑制糖元和脂肪分解　抑制交感神经兴奋引起的脂肪分解，减弱肾上腺素的升高血糖作用，延缓用胰岛素后血糖水平的恢复。

2. 膜稳定作用　某些 β 受体阻断药在高于临床有效血浓度数十倍时可降低细胞膜对离子的通透性，临床应用意义不大。

3. 内在拟交感活性　某些 β 受体阻断药在阻断 β 受体的同时，还能产生较弱的 β 受体激动效应，称为内在拟交感活性（Intrinsic sympathomimetic activity，ISA）。由于这种作用较弱，往往被 β 受体阻断作用所掩盖。具有内在拟交感活性的 β 受体阻断药对心脏抑制作用和收缩支气管作用较不具内在拟交感活性的药物弱。

4. 降低眼内压　局部应用噻吗洛尔等阻断睫状肌的 β 受体，减少房水形成，从而降低眼内压。

【临床应用】

1. 心律失常　对多种原因的室上性和室性心律失常均有效。

2. 心绞痛和心肌梗死　对心绞痛疗效较好。早期和长期应用可降低心肌梗死的复发率和猝死率。

3. 高血压　是治疗高血压的一线药物。

4. 充血性心力衰竭　在心肌状况严重恶化之前早期应用，可改善心脏舒张功能，延缓儿茶酚胺对心脏的损害，恢复心肌对儿茶酚按的敏感性。

5. 其他　用于甲状腺功能亢进症或甲状腺危象辅助治疗，噻吗洛尔等局部滴眼可降低眼内压，治疗开角型青光眼。

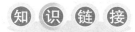

普萘洛尔的新用途

普萘洛尔常用于治疗心绞痛、心律失常、高血压、甲亢等，近年来发现许多新用途：①治疗偏头痛：偏头痛是一种发作性血管运动紊乱，普萘洛尔能防止动脉扩张，抑制肾上腺素释放，是预防偏头痛的首选药物，尤其适用于对禁用麦角胺类并伴有严重高血压、心绞痛的偏头痛患者。②治疗焦虑症：普萘洛尔是治疗焦虑症的有效药物之一，抑制心悸、心动过速和肌肉震颤等症状。③其他：普萘洛尔也可用于震颤麻痹、肝硬化上消化道出血、血管瘤的治疗。

【不良反应】

1. 一般不良反应　有恶心、呕吐、轻度腹泻等，停药后可消失。

2. 心血管反应　心脏抑制，特别是心功能不全、窦性心动过缓的患者会加重病情。

3. 反跳现象　长期用药的患者突然停药，可引起心绞痛加剧、血压骤升，甚至产生急性心梗或猝死。因此应注意逐渐减量，缓慢停药。

4. 诱发或加重哮喘　由于阻断支气管 β_2 受体，易引起支气管平滑肌痉挛。

5. 其他　偶见过敏性皮疹、血小板减少。

【禁忌证】严重左心功能不全、重度房室传导阻滞、窦性心动过缓和支气管哮喘等患者禁用，肝功能不全者慎用。

第三节　α、β受体阻断药

本类药物对 α 和 β 受体均有阻断作用，常用药物有拉贝洛尔及卡维地洛（Carvedilol）等。

拉贝洛尔（Labetalol）

拉贝洛尔脂溶性较高，口服易吸收，部分被首关消除，生物利用度低，$t_{1/2}$ 为 4～6 小时，主要在肝脏代谢，少量以原形经肾脏排出。

拉贝洛尔可阻断 α 和 β 受体，对 β 受体阻断作用比对 α 受体阻断作用强，阻断 β_1 受体和 β_2 受体的作用比普萘洛尔弱。并具有较弱的内在拟交感活性和膜稳定作用。具有降压作用出现较快，减慢心率作用较弱，扩张血管明显，增加肾血流量等特点。治疗中度和重度高血压及心绞痛，静脉注射用于高血压危象。一般不良反应有眩晕、乏力、恶心等，也会引起直立性低血压。

复习思考题

1. α 受体阻断药引起的低血压能否用肾上腺素抢救？为什么？

2. 简述酚妥拉明的药理作用、临床应用及不良反应。

3. 说出 β 受体阻断的药理作用、临床应用及不良反应。

扫一扫，知答案

常用制剂及其用法

甲磺酸酚妥拉明　注射剂：5mg/1mL。5mg/ 次，肌内注射或静脉注射。

盐酸普萘洛尔　片剂：10mg，抗心绞痛及抗高血压，口服，10mg，3 次 /d，隔 4 ～ 5 日增加 10mg，直至每日 80 ～ 100mg，或至症状明显减轻或消失。抗心律失常，口服，10 ～ 20mg/ 次，3 次 /d。注射剂：5mg/5mL，2.5 ～ 5mg，加入 5％葡萄糖液 100mL 中，静脉滴注，按需要调整滴速。

美托洛尔　片剂：50mg，100mg，胶囊剂：50mg。口服，100mg/ 次，1 次 /d，必要时增至 200mg/ 次，2 次 /d。

扫一扫，看课件

第七章

麻醉药

【学习目标】

掌握：麻醉药的分类及常用药物名称；局麻药的药理作用、临床应用及不良反应。

熟悉：局麻药的给药方法。

了解：常用全麻药的作用特点及复合麻醉用药的意义。

第一节　全身麻醉药

全身麻醉药简称全麻药，是一类作用于中枢神经系统，能可逆性地引起不同程度的意识、感觉和反射消失，骨骼肌部分或完全松弛，利于手术的药物。全身麻醉药分为吸入麻醉药和静脉麻醉药。

一、吸入麻醉药

吸入麻醉药是采用吸入法给药的挥发性液体或气体的全麻药，脂溶性高，容易通过生物膜。药物随呼吸经肺泡进入血液，再分布至中枢神经系统，产生由浅入深的麻醉作用，麻醉深度可通过调节吸入气体中全麻药浓度进行控制。

氟烷（halothane）

氟烷为无色透明液体，不燃不爆，无异味，对呼吸道无刺激性，不增加呼吸道分泌物，可松弛支气管平滑肌。诱导期短，苏醒快，但镇痛、肌松作用较弱。有子宫松弛作用，能增加产后出血，一般不用于剖宫产。对肝脏有毒性，可导致肝细胞坏死。

恩氟烷（enflurane）

恩氟烷系无色透明液体，不燃烧，不爆炸。麻醉性能强，诱导和苏醒快，肌肉松弛良好。对呼吸道无刺激性，不增加气道分泌，能扩张支气管。是目前应用广泛的麻醉药。对肝功能影响轻微，偶有恶心呕吐。

氧化亚氮（nitrous oxide，笑气）

氧化亚氮是最早的麻醉药，为无色、味甜、无刺激性的液态气体，不燃不爆。诱导期短，苏醒迅速，镇痛作用强，麻醉效能低，无肌松作用，主要用于诱导麻醉或与其他全麻药配伍使用。对呼吸和肝、肾无不良影响，但对心肌略有抑制作用。

二、静脉麻醉药

硫喷妥钠（thiopental sodium）

硫喷妥钠为超短效巴比妥类药物。脂溶性高，静脉注射麻醉作用迅速，无兴奋期，维持时间短，仅10分钟左右。镇痛效果差，肌松不完全。临床主要用于短时间小手术、诱导麻醉、基础麻醉。

硫喷妥钠对呼吸中枢抑制作用明显，尤其是新生儿和婴幼儿应禁用。易诱发喉头及支气管痉挛，故支气管哮喘者禁用。

氯胺酮（ketamine）

氯胺酮静脉注射后阻断痛觉冲动向丘脑和新皮层的传导，同时又兴奋脑干及边缘系统，引起意识模糊、短暂性记忆缺失及满意的镇痛效果，但意识并未完全消失，常有梦幻、肌张力增高，心率加快，血压升高。这种抑制与兴奋并存的状态称为分离麻醉。

氯胺酮起效快，镇痛力强，维持时间短。对呼吸影响小，对心血管有明显兴奋作用。可单独用于诱导麻醉及不需肌松的短时间小手术，如烧伤清创、植皮等；也可进行复合麻醉用于长时间手术。

丙泊酚（propofol）

丙泊酚抑制中枢神经系统，产生镇静、催眠效应。起效快，作用时间短，苏醒迅速，醒后无宿醉感。能抑制咽喉反射，有利于插管。对循环系统有抑制作用，可引起血压下降，心率无明显变化。可用于门诊小手术的辅助用药，也可作为全麻诱导、维持及镇静催眠辅助用药。

三、复合麻醉

目前各种全麻药单用都不够理想，为克服其不足，常在麻醉前或麻醉过程中同时或先后联合用药，即复合麻醉。

1. 麻醉前给药　指患者进入手术室前应用的药物。如手术前夜用镇静催眠药，消除患者的紧张情绪；术前注射阿托品防止呼吸道分泌物所致吸入性肺炎；术前注射阿片类镇痛药可增强麻醉效果。

2. 基础麻醉　进入手术室前给予大剂量催眠药，使患者处于深睡状态，在此基础上再用全麻药调节麻醉深度，使麻醉平稳，用药量减少，常用于小儿。

3. 诱导麻醉　应用诱导期短的药物（如硫喷妥钠），使迅速进入外科麻醉期，再用其他药维持麻醉。此法可避免诱导期的不良反应。

4. 低温麻醉　在物理降温的基础上合用氯丙嗪使体温下降至 28～30℃，降低心脑等生命器官的耗氧量，以利于心脏直视手术的进行。

5. 神经安定镇痛术　常用氟哌利多及芬太尼按 50∶1 制成的合剂作静脉注射，使患者产生意识朦胧，痛觉消失，安静但不入睡的特殊麻醉状态，适用于外科小手术。如加用氧化亚氮和肌松药可达到满意的外科麻醉效果，称为神经安定麻醉。

6. 合用肌松药　根据手术对肌肉松弛的要求，在麻醉时合用骨骼肌松弛药琥珀胆碱等。

7. 控制性降压　加用短时作用的血管扩张药硝普钠或钙通道阻滞药使血压适度下降，并抬高手术部位，以减少出血。常用于止血较困难的颅脑手术。

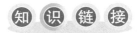

知 识 链 接

复合麻醉常用药物及用药目的

复合麻醉为达到更好的麻醉效果，常使用下列相应药物：①镇静、解除精神紧张：巴比妥类、苯二氮䓬类；②短暂性记忆缺失：苯二氮䓬类、氯胺酮、东莨菪碱；③基础麻醉：巴比妥类、水合氯醛；④诱导麻醉：硫喷妥钠、氧化亚氮；⑤镇痛：吗啡、哌替啶、芬太尼；⑥骨骼肌松弛：琥珀胆碱、筒箭毒碱；⑦抑制迷走神经：M 受体阻断药；⑧降温：氯丙嗪；⑨控制性降压：硝普钠、钙通道阻滞药。

第二节　局部麻醉药

局部麻醉药简称局麻药，是一类能在用药局部可逆性地阻断感觉神经冲动产生和传导的药物，在意识清醒的状态下，使局部痛觉暂时消失，作用消失后，神经功能可完全恢复。

一、概述

【药理作用】

1.**局麻作用** 局麻药主要作用于神经细胞膜的 Na^+ 通道，改变 Na^+ 通道蛋白构象，使 Na^+ 内流受阻，从而阻止动作电位产生，阻断神经冲动产生与传导。局麻药作用的一般规律是细神经纤维比粗神经纤维更易被阻断，无髓鞘的交感、副交感神经节后纤维较敏感，有髓鞘的感觉和运动神经纤维则需要高浓度才能产生作用。对混合神经产生作用时，首先痛觉消失，继之冷、温、触、压觉消失，最后是运动麻痹。

2.**吸收作用** 局麻药从给药部位吸收入血并达到一定浓度后会引起全身作用，实际上是局麻药的不良反应。

（1）中枢神经系统反应 一般表现为先兴奋后抑制，即先出现焦虑、烦躁、震颤甚至惊厥；随后则呼吸衰竭，乃至昏迷。

（2）心血管系统反应 可降低心肌兴奋性、传导性，减弱心肌收缩力，大多数局麻药能扩张血管，使血压下降。

【应用方法】

1.**表面麻醉** 将局麻药涂于黏膜表面，使黏膜下神经末梢麻醉。多用于口腔、咽喉、眼、鼻、气管和尿道等部位的浅表手术。常选用穿透力强的丁卡因。

2.**浸润麻醉** 将局麻药注射到皮下或手术切口部位，使局部神经末梢麻醉。根据需要可在溶液中加入少量肾上腺素，以延缓局麻药吸收。适用于脓肿切开引流等小手术。可选用毒性较小的普鲁卡因、利多卡因。

3.**传导麻醉** 将局麻药注入到神经干或神经丛周围，阻断神经冲动的传导，使该神经分布的区域麻醉。用量小而麻醉区域大。多用于口腔科、四肢等手术。可选用利多卡因、普鲁卡因、布比卡因。

4.**蛛网膜下腔麻醉（腰麻）** 将药物注入低位腰椎的蛛网膜下腔，麻醉该部位的脊神经根。常用于下腹部和下肢手术。可选用利多卡因、普鲁卡因、丁卡因等。

5.**硬膜外麻醉** 将药物注入硬膜外腔而麻醉神经根。适用于颈部至下肢的手术，尤其是腹部手术，可选用利多卡因、布比卡因及罗哌卡因等。

腰麻和硬膜外麻醉时由于交感神经传导亦被阻断，引起血管扩张、血压下降及心脏抑制，可用麻黄碱防治。

二、常用局麻药

普鲁卡因（procaine，奴佛卡因）

普鲁卡因毒性较小，广泛用于浸润麻醉、传导麻醉、蛛网膜下腔麻醉和硬膜外麻醉，因对黏膜的穿透力弱，一般不用于表面麻醉。属短效局麻药，注射给药后 1～3 分钟起效，维持 30～45 分钟。此外，普鲁卡因也可用于损伤部位的局部封闭。该药偶可引起变态反应，用药前应做皮试。

丁卡因（tetracaine，地卡因）

丁卡因麻醉强度、毒性均比普鲁卡因大 10 倍左右，作用持续时间为 2～3 小时。因对黏膜穿透力强，常用于表面麻醉，也可用于传导麻醉、腰麻和硬膜外麻醉，因毒性大，不用于浸润麻醉。

利多卡因（lidocaine）

利多卡因为中效局麻药，是目前应用最多的局麻药。起效快、穿透力强、安全范围较大，局麻强度、持续时间及毒性均介于普鲁卡因和丁卡因之间。可用于多种局麻方法，主要用于传导麻醉以及硬膜外麻醉。本药也可用于抗心律失常。

布比卡因（bupivacaine）

布比卡因作用时间长，可达 5～10 小时，局麻作用强，主要用于浸润麻醉、传导麻醉和硬膜外麻醉。

罗哌卡因（ropivacaine）

罗哌卡因阻断痛觉的作用较强而对运动的阻断作用较弱，作用时间短，使患者可尽早离床活动。有明显的缩血管作用，使用时无需加肾上腺素，可用于硬膜外麻醉、传导麻醉、浸润麻醉。另外它对子宫和胎盘血流无影响，适于产科手术麻醉。

复习思考题

1. 比较常用的局麻药的作用特点和临床应用。
2. 复合麻醉时常用的药物有哪些？各自的用药目的是什么？

扫一扫，知答案

常用制剂及其用法

盐酸普鲁卡因　注射剂：100mg/10mL，50mg/20mL。粉针剂：150mg/ 支。浸润麻醉用 0.25%～0.5% 溶液。传导麻醉、腰麻及硬膜外麻醉均可用 1%～2% 溶液。一次极量 1000mg。腰麻不宜超过 150mg。

盐酸丁卡因 注射剂：50mg/5mL。表面麻醉用 0.25% ～ 1% 溶液，传导麻醉、腰麻及硬膜外麻醉可用 0.2% 溶液。一次极量 100mg 腰麻不宜超过 16mg。

盐酸利多卡因 注射剂：100mg/5mL，400mg/20mL。浸润麻醉用 0.25% ～ 0.5% 溶液，表面麻醉、传导麻醉、硬膜外麻醉均可用 1% ～ 2% 溶液。一次极量 500mg。腰麻不宜超过 100mg。

盐酸氯胺酮 注射剂：100mg/2mL，100mg/10mL，200mg/10mL。静脉注射用于诱导麻醉，一次 1 ～ 2mg/kg，维持用量每次 0.5mg/kg。

丙泊酚 注射剂：200mg/20mL，500mg/50mL。静脉注射诱导麻醉每 10 秒钟注射40mg，直至产生麻醉，成人用量 2 ～ 2.5mg/kg。

扫一扫，看课件

第 八 章
镇静催眠药

【学习目标】

掌握：镇静催眠药的分类及常用药物名称；地西泮的药理作用、临床应用及不良反应。

熟悉：巴比妥类药物的作用特点、主要临床应用及不良反应。

了解：其他类镇静催眠药的特点。

镇静催眠药是一类能抑制中枢神经系统的药物。其中，镇静药能缓和激动、恢复安静情绪；催眠药能促进和维持近似生理性睡眠。两者之间并无明显界限，只有量的差异，即在小剂量产生镇静作用，较大剂量产生催眠作用，因此统称为镇静催眠药。随着剂量增大，此类药物可依次产生镇静、催眠、抗惊厥和抗癫痫作用，甚至导致昏迷和死亡。

目前临床常用的有三类：苯二氮䓬类、巴比妥类、其他类。其中苯二氮䓬类应用最广，但此类药长期使用可产生依赖性，属于精神药品，应严格管理和使用。

第一节　苯二氮䓬类

苯二氮䓬类药物具有较好的抗焦虑、镇静催眠、抗惊厥和抗癫痫作用，安全范围大。其代表药物为地西泮。

地西泮（diazepam，安定）

【体内过程】口服吸收良好，肌内注射吸收慢而不规则，故较少肌内注射；静脉注射显效快但维持时间短。血浆蛋白结合率高，主要在肝代谢，经肾排泄，可通过胎盘屏障，也可经乳汁分泌。

【药理作用和临床应用】

1.抗焦虑　地西泮在不引起镇静的小剂量就有良好的抗焦虑作用，能显著改善焦虑、紧张、恐惧等症状。主要用于治疗各种原因所致的焦虑症。

2.镇静催眠　随剂量增大，产生镇静催眠作用。在快速镇静同时可引起暂时性记忆缺失，临床可用于麻醉前给药。能明显缩短睡眠诱导时间，延长睡眠时间，对快动眼睡眠时相（REMS）影响较小，停药后反跳现象少，产生类似生理性睡眠。临床常用于治疗失眠症。

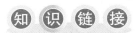

睡眠时相

正常睡眠分为两个时相，非快动眼睡眠时相（NREMS）和快动眼睡眠时相（REMS）。在同一睡眠过程中两种时相循环交替 4~6 次。其中，非快动眼睡眠能够促进生长、恢复体力；而快动眼睡眠有利于维持正常大脑功能和精神活动。梦境多发生在 REMS，同时伴随快速动眼、血压升高、呼吸心跳加快等表现。

3.抗惊厥　大剂量抗惊厥作用较强，临床用于辅助治疗破伤风、子痫、小儿高热和药物中毒等所致的惊厥。

4.抗癫痫　大剂量可抑制癫痫病灶异常放电的扩散。地西泮（采用静脉注射）是治疗癫痫持续状态的首选药。

5.中枢性肌肉松弛　地西泮有较强的中枢性肌肉松弛作用，但不影响正常活动。临床用于治疗脑血管意外、脊髓损伤等引起的中枢性肌肉强直，以及腰肌劳损、关节局部病变等所致的肌肉痉挛。

【不良反应】

1.后遗效应　又称宿醉反应，治疗量可出现头晕、嗜睡、乏力，大剂量可致共济失调、语言不清等。用药期间不宜从事高空作业、机械操作、驾驶等工作。

2.耐受性及依赖性　长期使用可产生耐受性和依赖性，突然停药可出现反跳和戒断症状，表现为焦虑、失眠、出汗、震颤等。应避免长期服药。

3.急性中毒　超大量服用或静脉注射过快可出现昏迷、呼吸及循环抑制等。一旦中毒，除采用排出毒物和对症治疗外，还应使用特异性解毒药（苯二氮䓬受体拮抗剂）氟马西尼（flumazenil）解救。

其他常用苯二氮䓬类药物见表 8-1。

表 8-1　常用苯二氮䓬类药物

类别	药物	半衰期（h）	主要特点
长效	氟西泮 （flurazepam）	40～100	催眠作用强而持久
中效	氯硝西泮 （clonazepam）	24～48	抗惊厥、抗癫痫作用较强
	劳拉西泮 （lorazepam）	10～20	作用为地西泮的 5~10 倍
	艾司唑仑 （estazolam）	10～24	作用强、显效快、维持时间长
短效	三唑仑 （triazolam）	2～3	作用强、显效快、维持时间短
	咪达唑仑 （midazolam）	1.5～2.5	作用强而短、无戒断症状

第二节　巴比妥类

巴比妥类是巴比妥酸的衍生物。

【药理作用和临床应用】

1. 镇静　小剂量时产生镇静作用，可缓解患者紧张、焦虑的症状，但不用于焦虑症的治疗。可用于麻醉前给药。

2. 催眠　中等剂量产生催眠作用。但此类药物安全性远不及苯二氮䓬类，且较易发生依赖性，会明显缩短 REMS，在停药后使 REMS 反跳性延长而导致多梦，因此在镇静催眠治疗上已基本被苯二氮䓬类所取代。

3. 抗惊厥和抗癫痫　较大剂量具有强大的抗惊厥作用，临床用于破伤风、子痫、小儿高热和药物中毒等所致的惊厥。苯巴比妥常用于治疗癫痫大发作和癫痫持续状态。

4. 麻醉　硫喷妥钠具有麻醉作用，可用作基础麻醉和静脉麻醉。

【不良反应】

1. 后遗效应　催眠剂量的巴比妥类在服药次晨可出现头晕、嗜睡、乏力和困倦。

2. 耐受性和依赖性　长期应用可产生耐受性和依赖性。久用突然停药后易发生反跳现象，导致快动眼睡眠时相延长，梦魇增多，迫使患者继续用药，终至成瘾。停药后戒断症状明显。

3. 急性中毒　服药过量或静脉注射过快可引起急性中毒，表现为昏迷、呼吸抑制、血压下降、反射消失等，其中呼吸衰竭是致死的主要原因。

常用巴比妥类药物见表 8-2。

表8-2 常用巴比妥类药物

分类	药物	显效时间（h）	作用维持时间（h）	主要用途
长效	苯巴比妥（phenobarbital，鲁米那）	0.5~1	6~8	镇静、抗惊厥、抗癫痫
中效	异戊巴比妥（amobarbital）	0.25~0.5	3~6	镇静催眠、抗惊厥
短效	司可巴比妥（secobarbital）	0.25	2~3	镇静催眠、抗惊厥
超短效	硫喷妥钠（thiopental sodium）	静脉注射，立即	0.25	静脉麻醉

第三节　其他类

水合氯醛（chloral hydrate）

口服易吸收，具有镇静催眠作用，不缩短REMS，无后遗效应，临床可用于治疗失眠症，尤其适合顽固性失眠及其他药物无效的失眠。大剂量产生抗惊厥作用，可用于小儿高热、子痫、破伤风及中枢兴奋药中毒所致惊厥。该药对胃肠道刺激性强，须稀释后口服或直肠给药。久服也可引起耐受性和依赖性。溃疡病者禁用。

佐匹克隆（zopiclone）

为新型快速催眠药。具有抗焦虑、镇静催眠、肌松和抗惊厥等作用。安全而高效，无明显的耐受性和依赖性。适用于失眠症，尤适于不能耐受次晨残余作用的患者。

复习思考题

1. 简述地西泮的药理作用、临床应用及不良反应。
2. 苯二氮䓬类在镇静催眠作用上较巴比妥类常用的原因是什么？

扫一扫，知答案

常用制剂及其用法

地西泮　片剂：2.5mg、5mg。抗焦虑、镇静：口服，2.5～5mg/次，3次/d。注射剂：10mg/2mL。癫痫持续状态：5～20mg/次，缓慢静脉注射。再发作时可反复应用。心脏电复律：每 2～3min 静脉注射 5mg，至出现嗜睡、语言含糊或入睡。常用量：10～25mg。

氟西泮　胶囊剂：15mg、30mg。催眠：15～30mg/ 次，睡前服。

奥沙西泮　片剂：15mg。15～30mg/ 次，3 次 /d。

劳拉西泮　片剂：0.5mg、1mg、2mg。抗焦虑：1～2mg/ 次，2～3 次 /d。注射剂：2mg/2mL、4mg/4mL。癫痫持续状态：1～4mg，肌内注射或静脉注射。

三唑仑　片剂：0.25mg。催眠：0.25～0.5mg/ 次，睡前服。

艾司唑仑　片剂：1mg、2mg。催眠：1～2mg/ 次，睡前服。抗癫痫：2～4mg/ 次，6～12mg/d。麻醉前给药：2～4mg/ 次，手术前 1 小时服用。注射剂：2mg/1mL。2mg/ 次，肌内注射。

苯巴比妥　片剂：15mg、30mg。镇静：15～30mg/ 次。注射剂：50mg、100mg、200mg。抗惊厥：100～200mg/ 次，1～2 次 /d，肌内注射。癫痫持续状态：100～200mg/ 次，缓慢静脉注射。

异戊巴比妥　片剂：0.1g。催眠：0.1～0.2g/ 次，睡前服。

水合氯醛　溶液剂：10%。催眠：5～10mL/ 次，睡前服。抗惊厥：10～20mL/ 次，稀释 1～2 倍后灌肠。极量：2.0g/ 次，4.0g/d。

佐匹克隆　片剂：3.75mg、7.5mg。催眠：7.5mg/ 次，临睡时服。老年人最初临睡时服，3.75mg。

扫一扫，看课件

第九章
抗癫痫药

【学习目标】

掌握：苯妥英钠的药理作用、临床应用和不良反应。

熟悉：其他药物的作用特点和临床应用。

了解：抗癫痫药的应用原则。

第一节　常用抗癫痫药

癫痫是多种病因所致大脑神经元异常放电而引起的大脑功能障碍性疾病。表现为运动、感觉和精神紊乱，具有慢性、反复性、突然发作性等特点。根据其临床表现可将癫痫分为以下类型（表9-1）。

表9-1　癫痫发作的临床分型

发作类型	临床表现
局限性发作	
1.单纯局限性发作（局限性发作）	一侧肢体或某肌群痉挛、抽搐、特定部位感觉异常，但无意识障碍
2.复杂局限性发作（精神运动性发作）	发作时以精神症状为主，常伴无意识的动作，如口唇抽动、摇头等，有意识障碍
全身性发作	
1.强直－阵挛性发作（大发作）	多见于成人，突然意识丧失、跌倒在地，伴有全身强直性痉挛，后转为阵挛性抽搐，牙关禁闭、口吐白沫，持续数分钟
2.失神性发作（小发作）	多见于儿童，表现为短暂的意识丧失、动作和语言中断，持续数秒

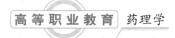

续表

发作类型	临床表现
3. 肌阵挛性发作	部分肌群短暂、休克样抽动
4. 癫痫持续状态	大发作频繁、持续状态，间歇期甚短或无，持续昏迷

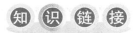

癫痫持续状态

癫痫持续状态又称癫痫状态，指癫痫连续发作、意识未完全恢复又频繁再发，或发作持续 30 分钟以上不自行停止。其发病率在癫痫患者中为 1% ～ 5%，病死率则高达 13% ～ 20%。各种癫痫发作均可发生持续状态，但以大发作持续状态最常见。若不及时治疗，可导致不可逆的脑损伤，甚至因重要器官衰竭和严重并发症而死亡。

抗癫痫药的作用机制有两种：直接抑制病灶神经元过度放电，或作用于病灶周围正常组织，以遏制病灶异常放电的扩散。但不能根治，患者需终生用药。

苯妥英钠（phenytoin sodium，大仑丁）

【体内过程】口服吸收缓慢而不规则。呈强碱性，刺激性大，故不宜肌内注射。易透过血脑屏障，主要经肝代谢，由肾排泄。用药个体差异较大，应注意用药剂量个体化。

【药理作用和临床应用】

1. 抗癫痫　苯妥英钠具有膜稳定作用，能明显阻滞病灶神经元的 Na^+、Ca^{2+} 通道，抑制其高频反复放电，产生抗癫痫作用。临床是治疗癫痫大发作和局限性发作的首选药，对精神运动性发作也有效，缓慢静脉注射可有效缓解癫痫持续状态，但对小发作和肌阵挛性发作无效。

2. 抗外周神经痛　对三叉神经痛疗效好，对舌咽神经痛和坐骨神经痛也有效，可减少发作次数，减轻疼痛。

3. 抗心律失常　主要用于强心苷中毒引起的室性心律失常，为首选药。

【不良反应】

1. 局部刺激　以胃肠道反应最常见，口服可引起恶心、呕吐、食欲减退、上腹疼痛等，宜饭后给药。静脉注射可致静脉炎。

2. 神经系统反应　用量过大或用药时间过长，可致头痛、眩晕、眼球震颤、共济失调等，严重者可引起中毒性脑病，出现精神错乱、昏睡甚至昏迷。

3. 牙龈增生　长期用药可致牙龈增生，引起出血。此反应与部分药物从唾液排出刺激胶原组织有关。青少年多见。用药期间应注意口腔卫生，经常按摩牙龈。

4. 血液系统反应　久用抑制二氢叶酸还原酶，导致巨幼红细胞性贫血，应补充甲酰四氢叶酸钙。

5. 变态反应　表现为药热、皮肤瘙痒、皮疹、粒细胞及血小板减少、再生障碍性贫血等，偶见肝功能损害。

6. 其他　偶可致畸胎，孕妇禁用。可加速维生素 D 代谢，导致儿童出现佝偻病，成人出现软骨病，宜补充维生素 D 预防。久用骤停可使癫痫发作加剧，甚至诱发癫痫持续状态。

【药物相互作用】苯妥英钠为肝药酶诱导剂，能加速皮质类固醇和避孕药等药物的代谢而降低药效。苯巴比妥、卡马西平能降低苯妥英钠的血药浓度，合用时应注意调整剂量。

苯巴比妥（phenobarbital，鲁米那）

具有起效快、疗效好、毒性小、价格低廉等优点，临床对大发作和癫痫持续状态疗效较好，对单纯局限性发作和精神运动性发作也有效，对小发作疗效差。因中枢抑制作用明显，故很少作为首选药。

卡马西平（carbamazepine，酰胺咪嗪）

【体内过程】口服吸收缓慢而不规则，4～8 小时血药浓度达高峰。血浆蛋白结合率为 75%。在肝中代谢为有活性的环氧化物，进一步代谢后由肾排泄。因本药为肝药酶诱导剂，久用后半衰期可缩短。

【药理作用和临床应用】

1. 抗癫痫　卡马西平是一种广谱、安全、有效的抗癫痫药，对各种癫痫均有效。其中对精神运动性发作疗效较好，对大发作和局限性发作也有效，对小发作疗效差。临床主要用于精神运动性发作，是首选药，尤其适用于伴有精神症状的癫痫。

2. 抗外周神经痛　对三叉神经痛和舌咽神经痛疗效优于苯妥英钠。

3. 抗躁狂症、抑郁症　对躁狂症和抑郁症效果明显，也可减轻或消除精神分裂症的躁狂、妄想症状。

【不良反应】用药早期可出现多种不良反应，常见头晕、恶心、呕吐、共济失调等，亦可有皮疹和心血管反应。一般并不严重，一周左右逐渐消退。偶见再生障碍性贫血、粒细胞和血小板减少、肝损害等。

扑米酮（primidone，扑痫酮）

药理作用与苯巴比妥相似，临床主要用于苯巴比妥和苯妥英钠不能控制的大发作，或作为精神运动性发作的辅助药。不良反应与苯巴比妥相似。

乙琥胺（ethosuximide）

对小发作疗效好，副作用和耐受性较少，可作为防治小发作的首选药，对其他类型癫痫无效。主要不良反应包括恶心、呕吐、呃逆、食欲不振、头痛、眩晕等，偶见粒细胞缺乏症、再生障碍性贫血。

丙戊酸钠（sodium valproate）

丙戊酸钠为广谱抗癫痫药。对小发作疗效优于乙琥胺，但由于其肝毒性较大，小发作仍多用乙琥胺；对大发作疗效不及苯妥英钠和苯巴比妥；对精神运动性发作疗效近似卡马西平；对其他药物不能控制的顽固性癫痫有时可能奏效。不良反应包括恶心、呕吐、食欲减退等胃肠道症状；嗜睡、眩晕、震颤、共济失调等中枢神经系统症状；偶见肝损害，个别肝功能衰竭而致死。对胎儿有致畸作用。

苯二氮䓬类

临床用于治疗癫痫的苯二氮䓬类药物包括：地西泮、硝西泮、氯硝西泮和氯氮䓬。

地西泮（采用静脉注射）是控制癫痫持续状态的首选药。起效快，安全性较大。但静注速度过快可引起呼吸抑制，宜缓慢注射。

硝西泮对肌阵挛性发作、不典型小发作和婴儿痉挛有较好疗效。但可引起流涎和食物吸入。

氯硝西泮和氯氮䓬对各型癫痫均有效，尤其对小发作、不典型小发作、肌阵挛性发作疗效好。

苯二氮䓬类的副作用主要表现为明显的中枢抑制作用，甚至发生共济失调。久用可产生耐受性，骤然停药时发生反跳和戒断症状。

第二节　抗癫痫药应用原则

1. 根据发作类型合理选用药物　①大发作首选苯妥英钠，次选卡马西平、丙戊酸钠；②小发作首选乙琥胺，次选丙戊酸钠或氯硝西泮；③局限性发作首选苯妥英钠，次选卡马西平；④精神运动性发作首选卡马西平，次选苯妥英钠、丙戊酸钠；⑤癫痫持续状态首选地西泮缓慢静脉注射，次选苯巴比妥或苯妥英钠；⑥肌阵挛性发作宜选用氯硝西泮或丙戊酸钠。

2. 剂量　从小剂量开始，逐渐增量，直至能较好控制症状而不出现严重的不良反应。应先使用首选药物，若疗效不佳可加用其他药物，症状控制后改维持量治疗。

3. 药物更换　治疗过程中不可随意更换药物，必须换药时采取逐渐过渡方式，即在原用药基础上加用新药，待新药充分发挥疗效后，再逐渐减少原药剂量至停用。不可突然换药或停药，否则可使发作加剧或诱发癫痫持续状态。

4.长期用药 癫痫症状完全控制后仍应继续用药，维持治疗 2～3 年，之后方可在数月甚至 1～2 年内逐渐减量停药。强直－阵挛性发作一般从减量到停药过程不少于 1 年，失神性发作不少于 6 个月，有些器质性病因的癫痫则需终身用药。

5.个体化用药 抗癫痫药物个体差异大，宜从小剂量开始逐渐增大剂量。某些药物需经数日方能达到稳态血药浓度，一般每隔 1 周调整一次剂量。治疗初期一般使用一种药物，若疗效不佳可联合用药。

复习思考题

1.各类癫痫发作的首选药物分别有哪些?
2.简述苯妥英钠和卡马西平的主要药理作用及临床应用。

扫一扫，知答案

常用制剂及其用法

苯妥英钠 片剂:50mg、100mg。0.3～0.6g/ 次，分 2～3 次或于晚上一次顿服。极量:0.3g/ 次，0.6g/d。癫痫持续状态:若患者未用过苯妥英钠，可用 0.25～0.5g，加 5% 葡萄糖注射液 20～40mL，6～10min 内缓慢静脉注射，每分钟不超过 50mg，必要时 30 分钟后再注射 100～150mg。三叉神经痛:100～200mg/ 次，2～3 次 /d。

卡马西平 片剂:100mg、200mg、400mg。缓释片:200mg、400mg。口服，开始剂量 100mg/ 次，2 次 /d，以后逐渐增至 600～900mg/（kg·d）或 8～10mg/（kg·d），分次服用。用于抗癫痫时，剂量可偏大;用于三叉神经痛等症时，剂量一般宜小。超过 1.2g/d，常不能耐受。

扑米酮 片剂:0.25g。开始 0.06g/ 次，3 次 /d，渐增至 0.25g/ 次，3 次 /d。一日总量不超过 1.5g。

乙琥胺 胶囊剂:0.25g。口服，儿童 15～35mg/（kg·d），成人 0.6～1.8g/d,3 次 /d。片剂:0.1g、0.2g。儿童 15～60mg/（kg·d），成人 0.6～1.8g/d，3 次 /d。

丙戊酸钠 片剂:100mg、200mg。胶囊剂:0.25g。口服，儿童 20～30mg/（kg·d），2～3 次 /d，成人 200～400mg/ 次，400～1200mg/d。

扫一扫，看课件

第 十 章

治疗中枢神经系统退行性疾病药

【学习目标】

掌握：抗帕金森病药的分类及常用药物名称；左旋多巴的药理作用、临床应用及不良反应。

熟悉：其他抗帕金森病药的作用特点。

了解：治疗阿尔兹海默病药的类别、临床应用。

第一节　抗帕金森病药

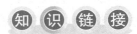

帕金森病

帕金森病（Parkinson disease，PD）又称震颤麻痹，是一种慢性进行性疾病，多见于老年人，属锥体外系病变。临床主要症状为进行性运动迟缓、肌强直及震颤，可伴知觉、识别及记忆障碍。现认为帕金森病主要原因是黑质－纹状体多巴胺能神经通路内多巴胺数量明显减少，多巴胺能神经功能减弱，胆碱能神经功能相对亢进所致。脑血管硬化、脑炎后遗症及药物中毒等均可引起类似帕金森病的症状，称为帕金森综合征，其治疗与帕金森病相似。

抗帕金森病药可分为拟多巴胺药和中枢性抗胆碱药两类。

一、拟多巴胺药

左旋多巴（levodopa，L- 多巴）

【体内过程】口服吸收迅速，大部分（约99%）在外周被多巴脱羧酶脱羧转变为多巴胺，因不易透过血脑屏障，大量蓄积的多巴胺在外周引起不良反应。仅有少量（约1%）的左旋多巴进入中枢，转变为多巴胺发挥作用。若同时服用外周脱羧酶抑制剂如卡比多巴，可使进入中枢的左旋多巴增加，减少不良反应。主要经肝代谢，由肾排泄。

【药理作用】左旋多巴进入中枢经脱羧后转变为多巴胺，补充纹状体中多巴胺的不足，使多巴胺和乙酰胆碱两种递质重新达到平衡，产生抗帕金森病作用。

【临床应用】

1. 治疗帕金森病　对约75%的帕金森病患者具有较好疗效，用药初期疗效更显著。对其他原因引起的帕金森综合征也有效，但吩噻嗪类抗精神病药例外，因该类药阻断了中枢多巴胺受体。

左旋多巴的作用特点包括：①显效较慢，用药2～3周开始起效，1～6个月以上才获得最大疗效。随着用药时间的延长，本品的疗效逐渐下降，3～5年后疗效已不显著。②对轻症及年轻患者疗效较好，对重症及年老患者疗效较差。③对肌肉强直及运动困难疗效较好，对肌肉震颤疗效较差。

2. 治疗肝昏迷　左旋多巴在脑内可转变成去甲肾上腺素，取代伪神经递质，使正常神经功能恢复。临床可用于治疗急性肝功能衰竭所致的肝昏迷，使患者由昏迷转为苏醒。但不能改善肝功能，故无法根治。

【不良反应】

1. 胃肠道反应　治疗早期可出现恶心、呕吐、食欲减退、腹痛、腹泻等，用量过大或过快更易引起。偶见消化性溃疡、出血或穿孔。

2. 心血管反应　部分患者在治疗早期出现轻度体位性低血压及心律失常。继续用药可减轻。

3. 精神障碍　出现焦虑、躁狂、幻觉、妄想、失眠、噩梦、抑郁等。需减量或停药。

4. 运动障碍　为长期用药引起的不随意运动，多见于面部肌群，表现为面舌抽搐、咬牙、皱眉、头颈部扭动等。也可累及肢体或躯体肌群出现摇摆运动，偶见喘息样呼吸或过度呼吸。还可导致"开关现象"，即患者突然出现多动不安（开），而后又出现肌肉强直性运动不能（关），两种现象交替出现，严重影响患者正常活动。

卡比多巴（carbidopa）

卡比多巴是较强的脱羧酶抑制剂，能抑制外周多巴脱羧酶的活性，减少外周多巴胺的生成，增加脑内多巴胺的含量。卡比多巴单独应用时无药理作用；与左旋多巴合用能提高左旋多巴的疗效，减轻其外周副作用，是左旋多巴治疗帕金森病的重要辅助药。临床常与左旋多巴制成复方制剂心宁美。

同类药物苄丝肼，可与左旋多巴制成复方制剂美多巴。

金刚烷胺（amantadine）

金刚烷胺对抗帕金森病的疗效不及左旋多巴，但优于胆碱受体阻断药。用药后显效快而维持时间短，用药数天即可获最大疗效，但连用 6～8 周后疗效逐渐减弱。与左旋多巴合用有协同作用。也具有抗甲型流感病毒的作用，可用于甲型流感的防治。长期用药后，下肢皮肤常出现网状青斑，可能是由儿茶酚胺释放引起外周血管收缩所致。可引起失眠、精神不安、运动失调等，偶见惊厥，故癫痫、精神病患者禁用。

溴隐亭（bromocriptine）

溴隐亭是一种半合成的麦角生物碱。大剂量激动黑质－纹状体通路的多巴胺受体，临床可用于帕金森病的治疗。疗效与左旋多巴相似，两者合用时能增强疗效、减少不良反应。小剂量激动结节－漏斗部的多巴胺受体，抑制催乳素和生长激素释放，可用于治疗产后回乳、催乳素分泌过多引起的闭经、溢乳以及肢端肥大症等。

普拉克索（pramipexole）

新型多巴胺受体激动药，作用强，对轻症帕金森病患者单独应用有效，也适用于使用左旋多巴后出现"开关现象"的患者。不良反应可见恶心、呕吐、直立性低血压、嗜睡、突发性睡眠。

二、中枢性抗胆碱药

本类药物通过阻断中枢胆碱 M 受体，减弱纹状体中乙酰胆碱的作用，适用于轻症、不能耐受或禁用左旋多巴的患者；对药物引起的帕金森综合征有效。

苯海索（benzhexol，安坦）

外周抗胆碱作用较弱，为阿托品的 1/10～1/3。抗震颤疗效好，也能改善运动障碍和肌肉僵直，对运动迟缓无效。临床主要用于轻症、不能耐受其他药物治疗的帕金森病患者以及药物引起的帕金森综合征。与左旋多巴合用能提高疗效。不良反应与阿托品相似但较弱，可导致口干、视物模糊、便秘、尿潴留等副作用。闭角型青光眼、前列腺肥大者慎用。

第二节 治疗阿尔茨海默病药

老年性痴呆是一种与年龄高度相关，以认知、记忆、行为障碍为主的中枢神经系统退行性疾病。可分为阿尔茨海默病（Alzheimer's disease，AD）、血管性痴呆和混合性痴呆。

其中阿尔茨海默病最常见，约占老年性痴呆患者总数的 70%，表现为记忆判断力、抽象思维、语言能力减退，情感行为异常，患者逐渐丧失工作及独立生活的能力。

阿尔茨海默病迄今尚无十分有效的治疗方法，药物治疗的主要目的在于改善认知功能，延缓疾病进展，包括胆碱酯酶抑制药、M 受体激动药和 NMDA 受体拮抗药。

一、胆碱酯酶抑制药

多奈哌齐（donepezil）

为第二代可逆性 AChE 抑制药，对中枢 AChE 选择性更高，能改善轻度至中度阿尔茨海默病患者的认知能力和综合功能，临床主要用于治疗轻、中度阿尔茨海默病。不良反应常见恶心、呕吐、腹痛、腹泻、疲乏、失眠、头晕和肌肉痉挛等。

加兰他敏（galanthamine）

第二代 AChE 抑制药，对中枢神经系统的 AChE 抑制作用强。临床用于治疗轻、中度阿尔茨海默病。不良反应主要为恶心、呕吐、腹泻等胃肠道反应。

石杉碱甲（huperzine A，哈伯因）

由植物千层塔中提取出的生物碱，属于强效、可逆性 AChE 抑制药。易透过血脑屏障。有很强的拟胆碱活性，能易化神经肌肉接头递质传递，改善阿尔茨海默病患者的认知功能和记忆障碍。临床用于老年性记忆功能减退及阿尔茨海默病患者。不良反应常见胃肠道反应、头晕、多汗等。

二、M 受体激动药

呫诺美林（xanomeline）

属于 M_1 受体选择性激动药。口服易吸收，大剂量可明显改善阿尔茨海默病患者的认知功能和行为能力，但易引起胃肠道和心血管方面的不良反应。

三、N- 甲基 -D- 天冬氨酸（NMDA）受体拮抗药

美金刚（memantine，美金刚胺）

非竞争性 NMDA 受体拮抗药，与 AChE 抑制药合用效果更好。临床用于治疗中、晚期重度阿尔茨海默病。不良反应可见轻微眩晕、不安、头痛、口干等。

复习思考题

1.抗帕金森病药可分为哪两类？每类各说出 1~2 个药物名称。

2.简述左旋多巴的药理作用、临床应用及不良反应。

3.治疗阿尔茨海默病的药物有哪些类别?

扫一扫，知答案

常用制剂及其用法

左旋多巴　片剂：50mg、100mg、250mg。胶囊剂：100mg、125mg、250mg。抗帕金森病：口服，开始0.25～0.5g/d，每隔2～4天增加0.125～0.5g。维持量3～6g/d，分4～6次服，最大用量不超过8g/d。治疗肝性脑病：口服，0.3～0.4g/d，加入5%葡萄糖溶液500mL中静脉滴注，清醒后减量至0.2g/d。

卡比多巴　片剂：25mg。口服，开始剂量卡比多巴10mg/d，左旋多巴100mg/d，4次/d；以后每隔3～7天每日增加卡比多巴40mg，左旋多巴400mg，直至每日量卡比多巴达200mg，左旋多巴2g为限。

盐酸金刚烷胺　片剂（或胶囊剂）：100mg。口服，100mg/次，早晚各一次，最大剂量400mg/d。

溴隐亭　片剂：2.5mg。口服，开始1.25mg/次，2次/d，2周内逐渐增加剂量，必要时每2～4周每日增加2.5mg，以找到最佳疗效的最小剂量，每日剂量20mg为宜。

盐酸苯海索　片剂：2mg。胶囊剂：5mg。口服，开始1～2mg/次，3次/d，以后逐渐递增，每日不超过20mg。

多奈哌齐　片剂：2.5mg、5mg。开始5mg/d，1次/d，睡前服，1个月后可增加至10mg，3～6个月为1个疗程。

美金刚　片剂（或胶囊剂）：10mg。口服，第一周剂量为5mg/d，第二周10mg/d，第三周15mg/d，第四周开始后20mg/d。

扫一扫，看课件

第 十 一 章

抗精神失常药

【学习目标】

掌握：抗精神失常药的分类及各类代表药物名称；氯丙嗪的药理作用、临床应用及不良反应。

熟悉：常用抗躁狂症药与抗抑郁症药的主要特点。

了解：其他药物的作用特点。

精神失常是由多种原因引起的认知、情感、行为等精神活动不同程度障碍的总称，包括精神分裂症、躁狂症、抑郁症、焦虑症等。治疗这类疾病的药物统称为抗精神失常药。按其临床用途可分为抗精神病药、抗躁狂症药、抑郁症药、抗焦虑药。

第一节　抗精神病药

精神分裂症是一组病因未明的重性精神病，患者思维、情感、行为之间不协调，精神活动与现实相脱离。根据症状可分为Ⅰ型和Ⅱ型，Ⅰ型以阳性症状（幻觉、妄想、躁狂）为主，Ⅱ型以阴性症状（情绪淡漠、主动性缺乏）为主。目前治疗精神分裂症的药物大多对Ⅰ型效果好，对Ⅱ型效果较差甚至无效。由于该类药物对其他精神病的躁狂症状也有效，故又称为抗精神病药。

此类药物按化学结构分为四类：吩噻嗪类、硫杂蒽类、丁酰苯类和其他抗精神病药物。

一、吩噻嗪类

氯丙嗪（chlorpromazine，冬眠灵）

【体内过程】口服和注射均易吸收，但口服吸收较慢且不规则，应注意临床用药个体化。易透过血脑屏障，脑内浓度可达血浆浓度的 10 倍。主要经肝代谢，由肾排泄。

【药理作用和临床应用】氯丙嗪主要阻断中枢多巴胺受体，还能阻断 α 受体和 M 受体，故药理作用广泛而复杂。

1. 中枢神经系统

（1）抗精神病作用　氯丙嗪通过阻断中脑－边缘及中脑－皮质通路中的 DA 受体，产生抗精神病作用。正常人服用治疗量的氯丙嗪后，出现镇静、安定、感情淡漠、注意力下降，安静环境中易诱导入睡。精神病患者用药后，能迅速控制兴奋躁动状态；继续用药，可消除幻觉、妄想、躁狂等症状，使情绪安定、理智恢复、生活自理。

临床主要用于治疗 I 型精神分裂症，但不能根治，须长期用药。也可用于躁狂症及其他精神病的阳性症状，但对 II 型精神分裂症无效甚至加重病情。

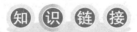

中枢多巴胺通路

多巴胺是一种重要的中枢神经递质，它由多巴胺能神经元释放。脑内多巴胺通路主要有：①中脑－边缘系统通路、中脑－皮质系统通路：两条通路与精神、情绪及行为活动有关。②结节－漏斗通路：与调控下丘脑某些激素的分泌、体温调节有关。③黑质－纹状体通路：与锥体外系的运动功能有关。

（2）镇吐作用　氯丙嗪有强大的镇吐作用，小剂量抑制催吐化学感受区，大剂量则直接抑制呕吐中枢，但对前庭刺激引起的晕动性呕吐无效。临床用于治疗多种疾病和药物引起的呕吐，对顽固性呃逆疗效显著。

（3）对体温调节的影响　氯丙嗪通过抑制下丘脑体温调节中枢，降低体温调节功能，使体温随环境温度变化而升降。若配合物理降温，可使体温降到正常以下。氯丙嗪不仅能降低发热者体温，也能降低正常体温。临床可用于低温麻醉；还能与异丙嗪、哌替啶组成冬眠合剂，辅以物理降温，用于"人工冬眠"，使患者进入深睡，体温、代谢及组织耗氧量均降低，对缺氧的耐受力增强，对伤害性刺激的反应性降低。该疗法主要用于严重感染、中毒性高热、甲状腺危象等病症的辅助治疗。

（4）加强中枢抑制药的作用　氯丙嗪可增强乙醇、麻醉药、镇静催眠药、镇痛药的中枢抑制作用，故上述药物与氯丙嗪合用时应适当减量。

2. 自主神经系统 氯丙嗪可阻断 α 受体，使血管扩张、血压下降，翻转肾上腺素的升压效应。通过阻断 M 受体产生抗胆碱作用。

3. 内分泌系统 氯丙嗪通过阻断结节 – 漏斗通路的多巴胺受体，影响内分泌系统激素的释放。可减少下丘脑催乳素抑制因子，使催乳素分泌增加，引起乳房肿大及溢乳；抑制促性腺释放激素的释放，使卵泡刺激素和黄体生成素分泌减少，引起停经及排卵延迟；抑制生长激素分泌，影响儿童生长发育，也可试用于巨人症的治疗。

【不良反应】

1. 一般不良反应 常见有中枢抑制症状（嗜睡、淡漠、无力等）、α 受体阻断症状（鼻塞、心动过速、血压下降，部分患者可出现体位性低血压）、M 受体阻断症状（口干、便秘、视力模糊等），长期应用可致乳房肿大、闭经及生长减慢等。氯丙嗪局部刺激性较强，不应皮下注射，宜深部肌内注射并经常更换注射部位。

2. 锥体外系反应 氯丙嗪阻断黑质 – 纹状体通路的多巴胺受体，导致胆碱能神经功能占优势，这是长期大量应用氯丙嗪最常见的副作用，主要表现为：①帕金森综合征：患者出现肌张力增高、面容呆板（面具脸）、动作迟缓、肌肉震颤、流涎等。②急性肌张力障碍：由于舌、面、颈及背部肌肉痉挛，出现强迫性张口、伸舌、斜颈、呼吸运动障碍及吞咽困难。③静坐不能：表现为坐立不安，反复徘徊。④迟发性运动障碍：表现为不自主、有节律的刻板运动，出现口 – 舌 – 颊三联症，如吸吮、舐舌、咀嚼等。原因可能是氯丙嗪长期阻断多巴胺受体，使多巴胺受体数目增加所致。目前无特效治疗方法，使用抗胆碱药无效甚至使病情加剧，应及时停药。前三种症状可用中枢性抗胆碱药苯海索缓解。

3. 变态反应 常见皮疹、光敏性皮炎，少数患者出现肝细胞内微胆管阻塞性黄疸、急性粒细胞缺乏，应立即停药并用抗生素预防感染。

4. 急性中毒 一次吞服超大剂量氯丙嗪可引起急性中毒，表现为昏睡、血压下降、心动过速、心电图异常等。可用去甲肾上腺素升高血压。

其他吩噻嗪类药物特点见表 11-1。

表 11-1 吩噻嗪类抗精神病药作用比较

药物	抗精神病强度	镇静作用	锥体外系反应	降压作用
氯丙嗪	+	+++	++	+++（肌内注射） ++（口服）
氟奋乃静	++	+	+++	+
三氟拉嗪	++	+	+++	+
奋乃静	++	++	+++	+
硫利达嗪	+	+++	+	++

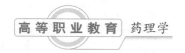

二、硫杂蒽类

氯普噻吨（chlorprothixene，泰尔登）

抗精神分裂症和抗幻觉、妄想作用较氯丙嗪弱，镇静作用强，抗肾上腺素和抗胆碱作用较弱，且有较弱的抗抑郁作用。适用于伴有焦虑、抑郁的精神分裂症、焦虑性神经官能症、更年期抑郁症等。副作用为锥体外系反应，与氯丙嗪相似。

三、丁酰苯类

氟哌啶醇（haloperidol）

作用和作用机制与氯丙嗪相似。抗精神病和镇吐作用强，镇静作用弱。常用于治疗以兴奋、躁动、幻觉、妄想为主的精神分裂症和躁狂症，以及多种原因导致的呕吐和顽固性呃逆。锥体外系反应发生率高，程度严重。

同类药物氟哌利多的作用与氟哌啶醇相似，但维持时间短。临床常与芬太尼配伍用于安定麻醉术。

四、其他抗精神病药物

常用药物包括：舒必利（sulpiride），主要用于治疗急慢性精神分裂症和抑郁症，以及其他药物无效的难治病例；氯氮平（clozapine），苯二氮䓬类抗精神病药，对难治性精神分裂症疗效较好，几无锥体外系反应，但可致严重粒细胞减少；五氟利多（penfluridol），长效抗精神病药，尤其适用于慢性精神分裂症的维持治疗；利培酮（risperidone），治疗精神分裂症的一线药物。

第二节 抗躁狂症药与抗抑郁症药

躁狂症和抑郁症是一种以情感活动异常高涨或低落为主要症状的精神失常。两种症状或单独反复发作（单相型），或两者交替发作（双相型）。

一、抗躁狂症药

躁狂症主要表现为情绪高涨、联想敏捷、活动增多。抗精神病药以及抗癫痫药卡马西平、丙戊酸钠等均可用于躁狂症的治疗，目前临床最常用的药物是碳酸锂。

碳酸锂（lithium carbonate）

治疗量锂盐对正常人精神活动几无影响，但对躁狂症有显著疗效，使言语、行为恢复正常。临床主要用于治疗躁狂症，对精神分裂症的躁狂症状也有效，可与抗精神病药合

用。锂盐不良反应较多，安全范围窄。常见恶心、呕吐、腹泻、乏力、肢体震颤、口渴、多尿等。此外尚有抗甲状腺作用，可引起甲状腺功能低下或甲状腺肿，停药后可恢复。剂量过大引起中毒，表现为中枢神经症状，如意识障碍、肌张力增高、反射亢进、共济失调、昏迷甚至死亡。

二、抗抑郁症药

抑郁症主要表现为情绪低落、言语减少、精神运动迟缓，常自罪自责，有自杀倾向。抗抑郁症药根据作用机制可分为：非选择性 5-HT 和 NA 再摄取抑制药（统称为三环类抗抑郁药）、选择性 NA 再摄取抑制药、选择性 5-HT 再摄取抑制药及其他类抗抑郁药。

（一）三环类抗抑郁药

丙咪嗪（imipramine，米帕明）

正常人服用后出现头晕、嗜睡，连续用药数天还可出现注意力不集中、思维能力下降。但抑郁症患者连续服药后反而出现情绪高涨、精神振奋。临床用于各型抑郁症的治疗，但因丙咪嗪起效缓慢，故不用作应急药物使用。

丙咪嗪能阻断 M 受体，引起口干、视物模糊、眼压升高、尿潴留，故前列腺肥大和青光眼患者禁用。还可导致体位性低血压、心律失常。

（二）NA 再摄取抑制药

地昔帕明（desipramine）

地昔帕明抗抑郁作用比丙咪嗪快而强，对轻、中度抑郁症效果较好，显效快，副作用少。

马普替林（maprotiline）

马普替林抗抑郁作用与丙咪嗪类似，具有起效快、副作用少的特点，为广谱抗抑郁药，临床用于各型抑郁症的治疗，尤其适用于老年抑郁症患者。

（三）5-HT 再摄取抑制药

氟西汀（fluoxetine）

氟西汀具有抗抑郁、抗焦虑和厌食作用，安全性高，不易产生耐受性。临床用于各型抑郁症，也可用于神经性贪食症的治疗。不良反应常见中枢兴奋症状和胃肠道反应。

复习思考题

1.简述氯丙嗪的药理作用、临床应用和不良反应。

2.什么是人工冬眠疗法？可用于哪些病症的辅助治疗？

3. 简述丙咪嗪的主要药理作用和临床应用。

扫一扫，知答案

常用制剂及其用法

盐酸氯丙嗪 片剂：5mg、12.5mg、25mg、50mg。口服，一般 12.5 ～ 50mg/ 次，3 次 /d。注射剂：10mg/1mL、25mg/1mL、50mg/2mL。肌内注射，25 ～ 50mg/ 次。治疗精神病宜从小剂量开始，轻症 300mg/d，重症 600 ～ 800mg/d，好转后逐渐减为维持量（50 ～ 100mg/d）。拒服药者 50 ～ 100mg/ 次，加于 25% 葡萄糖注射液 20mL 内，缓慢静脉注射。镇吐：口服，12.5 ～ 50mg/d。

氯普噻吨 片剂：12.5mg、15mg、25mg、50mg。注射剂：10mg/1mL、30mg/1mL。轻症 150mg/d，重症 300 ～ 600mg/d。

氟哌啶醇 片剂：2mg、4mg。口服，2 ～ 10mg/ 次，3 次 /d。注射剂：5mg/1mL。肌内注射，5mg/ 次。

舒必利 片剂：10mg、50mg、100mg、200mg。精神分裂症：口服，开始 300 ～ 600mg/d，可缓慢增至 600 ～ 1200mg/d。

氯氮平 片剂：25mg、50mg。口服，开始 25mg/ 次，1 ～ 2 次 /d，然后每日增加 20 ～ 50mg，如耐受性好，在 2 周内将一日总量渐增至 300 ～ 450mg。12 岁以下儿童不宜使用。

五氟利多 片剂：5mg、20mg。口服，10 ～ 40mg/ 次，1 次 / 周。

碳酸锂 片剂：0.125g、0.25g、0.5g。胶囊剂：0.25g、0.5g。口服，开始 50 ～ 100mg/d，递增至 900 ～ 1800mg/d，3 ～ 4 次 /d，维持量 500 ～ 600mg/d。

盐酸丙米嗪 片剂：12.5mg、25mg、50mg。口服，25 ～ 75mg/ 次，3 次 /d。年老体弱者每天自 2.5mg 开始，逐渐加量。

地昔帕明 片剂：25mg、50mg。口服，开始 25mg/d，3 次 /d，递增至 50mg/d，3 次 /d，维持量 100mg/d。

氟西汀 胶囊剂：20mg。开始 20mg/ 次，1 次 /d，早饭后服用。有效治疗量 20 ～ 40mg/ 次，1 次 /d。

扫一扫，看课件

第十二章

镇痛药

【学习目标】

掌握：镇痛药的分类及常用药物名称；吗啡和哌替啶的药理作用、临床应用、主要不良反应。

熟悉：其他常用镇痛药的作用特点、临床应用和不良反应。

了解：癌症患者止痛的三级阶梯方法。

镇痛药选择性作用于中枢神经系统特定部位，消除或减轻疼痛，并消除由疼痛引起的紧张、烦躁等负面情绪反应。本类药物大多通过激动中枢神经系统特定部位的阿片受体，产生镇痛、镇静及抑制呼吸等作用，又称为阿片类镇痛药。临床上因其具有成瘾性，长期应用可产生依赖性，故又称成瘾性镇痛药或麻醉性镇痛药，主要用于剧痛的缓解与治疗。常用的镇痛药可分为三类：①阿片生物碱类镇痛药；②人工合成镇痛药；③其他镇痛药。

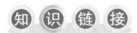

疼痛

疼痛是机体受到伤害性刺激时产生的一种不愉快的主观感觉，是临床许多疾病的常见症状，也是一种机体的保护性反应。非常强烈的疼痛可引起生理功能紊乱，如肌肉紧张、出汗、血压升高，甚至发生休克和死亡。药物治疗是临床缓解疼痛的主要措施之一。

根据疼痛的性质，疼痛可分为锐痛和钝痛，锐痛是尖锐而定位清楚的刺痛，伤害性刺激达到阈值后立即发生，刺激撤除后很快消失，如严重创伤、战伤、烧伤、晚期癌症疼痛及某些内脏绞痛，钝痛为强烈而定位模糊的"烧灼痛"，发生较慢，持续时间较长，如牙痛、头痛、神经痛、肌肉痛、关节痛和月经痛等。

第一节　阿片生物碱类镇痛药

阿片是罂粟科植物罂粟未成熟蒴果浆汁的干燥物，含20多种生物碱，包括吗啡、可待因、罂粟碱等。吗啡是阿片中最主要的生物碱，是本类药物的代表药。吗啡镇痛作用强大，并具有抑制呼吸、镇静和欣快等中枢作用，长期应用易产生耐受性和依赖性。

吗啡（morphine）

【体内过程】口服易吸收，但首过效应明显，生物利用度低，一般采用皮下注射。脑内浓度很低，但足以产生高效镇痛作用。吗啡可透过胎盘进入胎儿体内。经肝脏代谢的产物活性强于吗啡，主要从肾脏排泄，少量经乳汁排泄。

【药理作用】

1. 中枢神经系统

（1）镇痛、镇静　吗啡是目前最有效的镇痛药之一，作用强，选择性高，对钝痛的作用优于锐痛，且不影响意识和其他感觉。使用吗啡可产生欣快感，这是镇痛效果的体现，也是产生成瘾性的重要原因。吗啡可减轻患者对疼痛的焦虑、紧张和恐惧等情绪反应，产生镇静作用，痛阈明显提高，降低对有害刺激的反应性。

（2）抑制呼吸　吗啡作用于呼吸中枢的阿片受体，降低呼吸中枢对 CO_2 的敏感性，并抑制呼吸调节中枢。治疗剂量的吗啡对呼吸即有抑制作用，使呼吸频率减慢，潮气量降低，随着剂量增加，抑制作用增强。中毒剂量下，呼吸频率可减至每分钟3～4次，从而导致严重缺氧。

（3）其他中枢作用　①镇咳：吗啡抑制咳嗽中枢而产生显著的镇咳效应，吗啡对多种原因引起的咳嗽均有强大抑制作用，但易成瘾。②缩瞳：吗啡可引起瞳孔缩小，针尖样瞳孔是阿片类药物中毒的特殊表现，这一现象对吗啡中毒有鉴别诊断的意义。③催吐：吗啡兴奋脑干化学感受区，引起恶心和呕吐。

2. 心血管系统　治疗量的吗啡对心率、心律和心肌收缩力无影响，但可使外周血管扩张，降低外周阻力，引起体位性低血压。这种降压作用主要是由于吗啡促进组胺释放和激动延髓孤束核的阿片受体而抑制血管运动中枢所致。吗啡对脑循环影响很小，但由于抑制呼吸引起体内 CO_2 蓄积，使脑血管扩张和阻力降低，导致脑血流增加和脑脊液压力升高。因此，吗啡通常禁用于颅外伤及颅内占位性病变患者。

3. 平滑肌

（1）胃肠道　吗啡兴奋胃肠道平滑肌和括约肌，提高胃窦部及十二指肠上部的张力，减慢胃排空速度；提高小肠及结肠平滑肌张力，使推进性蠕动减弱，延缓肠内容物通过，增加水分的吸收，并抑制消化腺分泌；提高回盲瓣及肛门括约肌张力，使肠内容物通过受阻；同时吗啡对中枢的抑制作用使便意迟钝。由于这些因素的共同作用而致便秘。

（2）胆道　治疗剂量的吗啡即可兴奋胆道奥狄括约肌，使胆道和胆囊内压增加，可诱发或加重胆绞痛，故胆绞痛患者不宜单独使用此药，需与阿托品联合应用。

（3）其他　吗啡提高输尿管的张力和收缩幅度，增强膀胱括约肌张力，可导致排尿困难和尿潴留。降低子宫张力可延长产程；治疗量对支气管平滑肌兴奋作用不明显，但大剂量可引起支气管收缩，诱发或加重哮喘发作。可能与其促进组胺的释放有关。因此吗啡禁用于支气管哮喘、慢性呼吸道阻塞性疾病患者。

4. 免疫系统　对细胞免疫和体液免疫均有抑制作用，包括抑制巨噬细胞的吞噬功能，抑制淋巴细胞增殖，减少细胞因子的分泌，抑制自然杀伤细胞的活性；也可抑制 HIV 蛋白诱导的免疫反应，可能是吗啡吸食者易感 HIV 病毒的主要原因。

【临床应用】

1. 剧烈疼痛　吗啡对各种疼痛均有效，但由于易引起成瘾性和耐受性，所以一般仅用于其他镇痛药无效的急性锐痛的短时应用，如严重创伤、烧伤、手术等引起的剧痛。对急性心肌梗死引起的剧痛，除能缓解疼痛和减轻焦虑等不安情绪外，还可扩张外周血管，减轻心脏负担。对胆绞痛和肾绞痛需在明确诊断后与解痉药阿托品合用。晚期癌症患者常伴有严重的持续性疼痛，为提高其生存质量，应给予止痛药物治疗。

2. 心源性哮喘　心源性哮喘是由于左心衰竭而突然发生急性肺水肿，临床需强心、利尿、扩血管、吸氧等综合性治疗，此时应用吗啡的作用机制是：①降低呼吸中枢对 CO_2 的敏感性，使浅快的呼吸变深慢，改善肺换气功能；②扩张外周血管，降低外周阻力，减少回心血量，减轻心脏前、后负荷；③吗啡的镇静作用可消除患者的紧张不安、恐惧情绪，减少耗氧量。

3. 止泻　阿片酊或复方樟脑酊，用于严重的急、慢性消耗性腹泻，可减轻症状。

【不良反应】

1. 一般反应　治疗量吗啡可引起眩晕、恶心、呕吐、便秘、尿少、排尿困难、呼吸抑制、胆道压力升高甚至胆绞痛、嗜睡、体位性低血压及免疫抑制等。

2. 耐受性和依赖性　反复应用可致患者对吗啡的呼吸抑制、镇痛、欣快和镇静作用产生耐受性，耐受性的形成与用药剂量、给药间隔及用药时程等因素有关。常规用量 2～3 周可产生耐受性。吗啡可产生欣快感，使患者感觉心情舒畅，是其产生精神依赖性的基础。吗啡成瘾性较强，成瘾后停止使用，即可出现戒断症状，主要表现为烦躁不安，失眠，焦虑，流泪，流涕，呕吐，腹痛，腹泻，震颤，肌痛，出汗，虚脱，甚至意识丧失。使成瘾者表现为强制性觅药行为和反复无节制地用药，造成人格丧失，道德沦丧，对社会及其家庭危害极大。故药物的生产、销售及使用必须遵守国家颁布的《麻醉药品管理条例》，严格进行管理。

3. 急性中毒　吗啡过量引起急性中毒，表现为昏迷、深度呼吸抑制以及瞳孔极度缩小。常伴有血压下降、严重缺氧以及尿潴留。呼吸麻痹是致死的主要原因。抢救措施为人工呼吸、适量给氧、补液及静脉注射纳洛酮。

【禁忌证】禁用于分娩止痛和哺乳期妇女止痛；禁用于慢性疼痛；禁用于支气管哮喘、肺心病患者；颅脑损伤所致颅内压升高者、肝功能严重减退者及新生儿禁用。

第二节　人工合成镇痛药

哌替啶（pethidine，度冷丁）

哌替啶是 1937 年人工合成的苯基哌啶衍生物，是目前临床上应用最广泛的人工合成镇痛药。

【体内过程】口服吸收，生物利用度为 52%，半衰期为 3 小时，血浆蛋白结合率约 40%，常静脉注射给药。经肝脏代谢生成去甲哌替啶和哌替啶酸，前者有明显的中枢兴奋作用。

【药理作用】哌替啶的药理作用、作用机制与吗啡基本相同，镇痛效力约相当于吗啡的 1/10 ～ 1/7，作用持续时间较短，在镇痛的同时，可引起明显的镇静作用，并产生欣快感。与吗啡抑制呼吸程度相仿，但维持时间较短。对咳嗽中枢有轻度抑制作用，镇咳作用不明显。静脉给药时，哌替啶可降低外周阻力，增加外周血流量，并引起心率显著加快。与吗啡相同，哌替啶可扩张脑血管，升高脑脊液压力。哌替啶无明显止泻和引起便秘作用，有轻微的子宫兴奋作用，但对妊娠末期子宫收缩无影响，不延长产程。

【临床应用】

1. 镇痛　哌替啶可代替吗啡用于各种剧痛，如创伤性疼痛、手术后疼痛、晚期癌痛。但对胆绞痛和肾绞痛等内脏绞痛需加用阿托品。用于分娩止痛时，应注意新生儿对此药及其敏感，易致呼吸抑制，故产前 2 ～ 4 小时不宜使用。

2. 麻醉前给药　可减轻患者紧张和恐惧的情绪，减少麻醉药用量并缩短诱导期。

3. 人工冬眠　与氯丙嗪和异丙嗪组成人工冬眠合剂，用于高热、惊厥、甲亢危象和严重创伤等患者。

4. 心源性哮喘　可代替吗啡作为心源性哮喘的辅助治疗。

【不良反应】副作用有眩晕、头痛、出汗、口干、恶心、呕吐、心悸和体位性低血压等。较少引起便秘和尿潴留。反复应用易产生耐受性和依赖性。剂量过大可明显抑制呼吸，偶可致震颤、肌肉痉挛、反射亢进以及惊厥等中枢兴奋症状，中毒解救用阿片受体拮抗药纳洛酮，但由于其不能对抗哌替啶的中枢兴奋作用，需配合应用巴比妥类药物。

第三节 其他镇痛药

可待因（codeine，甲基吗啡）

可待因镇痛作用为吗啡的 1/12，镇咳为吗啡的 1/4，成瘾性弱于吗啡。临床用于中重度疼痛的止痛，与解热镇痛药合用有协同作用，也作为中枢性镇咳药用于剧烈干咳。

芬太尼（fentanyl）

芬太尼化学结构与哌替啶相似，效价强度约为吗啡的 80 倍，起效快，维持时间短，属短效镇痛药。不良反应与哌替啶类似，但成瘾性较轻。禁用于支气管哮喘、重症肌无力、颅脑肿瘤或颅脑外伤引起昏迷的患者。

美沙酮（methadone，美散酮、阿米酮）

美沙酮是人工合成、可口服的阿片样物质。美沙酮的镇痛效能与持续时间与吗啡相当，镇静作用、缩瞳、欣快作用及成瘾性较吗啡弱，戒断症状略轻。临床主要用于创伤、手术及晚期癌症等所致剧痛。亦可用于吗啡、海洛因等戒毒的脱毒治疗。

四氢帕马丁（tetrahydropalmatine，延胡索乙素）

四氢帕马丁为罂粟科延胡索中提取的生物碱。有镇痛、镇静、催眠及安定作用。镇痛作用不及哌替啶，但比解热镇痛药强，对钝痛效果好，锐痛剧痛效果差。催眠、镇静作用较好，尤其适用于因疼痛而失眠的患者。偶有眩晕、恶心、锥体外系反应，孕妇慎用。

喷他佐辛（pentazocine，镇痛新）

喷他佐辛镇痛作用约为吗啡的 1/3，呼吸抑制作用为吗啡的 1/2。对胃肠道平滑肌作用与吗啡相似，但对胆道括约肌作用较弱。适用于各种慢性剧痛。其依赖性小，戒断症状轻，归"第二类精神药品"管理。不良反应有眩晕、恶心、呕吐、出汗等。

第四节 阿片受体阻断药

纳洛酮（naloxone）

纳洛酮对各型阿片受体均有竞争性拮抗作用。口服给药，首关消除明显，常静脉给药。适用于阿片类药物急性中毒，可消除呼吸抑制及其他中枢抑制症状，使昏迷患者迅速复苏；可用于阿片类药物成瘾者的鉴别诊断；试用于急性酒精中毒、脊髓损伤、休克、脑卒中及脑外伤救治。不良反应少，偶见轻度烦躁不安。

【附】癌症患者止痛的三级阶梯方法

癌痛的经典治疗方案是 1986 年由 WHO 提出的三阶梯镇痛原则：轻度疼痛（Ⅰ级）

一般可以忍受，能正常生活，睡眠基本不受干扰。主要选用非甾体类抗炎药，如阿司匹林、布洛芬、对乙酰氨基酚等。中度疼痛（Ⅱ级）常为持续性疼痛，睡眠已受到干扰，食欲有所减退。此时采取逐步向第二阶梯过渡的原则，即在给予非甾体类抗炎药的同时辅以弱阿片类药，如可待因、曲马多等，目前市场上还有复方制剂，即二阶梯药物加一阶梯药或辅助药，如氨酚待因、氨酚曲马多等。重度疼痛（Ⅲ级）指睡眠和饮食受到严重干扰，晚间入睡困难、疼痛加剧，此时用弱阿片类药已基本无效。治疗应由二阶梯向三阶梯过渡，正规使用强阿片类药及加减一、二阶梯药物或辅助药，代表药为吗啡，多采用口服缓释或控释制剂，也可选用芬太尼、美沙酮等。

复习思考题

1. 请阐述吗啡的药理作用、临床应用及不良反应。
2. 哌替啶的适应证有哪些？

扫一扫，知答案

常用制剂及其用法

吗啡　注射剂：0.5mL/5mg、10mg/1mL。皮下注射，5～15mg/次，14～40mg/d。

哌替啶　注射剂：50mg/1mL、100mg/2mL。肌内注射，25～100mg次，4次/d。

可待因　片剂：15mg、30mg。口服，15～30mg/次，3次/d。

芬太尼　注射液：0.1mg/2mL。肌内注射，0.05～0.1mg，必要时可于1～2小时后重复给药。

喷他佐辛　注射液：15mg/1mL、30mg/1mL。静脉滴注，30mg加入250mL生理盐水或葡萄糖，滴速控制在20mL/min以下。

扫一扫，看课件

第 十 三 章
解热镇痛抗炎药

【学习目标】

掌握：解热镇痛抗炎药的分类及常用药物名称；阿司匹林的药理作用、临床应用及不良反应。

熟悉：解热镇痛抗炎药的共同药理作用及机制。

了解：其他解热镇痛抗炎药的作用特点、临床应用及不良反应。

解热镇痛抗炎药由于在化学结构上与肾上腺皮质激素（甾体激素）不同，故亦称作非甾体类抗炎药（NSAIDs）。是一类具有解热、镇痛作用，多数还兼有抗炎和抗风湿作用的药物。现在，解热镇痛药已成为全球应用面最广、应用量最大的药物品种之一。

第一节 基本药理作用

一、解热作用

人体的下丘脑体温调节中枢通过调节产热和散热过程，使体温维持动态平衡，保持体温正常。发热是机体对抗病原微生物感染入侵的有益的保护性机制，但高热可造成病理损伤，此时需要解热药对症治疗。本类药物作用于下丘脑体温调节中枢，抑制环氧合酶（COX）的活性，使前列腺素（PG）合成减少，增加散热，达到解热目的，对正常人体温没有影响。解热作用以对乙酰氨基酚、阿司匹林的效果较好；吲哚美辛对于长期发热及癌性发热有效。

二、镇痛作用

本类药物仅有中等程度的镇痛作用，对关节痛、肌肉痛、头痛、牙痛、神经痛、痛经等慢性钝痛效果较好，对中等程度的术后疼痛和初期肿瘤疼痛也有较好的镇痛作用，是WHO和我国卫生部推荐的"癌症三阶梯治疗方案"轻度疼痛的主要药物。对急性锐痛、严重创伤的剧痛、平滑肌绞痛、肿瘤晚期疼痛无效。其主要通过抑制外周组织及炎症部位的COX，使PG合成和释放减少，并降低感受器对缓激肽致痛作用的敏感性而减轻疼痛。为非麻醉性镇痛药，治疗量下无欣快感、耐受性、成瘾性及抑制呼吸作用。

三、抗炎抗风湿作用

本类药物中除苯胺类药物外，均具有抗炎作用。急性炎症发生时，局部产生大量PGE_2，使血管扩张，与其他炎性介质产生协同作用，加重血管渗出、水肿等炎症反应。$NSAIDs$抑制炎症部位的COX，减少PGs合成，明显缓解关节的红、肿、热、痛等炎症反应，对控制风湿性和类风湿性关节炎的症状有肯定的疗效。但不能根除病因，对病程的发展也无影响，仅能缓解症状。对于炎性疼痛使用吲哚美辛、双氯芬酸等较好，抗炎、抗风湿作用以阿司匹林、保泰松、氨基比林和吲哚美辛较强，其中阿司匹林疗效确切、不良反应少，为抗风湿的首选药。

本类药物的共同作用机制是抑制体内环氧合酶，减少PG的生物合成。

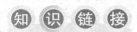

环氧合酶（COX）

COX主要有COX-1和COX-2两种同工酶。解热镇痛抗炎药的作用可能主要与抑制COX-2有关，而COX-1主要存在于血管、胃肠壁、肾脏等组织中，如使用非选择性COX抑制剂，就可能会出现胃、肾和血小板功能障碍，发生胃部不适、恶心、呕吐、胃溃疡、穿孔、凝血障碍、出血、水肿、电解质紊乱、一过性肾功能不全等不良反应。目前临床常用非选择性COX抑制剂，药理作用和不良反应具有许多共同点。

第二节 常用解热镇痛抗炎药

一、非选择性环氧合酶抑制药

（一）水杨酸类

阿司匹林（aspirin，乙酰水杨酸）

【体内过程】阿司匹林口服后大部分在小肠吸收，胃内亦有部分吸收作用。$0.5 \sim 2h$ 血药浓度达高峰，吸收过程中可被体内酯酶水解为水杨酸，随后分布到全身组织发挥作用，水杨酸与血浆蛋白组合率为 $80\% \sim 90\%$，主要在肝脏代谢，长期用药应监测血药浓度。水杨酸及其代谢产物主要经肾排泄，阿司匹林中毒时可碱化尿液以加速其排泄。

【药理作用和临床应用】

1.解热镇痛作用　作用较强，可使发热者的体温恢复至正常；其镇痛作用对轻、中度体表疼痛有明显疗效。可用于头痛、牙痛、肌肉痛、痛经、神经痛等慢性钝痛和癌症患者的轻、中度疼痛及感冒发热等。

2.抗炎抗风湿作用　作用较强，是风湿热、急性风湿性关节炎和类风湿性关节炎的首选药物，可用于急性风湿热的鉴别诊断和治疗，服用后 $24 \sim 48$ 小时内退热，缓解关节红肿剧痛，血沉减慢；治疗类风湿性关节炎可使关节炎症消退，疼痛减轻。用量比解热镇痛剂量大 $1 \sim 2$ 倍，最好用至最大耐受量（口服 $3 \sim 4g/d$），应监测患者的血药浓度，以保证治疗的安全性和有效性。

3.抗血栓作用　血小板聚集可导致血栓，小剂量（成人 $50mg/d$）阿司匹林即可发挥强烈和长时间的抗血栓形成作用，可用于预防一过性脑缺血发作、心肌梗死、心房颤动、人工心脏瓣膜、动静脉瘘或其他术后的血栓形成。大剂量阿司匹林易促进血小板聚集和血栓形成。

4.其他作用　有研究结果显示，长期并规律性服用阿司匹林可降低结肠癌（直肠癌）风险。阿司匹林可能缓解阿尔茨海默病的发生。此外，还可用于放射诱发的腹泻，以及驱除胆道蛔虫。

【不良反应】阿司匹林用于解热镇痛时所用剂量较小，且服药时间短，不良反应少；但长期或大剂量用于抗风湿治疗易出现不良反应。

1.胃肠道反应　口服对胃黏膜有直接刺激作用，同时抑制 COX-1，减少 PG_s 的合成，降低胃黏膜的保护能力。大剂量可直接刺激延髓引起上腹部不适、恶心、呕吐，诱发或加重溃疡及无痛性出血，故溃疡病患者禁用。应餐后服用，同服抗酸药或选用肠溶阿司匹林片。严重肝损害、凝血酶原过低、维生素 K 缺乏及血友病患者可引起出血，应避免使用。

手术前一周应停止使用。

2. 凝血障碍 一般剂量即可抑制血小板聚集，出血时间延长；大剂量（5g/d 以上）或长期使用还可抑制凝血酶原生成，从而导致凝血时间延长，加重出血倾向，同服维生素 K 可以预防。严重肝损害、凝血酶原过低、维生素 K 缺乏及血友病患者、产妇和孕妇禁用。如需手术患者，术前一周停用阿司匹林。

3. 水杨酸反应 大剂量（5g/d 以上）服用或阿司匹林敏感者可出现头痛、眩晕、呕吐、耳鸣、视力及听力减退，严重者可出现高热、精神错乱，甚至昏迷、惊厥，上述症状称为水杨酸反应，是水杨酸中毒的表现。应立即停药，加服或静脉滴注碳酸氢钠，碱化尿液加速药物排泄。

4. 变态反应 偶见皮疹、荨麻疹、血管神经性水肿、过敏性休克。某些患者服用阿司匹林或其他 NSAIDs 后诱发的哮喘，称 "阿司匹林哮喘"。肾上腺素对阿司匹林所致的支气管哮喘无效，可用抗组胺药和糖皮质激素治疗。哮喘、鼻息肉、慢性荨麻疹患者禁用阿司匹林。

5. 瑞夷综合征 病毒感染伴发热的儿童和青少年使用阿司匹林退热时，偶可引起急性肝脂肪变性和脑病，预后恶劣，称为瑞夷综合征。

（二）苯胺类

对乙酰氨基酚（paracetamol，扑热息痛）

本品抑制中枢神经系统 PG 合成的作用与阿司匹林相似，但抑制外周 PG 合成作用弱，故解热镇痛作用与阿司匹林相当，无明显抗炎、抗风湿作用，对凝血无明显影响。临床主要用于解热镇痛，适用于对阿司匹林过敏或不能耐受的患者（即有消化道溃疡者），或阿司匹林引起出血时间延长的患者。

治疗量不良反应少，偶有恶心、呕吐、出汗、腹痛、皮肤苍白等。少数病例出现过敏性皮炎、粒细胞缺乏、血小板减少、高铁血红蛋白血症、贫血、肝肾功能障碍等。大剂量或长期使用可致肝、肾毒性。

（三）芳基乙酸类

双氯芬酸钠（sodium diclofenac）

双氯芬酸钠属强效镇痛抗炎药，其解热镇痛抗炎作用比阿司匹林强 26～50 倍，比吲哚美辛强 2～2.5 倍。本品起效较快、药效强、剂量小、个体差异小。用于慢性关节炎的疼痛、手术和急性创伤后的疼痛、原发性痛经的症状治疗。不良反应较少，偶见肝功能异常、白细胞减少。

（四）芳基丙酸类

（五）吲哚类

吲哚美辛（indometacin，消炎痛）

吲哚美辛是非选择性强效 COX 抑制剂之一。其抗炎及镇痛作用强于阿司匹林，对炎性疼痛有明显的镇痛效果，具有较好的解热作用。吲哚美辛对急性风湿性和类风湿性关节炎疗效似保泰松；对强直性脊柱炎、关节炎也有效，癌性发热有解热作用。主要不良反应有食欲减退、恶心、腹痛、腹泻；上消化道溃疡、穿孔、出血等胃肠道反应；偶可引起急性胰腺炎，有粒细胞减少、血小板减少、再生障碍性贫血等造血系统反应；发生变态反应常见皮疹、哮喘、血管神经性水肿及休克。

（六）烯醇酸类

吡罗昔康（piroxicam）

吡罗昔康是长效抗风湿药，解热镇痛抗炎作用强。血浆半衰期为 35 ～ 45 小时，每日服药一次即可。主要用于治疗风湿性及类风湿性关节炎，其镇痛消炎作用与吲哚美辛、阿司匹林、萘普生相似。不良反应发生率较低，主要为胃肠道反应，偶发皮疹、水肿；长期使用应注意肝、肾功能。

二、选择性环氧合酶 −2 抑制药

美洛昔康（meloxicam）

美洛昔康对 COX-2 的抑制作用比 COX-1 高 10 倍，在发挥解热抗炎作用的同时减少了应用 NSAIDs 后所普遍存在的胃肠黏膜损害，但剂量过大或长期服用仍可致消化道出血、溃疡。半衰期为 20h，每日给药一次。临床应用与吡罗昔康相同。

塞来昔布（celecoxib，塞来考昔）

塞来昔布对 COX-2 的抑制作用比 COX-1 强 375 倍，为典型的选择性 COX 抑制剂。适用于急、慢性骨关节炎和类风湿关节炎。本品可见恶心、腹痛、腹泻等消化道反应；心血管系统出现严重心血管血栓事件、心肌梗死、脑卒中等的风险增加，甚至可致死；磺胺过敏者禁用。

尼美舒利（nimesulide）

尼美舒利属新型 NSAIDs，高度选择性抑制 COX-2 的活性，此外还具有抗组胺作用，因此胃肠道反应轻微，很少需要中断治疗。临床适用于骨关节炎、风湿性关节炎，手术和急性创伤后的疼痛，急性上呼吸道炎症引起的疼痛、发热、痛经等。偶见胃灼热、恶心和胃痛、皮疹、红斑和面部潮红、失眠。慎用于阿司匹林或其他非甾体抗炎药过敏者以及哺乳期妇女。

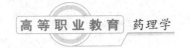

第三节 抗痛风药

痛风是体内嘌呤代谢紊乱，尿酸产生过多引起的代谢性疾病，具有间歇性发作的特点。表现为高尿酸血症，尿酸盐在关节、肾及结缔组织中析出结晶，产生炎症反应，发作时四肢小关节可见红肿剧痛，严重者出现关节活动障碍、畸形，导致痛风患者死亡的主要原因是肾功能衰竭和尿毒症。到目前为止，痛风病尚无根治的办法，其治疗的主要原则是饮食控制和有效的药物治疗。

一、抑制尿酸合成的药物

别嘌醇（allopurinol，别嘌呤醇）

别嘌醇及其代谢产物抑制体内黄嘌呤氧化酶，使尿酸生成减少，进而降低血中尿酸浓度，减少尿酸盐在骨、关节及肾脏沉着析出。别嘌醇能使痛风患者组织内的尿酸结晶重新溶解，缓解痛风症状，是痛风间歇期的首选标准治疗药物。不良反应较少，偶见皮疹、胃肠道反应、转氨酶升高、白细胞减少。

二、增加尿酸排泄的药物

丙磺舒（probenecid，羧苯磺胺）

丙磺舒口服吸收完全，大部分以主动转运的方式从肾小管排泄，竞争性抑制尿酸的重吸收，加速尿酸从肾脏的排泄，降低血中尿酸盐浓度而减少尿酸沉积，临床用于慢性痛风的治疗。还可竞争性抑制青霉素类和头孢菌素类在肾小管的分泌，提高抗生素的血药浓度，产生协同抗菌作用。治疗初期由于尿酸盐自关节部位转移入血，可使痛风症状暂时加重，增加饮水并碱化尿液可促进尿酸排泄，防止尿结石形成。肾功能不全、对磺胺类过敏者、伴有肾尿酸盐结石的痛风患者禁用。

三、抑制白细胞游走进入关节的药物

秋水仙碱（colchicine，秋水仙素）

秋水仙碱抑制痛风急性发作时的粒细胞浸润，对急性痛风关节炎有选择性抗炎、镇痛作用，一般服药后数小时即可使关节炎性症状消失，是急性痛风性关节炎的首选药。对其他疼痛症状无效，对血中尿酸浓度及尿酸排泄也无作用。不良反应较多，常见有胃肠道反应、骨髓损害、肾脏损害。

复习思考题

1. 简述阿司匹林的药理作用、临床应用及不良反应。

2. 试比较解热镇痛抗炎药和镇痛药的镇痛作用有哪些不同。

扫一扫，知答案

常用制剂及其用法

阿司匹林　片剂：0.05g、0.3g、0.5g。口服，①解热、镇痛，0.3 ～ 0.6g/ 次，3 次 /d。②抗风湿，0.75 ～ 2g/ 次，4 次 /d。③抑制血小板聚集 0.05 ～ 0.15g/ 次，1 次 /d。

对乙酰氨基酚　片剂：0.1g、0.3g、0.5g。口服，0.3 ～ 0.6mg/ 次，4 次 /d。

双氯芬酸钠　片剂：25mg。口服，50 ～ 100mg/ 次，2 ～ 4 次 /d。

布洛芬　片剂：0.1g、0.2g。口服，0.2 ～ 0.4g，4 ～ 6 次 /d，用于轻中度疼痛；0.4 ～ 0.6g/ 次，3 ～ 4 次 /d，用于抗风湿痛。

吲哚美辛　片剂：25mg。口服，25mg/ 次，2 ～ 3 次 /d，必要时增加至 50mg/ 次。

别嘌醇　片剂：100mg。口服，50 ～ 100mg/ 次，2 ～ 3 次 /d。

丙磺舒　片剂：250mg。口服，250mg/ 次，2 次 /d。

秋水仙碱　片剂：0.5mg。口服，首剂 1mg，以后 1 ～ 2 小时 0.5mg，直至症状缓解或出现不良反应。

扫一扫，看课件

第 十 四 章
中枢兴奋药与促大脑功能恢复药

【学习目标】

掌握：中枢兴奋药的分类及各类常用药物名称；咖啡因的药理作用、临床应用及不良反应。

熟悉：兴奋延髓呼吸中枢药物的药理作用、临床应用及不良反应。

了解：促大脑功能恢复药的作用特点。

第一节　中枢兴奋药

中枢兴奋药是能提高中枢神经系统功能活动的一类药物。根据药物对各中枢部位兴奋性作用的选择性和效用的不同分为三类：①主要兴奋大脑皮层的药物，如咖啡因等；②主要兴奋延脑呼吸中枢的药物，如尼可刹米等；③主要兴奋脊髓的药物如士的宁等。随着剂量加大，中枢兴奋药的作用也随之扩大，过量可引起中枢神经系统广泛和强烈的兴奋，表现为强直型、阵挛型或混合型惊厥，严重的惊厥可导致能量耗竭而转化为抑制。选择中枢兴奋药时，应根据患者的病情，选择适当的药物，给药剂量也应从小剂量开始，视患者的反应再酌情追加用量。

一、主要兴奋大脑皮层的药物

咖啡因（caffeine，咖啡碱）

咖啡因是咖啡豆和茶叶中所含的主要生物碱，属甲基黄嘌呤类药物。

【体内过程】咖啡因脂溶性高，各种给药途径均易吸收，吸收后易透过组织屏障。主要在肝脏代谢，代谢产物及少部分原形药物经肾排泄。

【药理作用】

1.中枢兴奋作用 小剂量咖啡因（50 ～ 200mg）对大脑皮质有选择性兴奋作用，表现为睡意消失，疲劳感减轻，精神振奋，思维敏捷，工作效率提高。成年人服用低于200mg 剂量的咖啡因，可明显改善脑力劳动和体力劳动的效率，对疲劳者作用明显。当剂量增加（200 ～ 500mg）时，直接兴奋延髓呼吸中枢，使呼吸加深加快，血压升高，产生紧张、焦虑、失眠、头痛、震颤、感觉过敏及其他中枢兴奋症状。中毒剂量则能兴奋脊髓，引起惊厥。咖啡因不产生欣快感和刻板动作，戒断症状轻微。

2.心血管作用 小剂量咖啡因可兴奋迷走神经，心率减慢。大剂量直接兴奋心脏，增强心肌收缩力，加快心率，增加心排出量。咖啡因可直接松弛外周血管平滑肌，扩张血管，降低外周阻力，增加冠脉血流量；收缩脑血管，减少其搏动的幅度而加强其他药物治疗头痛的作用。

3.其他作用 咖啡因可松弛支气管平滑肌，缓解哮喘症状；松弛胃肠道和胆道平滑肌，但作用较弱；还具有利尿作用及刺激胃酸和胃蛋白酶分泌的作用。

【临床应用】主要用于解除中枢抑制状态，如麻醉药、镇痛药、吩噻嗪类、镇静催眠药或抗组胺药过量引起的轻度中枢抑制，或严重传染病所致中枢性呼吸抑制。与溴化物合用用于神经官能症；配伍麦角胺制成麦角胺咖啡因片，治疗偏头痛；与解热镇痛抗炎药制成复方制剂，治疗一般头痛、感冒；与可待因合用加强镇痛作用。

【不良反应】不良反应少且轻。过量可致激动、烦躁不安、失眠、心悸、头痛、呼吸较快、心动过速、肌肉抽搐和惊厥等。婴儿高热、消化性溃疡者慎用。

二、主要兴奋延脑呼吸中枢的药物

呼吸兴奋药是一类直接或间接作用于延髓呼吸中枢，增加呼吸深度和频率的药物。兴奋呼吸的方式不同，可通过直接兴奋呼吸中枢；选择性刺激颈动脉体和主动脉体的化学感受器，反射性兴奋呼吸中枢；刺激皮肤肌肉感受器反射性兴奋呼吸中枢；刺激呼吸道黏膜或胃黏膜感受器而反射性兴奋呼吸中枢。本节主要介绍以上前面两种作用方式发挥作用的呼吸兴奋药。

尼可刹米（nikethamide，可拉明）

尼可刹米是烟酰胺的衍生物，选择性直接兴奋延髓呼吸中枢，提高呼吸中枢对 CO_2 的敏感性；也可通过刺激颈动脉体化学感受器，反射性兴奋呼吸中枢，使呼吸加深加快。呼吸中枢抑制时，作用较明显。对血管运动中枢有微弱兴奋作用。临床主要用于各种原因引起的呼吸衰竭。尼可刹米作用短暂，一次静脉注射作用仅维持 5 ～ 10min，作用温和，安全范围大，不易引起惊厥。反复应用或过量可引起血压升高、心动过速、肌肉震颤及僵直、咳嗽、呕吐、出汗。

洛贝林（lobeline，山梗菜碱）

洛贝林通过刺激颈动脉体化学感受器反射性兴奋呼吸中枢，作用持续时间短，安全范围大，很少引起惊厥。临床用于新生儿窒息、小儿感染性疾病引起的呼吸衰竭、CO 中毒等。大剂量兴奋迷走中枢引起心动过缓、传导阻滞；剂量继续加大则可兴奋交感神经节导致心动过速。

多沙普仑（doxapram，多普兰）

多沙普仑小剂量可通过刺激颈动脉体化学感受器反射性兴奋呼吸中枢，使呼吸加深加快，潮气量增加，并有轻度中枢兴奋作用；加大剂量可直接兴奋延髓呼吸中枢；可轻度增加心输出量，升高血压。多沙普仑主要用于解救麻醉药、中枢抑制药引起的中枢抑制作用，也可用于急性呼吸衰竭。多沙普仑的安全范围较其他呼吸兴奋药大，偶有喉、支气管痉挛，呼吸窘迫等不良反应；静脉注射过快易引起溶血，可缓慢静注。

第二节　促大脑功能恢复药

促进大脑功能恢复药是目前临床上常用的一类提高中枢神经系统活动的药物。主要促进各种脑损伤后脑功能水平的恢复和提高，改善各种脑损伤后机体的认知功能。作用机制可能为增加脑血液，改善脑供血，促进脑代谢，保护或修复脑细胞。

知 识 链 接

大脑功能

人脑功能复杂，支配语言、运动、听觉、视觉等生命活动，调节消化、呼吸、循环、泌尿、生殖等生命过程。脑功能维持正常依赖于脑神经细胞结构和功能的完整及神经细胞间信息传递的通畅。各种物理因素、化学因素、生物因素，例如神经细胞制备、机械操作、放射线辐射、药物中毒、病毒、细菌感染等，都可能出现神经细胞结构和功能的破坏或者信息传递的阻碍，从而导致脑功能障碍。

吡拉西坦（piracetam）

吡拉西坦是 GABA 的衍生物，是脑代谢改善药。

【药理作用】能促进脑内 ADP 转化为 ATP，提高脑内 ATP/ADP 比值，改善脑内代谢能量供应状况。可直接作用于大脑皮质，促进脑组织对葡萄糖、氨基酸和磷脂的利用，促进脑内蛋白质和核酸的合成，具有激活、保护和修复大脑神经细胞作用。此外，它可以促进乙酰胆碱合成，改善胆碱能神经兴奋性传递功能。动物实验和临床观察发现，吡拉西坦可以抵抗物理因素和化学因素所致的脑功能损伤，改善学习、记忆和回忆能力，改善缺氧所致的逆行性遗忘。

【临床应用】主要适用于老年精神衰退综合征、脑动脉硬化症、脑血管意外引起的思维和记忆功能减退；也可用于儿童发育迟缓、智力低下者；对巴比妥、氰化物、一氧化碳、乙醇中毒后的意识障碍有一定疗效。

【不良反应】偶见口干、食欲差、呕吐、荨麻疹和失眠，停药后消失。锥体外系疾病、舞蹈病用此药可能加重病情，接受抗凝治疗者，同时应用吡拉西坦则应调整抗凝药物用法，以防出血。

<h3 style="text-align:center">胞磷胆碱（citicoline，胞二磷胆碱）</h3>

胞磷胆碱作为辅酶，在体内参与卵磷脂的生物合成，使胆碱与甘油二酯结合，促进卵磷脂的合成，可以改善脑代谢，促进脑功能恢复。本品还能改变脑血管阻力，增加脑血流量而促进脑物质代谢，改善脑循环。此外，可增强脑干网状结构激活系统的功能，增强锥体外系的功能，改善运动麻痹，对促进脑功能的恢复和促进苏醒有一定作用。

胞磷胆碱主要用于急性颅脑外伤和脑手术引起的意识障碍及脑卒中所致偏瘫的患者，也可试用于脑梗死、药物急性中毒、严重感染所致意识障碍。

偶可致失眠、头痛、头晕、恶心、呕吐、厌食、面部潮红、兴奋等，停药后可消失。

复习思考题

1. 中枢兴奋药根据作用部位的不同，可分成哪几类，各类的代表药物是什么？
2. 试比较尼可刹米和洛贝林作用特点与临床应用的不同。

扫一扫，知答案

<h3 style="text-align:center">常用制剂及其用法</h3>

尼可刹米　注射液：0.375g/1.5mL、0.5g/2mL。皮下注射、肌内注射、静脉注射：0.25～0.5g/次，必要时1～2h重复用药。

吡拉西坦　片剂：0.4g。口服，0.8～1.6g/次，3次/d。

胞磷胆碱　注射液：0.25g/2mL。静脉滴注，0.2～0.6g/d。

扫一扫，看课件

第十五章
钙通道阻滞药概论

【学习目标】

　　掌握：钙通道阻滞药的药理作用、临床应用、不良反应。

　　熟悉：钙通道阻滞药的分类及各类常用药物名称。

　　了解：钙通道阻滞药的体内过程。

　　钙通道阻滞药（calcium channel blockers，CCB）又称钙拮抗药，是一类通过干扰细胞膜 Ca^{2+} 通道活性，阻断膜外 Ca^{2+} 内流，减少胞浆 Ca^{2+} 水平而发挥治疗作用的药物。Ca^{2+} 作为胞内第二信使，参与机体许多生理功能以及疾病的发生与发展过程，包括心脏起搏、心肌细胞和骨骼肌以及血管平滑肌的兴奋 - 收缩偶联、神经递质释放、腺体分泌及基因表达等，在维持细胞和器官的正常生理功能上起到极为重要的作用。

一、分类

　　1. 选择性钙通道阻滞药　根据其化学结构特点，分为 3 类。

　　（1）二氢吡啶类　硝苯地平（nifedipine）、氨氯地平（amlodipine）、尼卡地平（nicardipine）、尼莫地平（nimodipine）、尼群地平（nitrendipine）等。

　　（2）苯烷胺类　维拉帕米（verapamil）、加洛帕米（gallopamil）等。

　　（3）地尔硫䓬类　地尔硫䓬（diltiazem）等。

　　2. 非选择性钙通道阻滞药　主要有普尼拉明（prenylamine）、苄普地尔（bepridil）、卡罗维林（caroverine）和氟桂利嗪（flunarizine）等。

二、体内过程

　　钙通道阻滞药口服均能吸收，但因首关效应强，生物利用度都较低。硝苯地平还可以舌下给药。药物与血浆蛋白结合率高，在体内经肝脏代谢，肾脏排泄。硝苯地平、维拉帕米与地尔硫䓬 $t_{1/2}$ 较短，约为 4 小时，但其缓释剂和第二代二氢吡啶类药物如非洛地平、尼群地平等的 $t_{1/2}$ 较长，药效可保持 24 小时。三种钙通道阻滞药的药物代谢动力学参数见表 15-1。

表 15-1　钙通道阻滞药药物代谢动力学参数

	口服生物利用度	产生作用时间	$t_{1/2}$	蛋白结合率
维拉帕米	20% ～ 35%	< 1.5min（i.v） 30min（口服）	6h	90%
硝苯地平	45% ～ 70%	< 1min（i.v） 5~20min （口服，舌下）	4h	90%
地尔硫䓬	40% ～ 65%	< 3min（i.v） > 30min（口服）	3~4h	70% ～ 80%

三、药理作用

（一）对心脏的作用

1. 负性肌力作用　钙通道阻滞药能使心肌细胞内 Ca^{2+} 含量减少，从而抑制心肌收缩功能，使心肌收缩力减弱。

2. 负性频率及负性传导作用　减慢房室结的传导速度，降低窦房结的自律性，减慢心率。维拉帕米和地尔硫䓬对心脏的负性频率和负性传导作用最强。

3. 保护缺血的心肌细胞　心肌缺血时细胞内"钙超载"可造成心肌细胞，尤其是线粒体功能严重受损，从而失去氧化磷酸化的能力，导致细胞死亡。钙通道阻滞药通过抑制 Ca^{2+} 内流，减轻"钙超载"，保护心肌细胞。

（二）对平滑肌的作用

1. 血管平滑肌　血管平滑肌收缩所需的 Ca^{2+} 主要来自细胞外 Ca^{2+} 内流。钙通道阻滞药对血管平滑肌的抑制作用强于心肌。其舒张冠状血管的作用最为明显。尤其当冠脉处于收缩状态时，舒张作用更为明显。所以临床上钙通道阻滞药用于治疗以冠脉痉挛为主的变异型心绞痛效果良好。另外，钙通道阻滞药对外周血管，包括肺、肾、肠系膜及肢体血管均有舒张作用，尼莫地平、尼卡地平等可选择性舒张脑血管。钙通道阻滞药舒张动脉血管作用明显强于舒张静脉血管。

2. 其他平滑肌　较大剂量也能松弛支气管、胃肠道、输尿管及子宫平滑肌。

（三）抗动脉粥样硬化作用

钙通道阻滞药通过以下途径达到抗动脉粥样硬化的作用。

1. 减轻"钙超载"所致的动脉壁损伤；

2. 抑制平滑肌增殖和动脉基质蛋白合成，增加血管壁顺应性；

3. 抑制脂质过氧化，保护内皮细胞；

4. 硝苯地平使细胞内 cAMP 增加，提高溶酶体和胆固醇的水解活性，有助于动脉壁脂蛋白的代谢，从而降低细胞内胆固醇水平。

（四）对红细胞和血小板结构与功能的影响

钙通道阻滞药通过抑制 Ca^{2+} 内流，降低细胞内 Ca^{2+} 浓度，增强红细胞的变形能力和稳定性，降低血液黏滞度。钙通道阻滞药通过抑制 Ca^{2+} 内流，阻止血小板的聚集与活性产物的合成和释放；促进膜磷脂的合成，稳定血小板膜。

（五）对肾脏功能的影响

钙通道阻滞药扩张肾入球小动脉和出球小动脉，有效地降低肾血管阻力，增加肾血流量及肾小球滤过率，同时抑制肾脏肥厚，特别是抑制肾小球系膜的增生，改善肾微循环。

四、临床应用

（一）高血压

钙通道阻滞药常用于治疗各种高血压。钙通道阻滞药对正常人血压没有影响，其降压作用主要是由于舒张血管平滑肌，降低外周血管阻力所致。降压效果与给药前血压水平有关，给药前血压越高，降压效果越好。与其他血管扩张药相比，钙通道阻滞药有如下优点：①选择性扩张小动脉平滑肌，降低后负荷而不减少心排血量；②能扩张重要器官如心、脑、肾的血管，增加血流量，改善器官功能，可降低高血压中风发生率；③可预防和逆转心肌、血管平滑肌肥厚；④对血脂、血糖、尿酸及电解质等无不良影响。

二氢吡啶类药物如硝苯地平、尼卡地平、尼莫地平等扩张外周血管作用较强，用于控制严重高血压。

（二）心绞痛

1. 变异型心绞痛　常在休息时如夜间或早晨发作，由冠状动脉痉挛所引起。钙通道阻滞药可扩张冠状动脉，增加冠脉流量，改善心绞痛症状。硝苯地平疗效最佳。

2. 稳定型心绞痛　常见于冠状动脉粥样硬化患者，休息时并无症状，此时心脏血液供求关系是平衡的，劳累时心脏做功增加，血液供不应求，导致心绞痛发作。钙通道阻滞药通过舒张冠脉，减慢心率，降低血压及抑制心肌收缩力而发挥治疗效果。三类选择性钙通道阻滞药均可应用。

3. 不稳定型心绞痛　较为严重，昼夜都可发作，由冠状动脉粥样硬化斑块形成或破裂及冠脉张力增高所引起。维拉帕米和地尔硫䓬疗效较好，硝苯地平因降压时反射性加快心率，有增加心肌缺血的危险，应与 β 受体阻断药合用。

（三）心律失常

对阵发性室上性心动过速，维拉帕米是首选药物。维拉帕米治疗房颤及房扑，可减慢心室率，少数患者亦可转复为窦性心律，特别是在单用地高辛效果欠佳时，较少量的维拉帕米即可增强地高辛的作用。地尔硫䓬等对心脏的电生理效应及临床应用与维拉帕米类似。

（四）脑血管疾病

尼莫地平具有脂溶性，易通过血脑屏障，对脑血管有选择性扩张作用。氟桂利嗪和尼莫地平常用于缺血性脑血管疾病、脑外伤后遗症、眩晕症及偏头痛等。

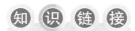

钙通道阻滞药的临床新用途

近年来的研究发现，钙通道阻滞药除用于心脑血管疾病的治疗外，还有一些新的临床用途：①肾脏疾病：钙通道阻滞药可用于急、慢性肾衰，对肾功能有一定的保护和改善作用；②妊高症：钙通道阻滞药对轻、中度妊高症患者可有效改善血管收缩引起的高血压等症状；③变态反应性疾病：钙通道阻滞药通过阻滞 Ca^{2+} 内流，抑制肥大细胞脱颗粒，抑制了I型变态反应的始动部位，可与抗组胺药联用，抗过敏效果更佳。

五、不良反应

钙通道阻滞药不良反应较轻，常见的不良反应有：①头痛、面部潮红、头晕、脚踝水肿，心动过速，二氢吡啶类药物更为多见；②胃肠道反应有恶心、食管反流、呕吐、便秘。

用药应注意药物间的相互作用。钙通道阻滞药能提高地高辛浓度，延长西咪替丁 $t_{1/2}$，而硝苯地平可降低奎尼丁血浓度。基础血压偏低、左室收缩功能减弱、病窦综合征和房室结传导阻滞的患者慎用。顺行性旁路传导、逆行性折返型心律失常、室性心动过速和复合性心动过速患者禁用。

复习思考题

1. 简述选择性钙通道阻滞药的分类及代表药物。

2. 钙通道阻滞药的药理作用及临床应用有哪些?

扫一扫，知答案

常用制剂及其用法

维拉帕米　片剂:40mg。口服,40 ～ 80mg/ 次,3 次 /d。注射剂:5mg/2mL。静脉滴注, 5 ～ 10mg/ 次, 一日总量不超过 50 ～ 100mg。

硝苯地平　片剂：5mg、10mg。缓释片：20mg。口服, 5 ～ 50mg/ 次, 3 次 /d。急用时可舌下含服。缓释片：20mg/ 次, 12 小时 1 次。

尼卡地平　片剂：10mg、20mg、40mg。口服, 20mg/ 次, 3 次 /d。

尼群地平　片剂：10mg。口服, 10 ～ 20mg/ 次, 2 次 /d。

氨氯地平　片剂：5mg、10mg。口服, 5mg/ 次, 1 次 /d。

地尔硫䓬　片剂:30mg。用于心律失常：口服, 30 ～ 60mg/ 次, 4 次 /d；用于心绞痛：口服, 30 ～ 60mg/ 次, 6 ～ 8 小时 1 次；用于高血压：口服, 每日剂量 120 ～ 240mg, 分 3 ～ 4 次服。

扫一扫，看课件

第十六章
抗高血压药

【学习目标】

掌握：抗高血压药的分类及各类常用药物名称；一线抗高血压药的药理作用、临床应用、不良反应。

熟悉：各类抗高血压药的降压机理及体内过程。

了解：抗高血压药的选药和应用原则。

抗高血压药是一类能够降低外周血管阻力，使动脉血压下降，治疗高血压的药物。世界卫生组织建议，成人在安静情况下未服药时血压高于 140/90mmHg 即为高血压。高血压依据病因可分为原发性和继发性两大类，绝大多数（90%）高血压患者病因尚未阐明，称为原发性高血压，又称为高血压病；后者病因明确，继发于一些疾病如肾动脉狭窄、肾实质病变、嗜铬细胞瘤、妊娠等，某些药物也可引起高血压，又称为症状性高血压。

对于原发性高血压，目前尚无针对病因的根治方法。但它的药物治疗在近几十年中有显著进展，合理应用抗高血压药物，能控制血压并减少或防止心、脑、肾等并发症，包括心衰、猝死等，从而降低发病率及死亡率，延长寿命。多数高血压患者需长期服药以控制症状，若能配合非药物治疗，如低盐饮食，减少饮酒，控制体重，改变生活方式等，可取得更好的效果。

第一节 抗高血压药的分类

抗高血压药根据其作用机制和作用部位，可分为以下几类。

1. 利尿药 如氢氯噻嗪等。

2. 钙通道阻滞药 如硝苯地平、尼群地平等。

3. 肾素－血管紧张素－醛固酮系统抑制药

（1）血管紧张素转化酶（ACE）抑制药　如卡托普利、依那普利等。

（2）血管紧张素Ⅱ受体阻滞药　如氯沙坦等。

4. 交感神经抑制药

（1）中枢性降压药　如可乐定、甲基多巴等。

（2）神经节阻滞药　如樟磺咪芬、美加明等。

（3）去甲肾上腺素能神经末梢阻滞药　如利血平、胍乙啶等。

（4）肾上腺素受体阻断药　①α受体阻断药，如哌唑嗪；②β受体阻断药，如普萘洛尔；③α、β受体阻断药，如卡维地洛。

5. 血管舒张药

（1）直接舒张血管药　如肼屈嗪、硝普钠等。

（2）钾通道开放药　如吡那地尔、米诺地尔等。

目前，国内外广泛应用或称为第一线抗高血压药的是利尿药、钙通道阻滞药、β受体阻滞药、ACE抑制药及血管紧张素Ⅱ受体阻滞药。

第二节　常用抗高血压药

一、利尿药

氢氯噻嗪（hydrochlorothiazide）

【药理作用】氢氯噻嗪降压作用确切、温和、持久，降压过程平稳，长期应用不易发生耐受性。目前认为，排钠利尿，使细胞外液及血容量减少是利尿药初期的降压机制；长期应用使小动脉细胞内低钠，通过 Na^+–Ca^{2+} 交换机制减少 Ca^{2+} 内流，降低细胞内钙，使血管平滑肌对去甲肾上腺素等加压物质的反应性减弱。

【临床应用】可单独用于轻度高血压或与其他降压药合用治疗各类高血压，联合用药可增强降压作用，并防止其他药物引起的水钠潴留。该药长期大剂量使用可致低血钾，引起血脂、血糖及尿酸升高，还能增高血浆肾素活性，合用β受体阻滞药可避免或减少不良反应。

【不良反应】长期大量使用噻嗪类利尿剂可导致低钾血症，并对脂质代谢、糖代谢等产生不良影响（详见第二十一章）。

二、钙通道阻滞药

硝苯地平（nifedipine）

【体内过程】硝苯地平口服后 30 ～ 60 分钟起效，1 ～ 2 小时达降压高峰，作用持续 3 小时；舌下含服 2 ～ 3 分钟起效，喷雾吸入 5 分钟内起效，持续 6 ～ 8 小时。

【药理作用】硝苯地平抑制细胞外 Ca^{2+} 的内流，选择性松弛血管平滑肌。降压时伴有反射性心率加快，心排出量增加，血浆肾素活性增高。

【临床应用】各型高血压，可单用或与利尿药、β 受体阻滞药、ACE 抑制药合用，以增强疗效，减少不良反应。若使用该药的控释剂或缓释剂，减少血药浓度波动，可降低不良反应的发生率，延长作用时间，减少用药次数。

【不良反应】一般较轻，常见面部潮红、头痛、眩晕、心悸、踝部水肿。踝部水肿系毛细血管前血管扩张所致，非水钠潴留。该药的短效制剂有可能加重心肌缺血，伴有心肌缺血的高血压患者慎用。

尼群地平（nitrendipine）

尼群地平药理作用、临床应用与硝苯地平相似，对血管平滑肌松弛作用较硝苯地平强，降压作用温和持久。不良反应与硝苯地平相似，肝功能不良者慎用或减量。

氨氯地平（amlodipine）

氨氯地平具有高度的血管选择性，半衰期长，作用平稳而持久，被称为第三代钙通道阻滞药。该药起效缓和，渐进降压，由血管扩张引起的头痛、面红、心率加快等症状不明显。口服吸收好，生物利用度高，$t_{1/2}$ 长达 40 ～ 50 小时，每日只需服药一次，降压作用可维持 24 小时，血药浓度较稳定，可减少血压波动造成的器官损伤，用于治疗各型高血压。不良反应与硝苯地平相似，但发生率低，价格较贵。

三、肾素－血管紧张素－醛固酮系统抑制药

肾素－血管紧张素－醛固酮系统（RAAS）在血压调节及体液的平衡中起到十分重要的作用，对高血压发病有重大影响。除存在整体的 RAAS 外，组织中也存在独立的 RAAS。作用于该系统的药物主要为 ACE 抑制药和 Ang Ⅱ（血管紧张素Ⅱ）受体拮抗药。

（一）血管紧张素转化酶抑制药

血管紧张素Ⅱ（angiotensin Ⅱ，Ang Ⅱ）是一个很强的血管收缩剂。卡托普利是第一个口服有效的 ACE 抑制药。近年来又合成了 10 余种高效、长效且不良反应较少的 ACE 抑制药。该类药物的作用特点为：①降压时不伴有反射性心率加快，对心排血量没有明显影响。②可防止或逆转高血压患者的血管壁增厚和心肌重构。③能增加肾血流量，保护肾脏。④能改善胰岛素抵抗，不引起电解质紊乱和脂质代谢改变。⑤久用不易产生耐受性。

卡托普利（captopril）

【体内过程】口服生物利用度约 70%，胃肠道食物可减少其吸收，宜在饭前 1h 空腹服用。口服后 15 ～ 30min 血压开始下降，1 ～ 1.5 小时达降压高峰，降压持续 8 ～ 12 小时。部分在肝脏代谢，主要从尿排出，40% ～ 50% 为原形药物。肾功能不全者药物有蓄积，$t_{1/2}$ 为 2 ～ 3 小时，不透过血脑屏障。

【药理作用】卡托普利具有中等强度的降压作用，可降低外周阻力，不伴有反射性心率加快，同时可以增加肾血流量。降压机制主要涉及：①抑制血管紧张素 I 转化酶（ACE），减少 Ang II 形成，从而取消 Ang II 收缩血管、促进儿茶酚胺释放的作用。② ACE 又称激肽酶 II，能降解缓激肽等，使之失活。抑制 ACE，可减少缓激肽降解，提高缓激肽在血中的含量，进而促进一氧化氮（NO）及前列环素（PGI_2）的生成，增强扩张血管效应。③抑制 Ang II 生成的同时，可减少醛固酮分泌，有利于水、钠排出。其特异性扩张肾血管作用也有利于促进水、钠排泄。

【临床应用】用于各型高血压，降压作用与血浆肾素水平相关，对血浆肾素活性高者疗效较好，尤其适用于合并有糖尿病、左心室肥厚、心力衰竭、心肌梗死的高血压患者。重型及顽固性高血压宜与利尿药及 β 受体阻滞药合用。

【不良反应】耐受性良好，但应从小剂量开始使用。主要不良反应有咳嗽、血管神经性水肿、皮疹、味觉及嗅觉改变等。久用可发生中性粒细胞减少，应定期检查血象。因减少 Ang II 生成的同时减少醛固酮分泌，可致高血钾。禁用于伴有双侧肾动脉狭窄、高血钾及妊娠初期的患者。

依那普利（enalapril）

依那普利降压作用机制与卡托普利相似，但抑制 ACE 的作用较卡托普利强 10 倍，降压作用强而持久，主要用于高血压，对心功能的有益影响优于卡托普利，其他不良反应与卡托普利相似。

其他 ACE 抑制药还有：赖诺普利（lisinopril）、喹那普利（quinapril）、培哚普利（perindopril）、雷米普利（ramipril）、福辛普利（fosinopril）等。这些药物的共同特点是长效，每日只需服用一次。作用及临床应用与依那普利相似。

（二）血管紧张素 II 受体拮抗药

血管紧张素 II 受体拮抗药可直接阻断 Ang II 的缩血管作用而降压，与 ACE 抑制药相比，选择性更强，不影响缓激肽的降解，对 Ang II 的拮抗作用更完全，不良反应较 ACE 抑制药少，是继 ACE 抑制药后的新一代肾素 - 血管紧张素 - 醛固酮系统抑制药。血管紧张素 II 受体（AT）主要有 AT_1 和 AT_2 两种亚型。AT_1 主要分布在心血管、肾、肺及神经，对心血管功能的稳定具有调节作用。AT_2 主要分布在肾上腺髓质，生理作用尚不完全清楚。该类降压药主要阻断 AT_1 受体，常用药有氯沙坦（losartan）、缬沙坦（valsartan）、伊白沙坦（irbesertan）等。

氯沙坦（losartan）

氯沙坦可选择性地与 AT$_1$ 受体结合，阻断 Ang II 引起的血管收缩，从而降低血压。临床用于各型高血压，效能与依那普利相似，对多数患者每日服 1 次，每次 50mg，即可有效控制血压，用药 3 ~ 6 日可达最大降压效果。该药长期应用还有促进尿酸排泄作用。

不良反应较 ACE 抑制药少，主要有头晕、高血钾和与剂量相关的体位性低血压。孕妇及哺乳期妇女禁用。

四、β 受体阻滞药

普萘洛尔（propranolol）

【药理作用】该药为非选择性 β 受体阻滞药，对 β$_1$、β$_2$ 受体都有作用。降压机制主要为：①阻断心肌 β$_1$ 受体，使心肌收缩力减弱，心率减慢，心排出量减少而发挥作用。②阻断肾小球旁器部位的 β$_1$ 受体，减少肾素分泌，从而抑制肾素血管紧张素系统。③阻断去甲肾上腺素能神经突触前膜 β$_2$ 受体，消除正反馈作用，减少 NA 的释放。④抑制外周交感神经张力。⑤促进具有扩张血管作用的前列环素生成。

【临床应用】适用于轻、中度高血压，对伴有心排出量偏高或血浆肾素活性增高者以及伴有冠心病、脑血管病变者更适宜。

【不良反应】长期使用不能突然停药，以免诱发或加重心绞痛。支气管哮喘、严重左心室衰竭及重度房室传导阻滞者禁用。

美托洛尔（metoprolol）和阿替洛尔（atenolol）

美托洛尔和阿替洛尔的降压机制与普萘洛尔相同，但对心脏 β$_1$ 受体有较大选择性，对支气管的 β$_2$ 受体影响较小。口服用于各种程度的高血压，降压作用持续时间较长，每日服用 1 ~ 2 次，作用优于普萘洛尔。

第三节 其他抗高血压药

一、中枢性抗高血压药

该类药物包括可乐定（clonidine）、甲基多巴（methyldopa）和莫索尼定（moxonidine）。

可乐定（clonidine）

【药理作用】降压作用中等偏强，静脉注射给药可引起血压短暂升高（激动外周 α$_1$ 受体），随后血压持续下降。口服仅出现降压效应而无升压过程。

降压作用机制较复杂，目前认为主要是激动血管运动中枢延髓腹外侧核吻侧端的 I_1 咪唑啉受体，使外周交感张力降低，从而产生降压作用。该药的降压机制还涉及激动脑内阿片受体，促进内源性阿片肽的释放；激动外周交感神经突触前膜 α_2 受体及其相邻的咪唑啉受体，通过负反馈抑制去甲肾上腺素的释放。此外，该药还可产生镇静作用及一定的镇痛作用，能抑制胃肠道分泌和运动。

【临床应用】较少单独使用，与利尿剂合用有协同作用。常用于其他降压药无效的中、重度高血压，对兼有溃疡病的高血压及肾性高血压较为适宜。

【不良反应】常见口干、嗜睡和便秘，其他有头痛、眩晕、腮腺肿痛、鼻黏膜干燥、阳痿、抑郁、浮肿、体重增加和心动过缓等。合用利尿药可减少水肿等水钠潴留现象。突然停药可引起交感神经亢进的停药综合征，表现为血压骤升、心悸、兴奋、震颤、腹痛、出汗等，再用可乐定或用酚妥拉明可取消上述反应，因此需要逐渐减量后再停药。

莫索尼定（moxonidine）

莫索尼定是第二代中枢性降压药，主要通过激动延髓腹外侧核吻侧端 I_1 咪唑啉受体而发挥降压作用。优点为对 I_1 咪唑啉受体的选择性比可乐定高，口服吸收好，作用持久，可每日给药 1 次。降压作用略低于可乐定，因其对 α_2 受体作用较弱，不良反应较可乐定少，无停药反跳现象。主要不良反应有口干、嗜睡等。主要用于轻、中度高血压。

二、血管舒张药

（一）直接舒张血管药

硝普钠（sodium nitroprusside）

硝普钠可直接松弛小动脉和静脉平滑肌，在血管内通过释放 NO 而产生强大的舒张血管作用。该药口服不吸收，静脉滴注后立 $1 \sim 2\text{min}$ 起效。主要用于高血压危象、难治性心衰及麻醉时控制性降压。静脉滴注可见恶心、呕吐、出汗、头痛、发热、不安、肌肉痉挛等。肝肾功能不全者慎用，必要时测量血中硫氰酸盐浓度，一旦出现氰化物中毒症状，应用高铁血红蛋白形成剂及供硫剂进行抢救。

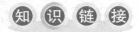

高血压危象

高血压危象是指原发性或继发性高血压患者疾病发展过程中，在一些诱因的作用下血压突然和显著升高，病情急剧恶化，同时伴有进行性心、脑、肾、视网膜等重要的靶器官功能不全的表现。患者多数有高血压史，血压显著升高，常以舒张压升高更明显，多高于 130mmHg，眼底检查视网膜出血、渗出及视神经乳头水肿；伴或不伴有不同程度心、脑、肾功障碍症状体征及实验室检查异常表现，可考虑诊断高血压危象。对于有高血压病史的患者，不适当减药、停药和其他诱发因素未得到很好控制都会诱发高血压急症；提高高血压患者的知晓率、治疗率和控制率可有效预防高血压急症的发生。

（二）钾通道开放药

钾通道开放药又称钾通道激活药，是一类新型的血管扩张药，主要有米诺地尔（minoxidil）、吡那地尔（pinacidil）、尼可地尔（nicorandil）等。该类药物通过激活血管平滑肌细胞膜钾通道开放，K^+ 外流增加，导致细胞膜超极化，使细胞膜电压依赖性钙通道激活，Ca^{2+} 内流减少，从而降低细胞内钙而产生平滑肌舒张作用。临床主要用于轻、中度高血压。与利尿药和 β 受体阻滞药合用可提高疗效。主要不良反应为水钠潴留及反射性心动过速等。

三、其他药物

（一）α₁ 受体阻滞药

哌唑嗪（prazosin）

【药理作用】可舒张小动脉和静脉血管平滑肌，降压作用中等偏强，与甲基多巴相仿。降压机制为选择性阻断突触后膜 α₁ 受体，对具有负反馈作用的突触前膜 α₂ 受体无影响，降压时不引起反射性心率加快。

【临床应用】用于轻、中度高血压及伴有肾功能障碍者，重度高血压需合用利尿药或 β 受体阻滞药，也用于嗜铬细胞瘤的治疗。

【不良反应】①首剂现象：首次用药 90min 内出现体位性低血压、心悸、晕厥、意识消失，用药数次后这种现象可消失。若首次剂量减为 0.5mg，在临睡前服用可避免其发生。②其他：眩晕、疲乏、鼻塞、口干、尿频、头痛、嗜睡及胃肠道反应等，一般毋须停药。

同类药物还有特拉唑嗪（terazosin）、乌拉地尔（urapidil）等。

（二）α、β 受体阻滞药

拉贝洛尔（labetalol）

【药理作用】拉贝洛尔阻断 β 受体的作用为阻断 α₁ 受体作用的 4 ～ 8 倍，对 α₂ 受体无作用。阻断 β₁ 受体的作用比阻断 β₂ 受体作用略强。在等效剂量下，其心率减慢作用比普萘洛尔轻，降压作用出现较快。该药阻断 α₁ 受体的血管扩张作用也是其降压及抗心绞痛的作用机制之一。

【临床应用】用于各型高血压及高血压伴有心绞痛的患者。静脉注射可以治疗高血压危象，注射后最大降压作用在 5 分钟内产生，可持续 6 小时，血压控制后可改用口服维持。

【不良反应】该药收缩支气管作用较普萘洛尔为轻，但仍可诱发支气管哮喘。由于 α_1 受体阻断作用，可产生体位性低血压。头皮刺麻感是该药的特殊反应，其他尚有胃肠道反应、头痛、乏力、皮疹和变态反应。

卡维地洛（carvedilol）

卡维地洛为 α、β 受体阻滞药，阻断 β 受体的同时具有舒张血管作用，降压作用比普萘洛尔强，药效可维持 24 小时，主要适用于轻中度高血压或伴有肾功能不全、糖尿病的患者，作用优于普萘洛尔。

第四节 抗高血压药的应用原则

高血压药物治疗的最终目标不仅仅是单纯地降低血压，必须考虑减轻或逆转患者的靶器官损伤，防止严重并发症的出现，从而提高生活质量，延长生命。为达到这一目标，应用抗高血压药物时应遵循以下原则：

1. 根据高血压程度选用药物 高血压的药物治疗主要选用利尿药、β 受体阻断药、钙通道阻滞药、ACE 抑制药及血管紧张素 II 受体阻滞药等。再配合非药物治疗如改善患者的生活方式及习惯也有助于控制血压。

必须指出现有抗高血压药物长期单独使用后常会失效，如加大剂量又易引起不良反应而难以继续应用，所以临床实践中常采用联合用药，以增强疗效及减少不良反应的发生。

2. 高血压危象及脑病时药物的选用 宜静脉给药以迅速降低血压，可选用硝普钠，也可用高效能利尿药如呋塞米等，但应注意不可降压过快，以免造成重要器官灌流不足等。

3. 根据并发症选用药物 高血压合并心功能不全、心扩大者，宜用利尿药、卡托普利、哌唑嗪等，不宜用 β 受体阻断药。高血压合并肾功能不良者，宜用卡托普利、硝苯地平、甲基多巴。高血压合并窦性心动过速，年龄在 50 岁以下者，宜用 β 受体阻断药。高血压合并消化性溃疡者，宜用可乐定，不用利血平。高血压合并支气管哮喘、慢性阻塞性肺部疾患者，不用 β 受体阻断药。高血压伴有潜在性糖尿病或痛风者，不宜用噻嗪类利尿药。高血压伴有精神抑郁者，不宜用利血平或甲基多巴。

4. 平稳持续降压 高血压病一旦确诊，就应积极治疗，力求将血压控制在 138/83mmHg（目标血压）以下。药物宜从小剂量开始，逐步增加，达到效果后改用维持量，应避免降压过快、过剧。血压波动过大可增加靶器官的损害，更换药物应逐步替代。

5. 联合用药 联合用药可从不同环节发挥协同降压作用，又能相互减轻各自的不良反应，各药用量也可相应减少。但联合用药时要注意各药的作用特点，同类药物不宜合用。

6.长期用药　高血压病的治疗需要长期系统用药甚至终生用药，应提高患者对长期治疗重要性的认识，坚持按医嘱用药，即使血压趋向正常也不能随便停药。

7.剂量个体化　不同患者或同一患者在不同病程阶段所需药物和剂量不同。应坚持"最好疗效，最小不良反应"的原则，综合患者的病情和药物特点，采用个体化治疗方案。

复习思考题

1.简述抗高血压药的分类，每类各列举 1 ～ 2 个代表药。

2.卡托普利的降压机制是什么？

扫一扫，知答案

常用制剂及其用法

可乐定　片剂：0.075mg。口服，0.075 ～ 0.15mg/ 次，3 次 /d，根据病情可适当逐渐增加剂量。肌内注射或静脉注射，0.15 ～ 0.3mg/ 次，必要时 6 小时重复一次。

哌唑嗪　胶囊剂：1mg、2mg、5mg。口服，1mg/ 次，3 次 /d。

普萘洛尔　片剂：10mg。口服，10 ～ 20mg/ 次，3 ～ 4 次 /d，以后每周增加剂量10 ～ 20mg，每日剂量有用至 120mg 者。

肼屈嗪　片剂：10mg、20mg、50mg。口服，10 ～ 25mg/ 次，3 次 /d。

硝普钠　粉针剂：50mg/ 瓶。临用时以 5% 葡萄糖溶液 2 ～ 3mL 溶解后再用同一溶液500mL 稀释缓慢静脉滴注（容器避光），速度每分钟不超过 3μg/kg，配制时间超过 4 小时的溶液不宜使用。

氢氯噻嗪　片剂：25mg。口服，12.5 ～ 25mg/ 次，2 次 /d，见效后酌减，给维持量。

硝苯地平　片剂：10mg。舌下含化，5 ～ 10mg/ 次，3 次 /d。

卡托普利　片剂：25mg、50mg、100mg。开始 12.5 ～ 25mg/ 次，口服，渐增至50mg/ 次，2 ～ 3 次 /d，每日最大剂量为 450mg。

扫一扫，看课件

第十七章

抗心绞痛药

【学习目标】

掌握：抗心绞痛药的分类及常用药物名称；硝酸酯类、β 受体阻断药、钙通道阻断药的药理作用、临床应用及不良反应。

熟悉：硝酸酯类与 β 受体阻断药合用治疗心绞痛的意义及注意事项。

了解：心绞痛与心肌氧供需平衡的关系。

第一节　概　述

心绞痛是冠状动脉粥样硬化性心脏病（冠心病）的常见症状，是冠状动脉供血不足，心肌急剧、暂时的缺血和缺氧所引起的临床综合征。发作时胸骨后部及心前区出现阵发性绞痛或闷痛，并可放射至左上肢，疼痛是由缺血、缺氧的代谢产物乳酸、丙酮酸或类似激肽的多肽类物质等所引起。

心肌暂时性缺血缺氧是由于血和氧的供需失去平衡所致。药物可通过舒张静脉，减少回心血量、降低前负荷；舒张外周小动脉、降低血压，减轻后负荷；降低室壁肌张力；减慢心率及降低收缩力等作用而降低心肌对氧的需求。

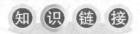

心绞痛的诊断分型

近年来对确诊的心绞痛患者主张进行分型诊断，但并未统一。目前临床上对心绞痛较为常见的分型如下：①劳累性心绞痛，在体力劳动或情绪激动等心肌需氧量增加时诱发。根据发作频率、病程及预后，可将劳累性心绞痛分为稳定型、初发型和恶化型。②自发性心绞痛，多发生于静息状态而无明显的心肌需氧量增加时，发作时疼痛持续时间较长，程度较重，且不易被硝酸甘油所缓解，可分为卧位型（发作于熟睡或休息时）、变异型（因冠状动脉痉挛引发）、中间综合征及梗死后心绞痛。③混合性心绞痛，心肌耗氧量无论是否增加均有可能发作。临床有时亦常将心绞痛分为两型，即除稳定型心绞痛外，将初型、恶化型、自发性心绞痛等统称为不稳定型心绞痛，其中变异型心绞痛因具有短暂的 ST 段抬高的特异心电图变化而为临床所保留。

第二节　常用的抗心绞痛药物

一、硝酸酯类

硝酸酯类常用药物有硝酸甘油、硝酸异山梨酯、单硝酸异山梨酯等。其中硝酸甘油最常用。

硝酸甘油（nitroglycerin）

硝酸甘油是硝酸酯类药物的代表药，治疗心绞痛已有一百多年历史。

【体内过程】硝酸甘油舌下含服易经口腔黏膜迅速吸收，2～5 分钟出现作用，3～10 分钟作用达峰值，维持 20～30 分钟，血浆 $t_{1/2}$ 约为 3 分钟，舌下含服的生物利用度为 80%，也可经皮肤吸收而达到治疗效果。经肝代谢，从尿排出。

【药理作用】硝酸甘油的基本作用是松弛平滑肌，但以松弛血管平滑肌的作用最为明显，现分述如下。

1. 降低心肌耗氧量　硝酸甘油能舒张全身静脉和动脉，但舒张毛细血管后静脉远较舒张小动脉的作用为强。外周静脉扩张，回心血量减少，左室舒张末压（前负荷）降低。扩张动脉使外周阻力（后负荷）降低。动静脉扩张使心肌耗氧量减少。对较大的冠状动脉也有明显舒张作用，对毛细血管括约肌则作用较弱。它也能舒张头、面、颈、皮肤血管及肺血管。

2. 改善缺血区的血供　硝酸甘油能明显舒张较大的心外膜血管及狭窄的冠状血管以及侧枝血管，此作用在冠状动脉痉挛时更为明显。它对阻力血管的舒张作用微弱。当冠状动脉因粥样硬化或痉挛而发生狭窄时，缺血区的阻力血管已因缺氧而处于舒张状态。这样，非缺血区阻力就比缺血区为大，用药后将迫使血液从输送血管经侧枝血管流向缺血区，而改善缺血区的血流供应（图 17-1）。

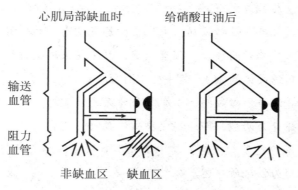

心肌局部缺血时　　　给硝酸甘油后

输送血管

阻力血管

非缺血区　　缺血区

图 17-1　硝酸甘油增加缺血区血流量示意图

3. 增加心内膜下区的血液灌流量　硝酸甘油能使冠状动脉血流量重新分配。心内膜下血管是由心外膜血管垂直穿过心肌延伸而来的，因此内膜下血流易受心室壁肌张力及室内压力的影响，张力与压力增高时，内膜层血流量就减少。在心绞痛急性发作时，左心室舒张末压力增高，所以心内膜下区域缺血最为严重。硝酸甘油能降低左心室舒张末压，舒张心外膜血管及侧枝血管，使血液易从心外膜区域向心内膜下缺血区流动，从而增加缺血区的血流量，增加心内膜下区的血液灌流量。

【作用机制】血管内皮细胞能释放扩血管物质，即一氧化氮（NO），它激活鸟苷酸环化酶（GC），增加细胞内 cGMP 的含量，从而激活依赖于 cGMP 的蛋白激酶。促使肌球蛋白轻链去磷酸化，而松弛血管平滑肌。硝酸酯类药能在平滑肌细胞及血管内皮细胞中产生NO 而舒张血管，在平滑肌细胞能与硝酸酯受体结合，并被硝酸酯受体的巯基还原成 NO或—SNO（亚硝巯基）。此外，释出的 NO 还能抑制血小板聚集和黏附，有利于冠心病的治疗。

【临床应用】对各型心绞痛均有效，用药后能中止发作，也可预防发作。对急性心肌梗死不仅能减少耗氧量，尚有抗血小板聚集和黏附作用，使坏死的心肌得以存活或使梗死面积缩小，但应限制用量，以免过度降压。

【不良反应】多数不良反应是其血管舒张作用所继发的。如短时的面颊部皮肤发红；而搏动性头痛则是脑膜血管舒张所引起；眼内血管扩张则可升高眼内压。大剂量可出现体位性低血压及晕厥；剂量过大可使血压过度下降，冠状动脉灌注压过低，并可反射性兴奋交感神经、增加心率、加强心肌收缩性，反使耗氧量增加而促使心绞痛发作。超剂量时还会引起高铁血红蛋白症。

连续用药后可出现耐受性，停药 1～2 周后，耐受性可消失。耐受性的发生可能与"硝酸酯受体"中的巯基被耗竭有关。为克服耐受可采用下列措施：调整给药次数和剂量，不宜频繁给药；采用最小剂量；采用间歇给药法，无论采用何种给药途径，如口服、舌下、静注或经皮肤，每天不用药的间歇期必须在 8 小时以上；补充含巯基的药物，如加用卡托普利、甲硫氨酸等。

硝酸异山梨酯（isosorbide dinitrate）

硝酸异山梨酯的作用及作用机制与硝酸甘油相似而作用较弱，与硝酸甘油相比作用出现较慢、维持时间较久，经肝代谢后可得两个活性代谢产物，仍具有扩张血管及抗心绞痛作用。但剂量范围个体差异较大，不良反应较多。

二、β 受体阻断药

β 受体阻断药如普萘洛尔、吲哚洛尔、噻马洛尔及选择性 β_1 受体阻断药如阿替洛尔、美托洛尔、醋丁洛尔等均可用于心绞痛，能使多数患者心绞痛发作次数减少，硝酸甘油用量减少，并增加运动耐量，改善缺血性心电图的变化。兹以普萘洛尔为例介绍如下：

【药理作用】心绞痛时，交感神经活性增强，心肌局部和血中儿茶酚胺含量增高，更大程度地激动 β 受体，使心肌收缩性加强，心率加快，心肌耗氧量明显增加，因而加重了心肌缺血缺氧。普萘洛尔等 β 受体阻断药则能明显降低心肌耗氧量，也降低后负荷而缓解心绞痛。临床观察表明，用普萘洛尔后，对心率减慢和收缩性减弱较明显的患者，所获疗效最好。

普萘洛尔还能改善缺血区的供血，因用药后心肌耗氧量减少，非缺血区的血管阻力增高，促使血液向缺血区已舒张的阻力血管流动，从而增加缺血区的供血。其次，β 受体阻断药能减慢心率，使舒张期延长，从而冠脉的灌流时间延长，这有利于血液从心外膜血管流向易缺血的心内膜区。普萘洛尔还能促进氧自血红蛋白的解离而增加全身组织包括心肌的供氧。

【临床应用】治疗稳定及不稳定型心绞痛，可减少发作次数，对兼患高血压或心律失常者更为适用。对心肌梗死也有效，能缩小梗死范围。普萘洛尔不宜用于与冠状动脉痉挛有关的变异型心绞痛，因冠脉上的 β 受体被阻断后，α 受体占优势，易致冠状动脉收缩。

普萘洛尔有效剂量的个体差异较大，一般宜从小剂量开始，以后每隔数日增加10 ~ 20mg，多数患者用量可达 80 ~ 240mg/d。久用停药时，应逐渐减量，否则会加剧心绞痛的发作，引起心肌梗死或突然死亡，可能是长期用药后 β 受体数量增加（向上调节），而突然停药时对内源性儿茶酚胺的反应有所增强所致。长期应用后对血脂也有影响，本类药物禁用于血脂异常的患者。

合用普萘洛尔和硝酸甘油可相互取长补短。两药对耗氧量的降低有协同作用，还可减少不良反应的发生，如普萘洛尔可取消硝酸甘油所引起的反射性心率加快；硝酸甘油可对抗 β 受体阻断药引起的心室容积扩大。但要注意两药均可降低血压，合用易致血压过度下降，影响冠脉灌注，反而会加重心绞痛。

三、钙通道阻滞药

抗心绞痛常用的钙通道阻滞药有硝苯地平（nifedipine）、维拉帕米（verapamil）、地尔硫䓬（diltiazem）等。

【药理作用及临床应用】钙通道阻滞药通过阻断血管平滑肌电压依赖性钙通道，降低 Ca^{2+} 内流而扩张冠状动脉和外周动脉，并能使心肌收缩性下降、心率减慢，减轻心脏负荷，从而降低心肌耗氧量。它们也因舒张冠状血管，增加冠状动脉流量而改善缺血区的供血供氧等，且有保护心肌细胞免受缺血伤害的作用。

钙通道阻滞药对冠状动脉痉挛及变异型心绞痛最为有效，也可用于稳定型及不稳定型心绞痛，但硝苯地平对不稳定型心绞痛的治疗有一定的局限性，因其有能引起心率加快而增加心肌缺血的危险。但维拉帕米和地尔硫䓬则不同，可直接作用于心脏，引起心率轻度减慢。钙通道阻滞药对急性心肌梗死能促进侧枝循环，缩小梗死面积。

β 受体阻滞药与硝苯地平合用较为理想，与维拉帕米合用时应注意对心脏的抑制和致血压下降的作用。

【不良反应】治疗剂量的不良反应较轻，常见外周水肿、面部潮红、头痛、皮疹、心悸等，多与扩血管作用有关。

复习思考题

1. 抗心绞痛药分为哪几类？各类列举一个代表药并说明其作用机制。
2. 硝酸甘油能否与普萘洛尔合用治疗心绞痛？为什么？

扫一扫，知答案

常用制剂及其用法

硝酸甘油　片剂：0.3mg、0.5mg、0.6mg。0.3 ～ 0.6mg / 次，舌下含化。贴剂（Transderm - Nitro5 及 10，在 24h 内分别可吸收 5mg 或 10mg 硝酸甘油）1 次 /d，贴皮肤时间不超过 8h。

硝酸异山梨酯　片剂：2.5mg、5mg、10mg。舌下含化，5 ～ 10mg/ 次。

单硝酸异山梨酯　片剂：20mg。口服，20mg/ 次，2 ～ 3 次 /d。

盐酸普萘洛尔　片剂：10mg。口服，10mg/ 次，3 次 /d，可根据病情增减剂量。

硝苯地平　片剂：10mg。口服，10 ～ 20mg/ 次，3 次 /d。缓释片，20mg/ 次，1 ～ 2 次 /d。

扫一扫，看课件

第 十 八 章
抗心律失常药

【学习目标】

掌握：抗心律失常药的分类及常用药物名称；利多卡因、苯妥英钠、普萘洛尔、胺碘酮、维拉帕米的药理作用、适应证及不良反应。

熟悉：抗心律失常药的基本作用。

了解：抗快速型心律失常药的临床应用原则。

心律失常是指心脏搏动的频率或（和）节律异常。临床上心律失常可分为缓慢型心律失常和快速型心律失常两大类。缓慢型心律失常主要有窦性心动过缓、房室传导阻滞等；快速型心律失常主要包括室上性快速型心律失常（窦性心动过速、房性期前收缩、房性心动过速、心房扑动、心房颤动及阵发性室上性心动过速）和室性快速型心律失常（室性期前收缩、室性心动过速及心室纤颤）。缓慢型心律失常常用阿托品、异丙肾上腺素等药物进行治疗。本章主要介绍治疗快速型心律失常的药物。

第一节 抗心律失常药的基本作用及分类

一、抗心律失常药的基本作用

（一）降低自律性

自律性增高是引发心律失常的重要机制之一。自律细胞（窦房结、心房传导系统、房室结、浦肯野纤维）的4相自动除极速率加快或最大舒张电位减小或阈电位下移，均可致自律性增高。抗心律失常药可通过抑制快反应细胞4相Na^+内流（如奎尼丁）或抑制慢反应细胞4相Ca^{2+}内流（如维拉帕米），减慢4相除极速率，降低自律性。也可通过促进4

123

相 K^+ 外流（如利多卡因），增加最大舒张电位，使其离阈电位较远而降低自律性。

（二）减少后除极与触发活动

后除极是指一个动作电位 0 相除极后自发出现的一种振荡性除极活动，若后除极振幅增高并达到阈值时即可产生冲动，形成触发活动。后除极分为早后除极与迟后除极。前者发生在完全复极之前的 2 相或 3 相中，主要由 Ca^{2+} 内流增多引起；迟后除极发生在完全复极后的 4 相中，是细胞内 Ca^{2+} 过多诱发 Na^+ 短暂内流所致，触发活动大多由迟后除极引起。钙通道阻滞药（如维拉帕米）和钠通道阻滞药（如奎尼丁）可通过减少细胞内钙蓄积、抑制钠内流，减少后除极与触发活动的发生，发挥抗心律失常作用。

（三）消除折返

正常时浦肯野纤维末梢的两个分支 A 与 B 同时传导冲动到达心室肌，引起心室肌一致性除极，随后冲动在心室肌内各自消失在对方的不应期中。若 A 支出现病变，则产生单向传导阻滞，即冲动不能通过病变区下传，只能沿 B 支经过心室肌，再逆行至 A 支。由于逆行的冲动传导速度慢，当折回 A 支或 B 支时，此处的不应期已过，对心室肌形成折返（图 18-1）。单个折返激动引起一次期前收缩，连续的折返激动则引发室性心动过速、心室颤动或扑动等快速型心律失常。

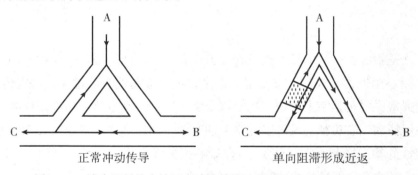

正常冲动传导　　　　　　　单向阻滞形成近返

图 18-1　浦肯野纤维末梢正常冲动传导及单向阻滞形成折返示意图

1.改变传导性　抗心律失常药可通过加快传导或减慢传导取消折返：①抑制 0 相 Na^+ 或 Ca^{2+} 内流，减慢传导，使单向传导阻滞变为双向传导阻滞，如奎尼丁则可抑制 0 相 Na^+ 内流，维拉帕米抑制 0 相 Ca^{2+} 内流减慢传导，使单向传导阻滞变为双向传导阻滞；②促进 4 相 K^+ 外流，加大膜电位，从而加快 0 相除极速率，加快传导，消除单向传导阻滞，如低血钾时利多卡因可促进 K^+ 外流，加快传导，取消折返。

2.延长有效不应期（ERP），消除和防止折返的发生　改变 ERP 及 APD，使 ERP 与 APD 的比值（ERP/APD）增大时，冲动将有更多机会落入 ERP 中，有助于取消折返。如奎尼丁能阻滞 0 相 Na^+ 内流，绝对延长 ERP。利多卡因可促进 3 相 K^+ 外流，相对延长 ERP 均可有效消除折返。促使邻近心肌细胞 ERP 趋向均一化，也能有效防止或取消折返。

二、抗心律失常药的分类

快速型心律失常的治疗药物分为 4 类，其中 I 类药又分为 Ia 类、Ib 类、Ic 类三类（表 18-1）。

表 18-1 常用抗心律失常药物的分类及主要适应证

分类	作用机制	常用药物	主要适应证
I 类	阻滞钠通道		
Ia 类	适度阻滞钠内流	奎尼丁、普鲁卡因胺	心房颤动及心房扑动的转律
Ib 类	轻度阻滞钠内流	利多卡因、苯妥英钠、美西律、妥卡尼	室性心律失常
Ic 类	明显阻滞钠内流	氟卡尼、普罗帕酮	广谱抗心律失常
II 类	阻断 β 受体	普萘洛尔、美托洛尔、阿替洛尔、醋丁洛尔	窦性心动过速
III 类	阻滞钾通道，延长 APD	胺碘酮	广谱抗心律失常
IV 类	阻滞钙通道	维拉帕米、地尔硫草	室上性心动过速

第二节 常用的抗快速型心律失常药

抗心律失常药物主要通过作用于心肌细胞的离子通道，干扰 Na^+、Ca^{2+}、K^+ 等离子的转运，改变细胞的电生理特性，从而减少异位起搏活动，调节折返环路的传导性或有效不应期以消除折返，发挥抗快速型心律失常的作用。

一、I 类药——钠通道阻滞药

（一）Ia 类药——适度阻滞钠通道药

奎尼丁（quinidine）

【药理作用】奎尼丁为 Ia 类药物，除了能适度阻滞心肌细胞膜钠通道外，还能抑制钾离子外流和钙离子内流，是广谱抗心律失常药。

治疗浓度能降低心房肌、心室肌和浦肯野纤维的自律性；减慢传导速度，使单向传导阻滞变为双向阻滞，取消折返；延长心房、心室、浦肯野纤维的 ERP 和 APD。还有抗胆碱作用及阻断 α 受体的作用。

【临床应用】为广谱抗心律失常药，适用于心房纤颤、心房扑动、室上性和室性心动过速的转复和预防，以及频发室上性和室性期前收缩的治疗。对心房纤颤、心房扑动目前虽多采用电转律法，但奎尼丁仍有应用价值，电转律后用奎尼丁可维持窦性节律，防止复发。

【不良反应】本药安全范围小，应用受到限制。

1. 胃肠道反应　可见恶心、呕吐、食欲不振、腹痛、腹泻等。

2. 心血管反应　心脏毒性反应较为严重。能减弱心肌收缩力，并阻断 α 受体，降低血压，可引起直立性低血压；中毒严重者可发生奎尼丁晕厥。抗胆碱作用可加快窦性频率。

3. 金鸡纳反应　表现为恶心、呕吐、腹泻、耳鸣、视力减退、头昏头痛等，严重时可产生惊厥、呼吸抑制、休克甚至死亡。

4. 变态反应　可出现瘙痒、皮疹、发热、哮喘、血小板减少、粒细胞减少等。

【禁忌证】严重心肌损害、心功能不全、重度房室传导阻滞、低血压、强心苷中毒及对奎尼丁过敏者禁用。肝、肾功能不全者慎用。

普鲁卡因胺（procainamide）

普鲁卡因胺对心肌的直接作用与奎尼丁相似，但无明显阻断胆碱受体或 α 肾上腺素受体作用。其特点为：①可降低自律性，减慢传导速度，延长大部分心脏组织的 APD 和 ERP，但作用较奎尼丁弱。②为广谱抗心律失常药，对房性、室性心律失常均有效，但对心房纤颤、心房扑动的转复作用弱于奎尼丁，临床主要用于室性心律失常，可用作奎尼丁的替换药。静脉注射或静脉滴注用于室性早搏、阵发性室性心动过速等危急病例的抢救。③长期口服不良反应多，可引起红斑狼疮样综合征。现已少用。

（二）Ib 类药——轻度阻滞钠通道药

利多卡因（lidocaine）

【体内过程】利多卡因口服吸收良好，但首关消除明显，须静脉滴注给药。作用时间短，注射一次可维持 20 分钟左右。主要在肝脏代谢，仅约 10% 药物以原形经肾排泄。

【药理作用】利多卡因为 Ib 类抗心律失常药，作用于浦肯野纤维，抑制 0 相 Na^+ 内流，显著地减慢传导；抑制 4 相 Na^+ 内流，使除极速率下降；促进 3 相 K^+ 外流，加快复极，缩短浦肯野纤维及心室肌的 APD、ERP，且缩短 APD 更为显著，相对延长 ERP。

【临床应用】利多卡因为窄谱抗心律失常药，能有效地防治急性心肌梗死、心胸手术及强心苷类药物等所致的室性早搏、室性心动过速及心室纤颤，是治疗室性心律失常的首选药，特别适用于危急病例。但对室上性心律失常无效。

【不良反应】发生率较低，多在静脉注射和剂量过大时发生。

1. 中枢神经系统症状　如嗜睡、眩晕、听觉减退、视力模糊、定向障碍、惊厥等。

2. 抑制心血管系统　如窦性心动过缓、房室阻滞、血压下降等心脏毒性。

严重房室阻滞、过敏患者禁用。与维拉帕米、西咪替丁合用时需降低静脉滴注速度。

苯妥英钠（phenytoin sodium，大仑丁）

苯妥英钠兼有抗癫痫及抗中枢疼痛综合征的作用。抗心律失常作用与利多卡因相似，可抑制 Na^+ 内流，降低浦肯野纤维自律性；促进 K^+ 外流，加快传导速度；苯妥英钠还能与强心苷竞争结合 Na^+-K^+-ATP 酶，因此，主要用于室性心律失常，特别对强心苷中毒引起的室性心律失常效果好，可作为首选药。也可用于其他原因如心肌梗死、心脏手术、心导管术、电转律术、麻醉等所致的快速型室性心律失常，但疗效不及利多卡因。静脉注射剂量过大或过快时，可出现低血压、心动过缓等心血管抑制等毒性反应。

Ib 类药物还有美西律（mexiletine，慢心律）及妥卡尼（tocainide，室安卡因）等，具有口服有效、作用持久等特点。主要用于治疗各种室性心律失常。美西律的不良反应多见，妥卡尼较少见。

（三）Ⅰc 类药——明显阻滞钠通道药

普罗帕酮（propafenone）

普罗帕酮重度阻滞钠通道，尚有一定的 β 受体阻断作用、钙通道阻滞作用和一定的局部麻醉作用。用于治疗室上性、室性期前收缩，室性、室上性心动过速，伴发心动过速和心房纤颤的预激综合征。主要不良反应有口干、舌唇麻木（因具有局麻作用），嘱咐患者饭后或与食物、饮料同时吞服，不得嚼碎服用。早期还可出现头晕、恶心、便秘等症状，严重时可出现心律失常。因阻断 β 受体，引起窦性心动过缓和哮喘，窦房结功能障碍、严重房室传导阻滞者禁用；心肌严重损害、妊娠及哺乳期妇女慎用。

氟卡尼（flecainide）、恩卡尼（encainide）等对钠通道的阻滞作用较普罗帕酮强，适用于治疗室性或室上性心律失常。不良反应有心动过缓、传导阻滞、低血压、共济失调和视力模糊等。

二、Ⅱ类药——β 受体阻断药

普萘洛尔（propranolol）

普萘洛尔阻断心脏 $β_1$ 受体，可降低自律性，减慢传导速度，延长 ERP 而产生抗心律失常作用，主要对室上性心律失常效果好，尤其是对情绪激动、甲状腺功能亢进等交感神经兴奋引起的心动过速疗效好，为首选药。常与强心苷合用，可抑制房室结传导，控制心室频率。对由运动或情绪变动所引发的室性早搏及缺血性心脏病患者的室性心律失常亦有良好效果。

美托洛尔（metoprolol）、阿替洛尔（atenolol）、纳多洛尔（nadolol）、醋丁洛尔（acebutolol）等为选择性 $β_1$ 受体阻断药，对治疗室上性心律失常也有良好疗效。

三、Ⅲ类药——延长 APD 的药物

胺碘酮（amiodarone）

【体内过程】胺碘酮口服吸收缓慢、不完全，因血浆蛋白结合率达 95%，作用持续时间长，停药后作用可持续 4～6 周，全部清除需 4 个月。广泛分布于组织中，尤以脂肪组织及血流量较高的器官为主。几乎全部在肝中代谢，主要经胆汁和粪便排泄。

【药理作用】胺碘酮对心脏多种离子通道均有抑制作用，能阻滞心肌细胞膜钾通道，明显延长复极过程，显著延长 APD 和 ERP，还能阻滞钠通道和钙通道。此外，还有一定的 α 受体和 β 受体阻断作用和舒张外周血管作用。主要降低窦房结和浦肯野纤维的自律性，减慢房室结和浦肯野纤维的传导速度，显著延长心房肌、心室肌、浦肯野纤维和房室旁路的 APD 和 ERP。

【临床应用】胺碘酮为广谱抗心律失常药，对各型期前收缩、室上性心动过速、室性心动过速、心房扑动、心房颤动和预激综合征所致的房室折返性心动过速等有较好的疗效。由于该药抗快速型心律失常效果好，且可减少心肌耗氧量，是目前治疗冠心病等器质性心脏病或心功能不全最常用的抗心律失常药。

【不良反应】不良反应较多，且与用药剂量大小及用药时间长短成正比。

1. 胃肠道反应　如食欲减退、恶心、呕吐及便秘等。

2. 心血管反应　静脉注射可致心动过缓、房室传导阻滞及低血压等，剂量过大可致严重心律失常，如尖端扭转型室性心动过速。

3. 甲状腺功能紊乱　本品含碘，长期服用可引起甲状腺功能亢进或低下。

4. 其他　可发生光敏性皮炎、角膜褐色微粒沉着、肝功能损害、间质性肺炎及肺纤维化等。

用药期间应定期检测肝功能、T_3、T_4，定期进行肺部 X 光检查。有心动过缓、房室传导阻滞、甲状腺功能异常及过敏患者禁用。

四、Ⅳ类药——钙通道阻滞药

钙通道阻滞药中各药对心脏的抑制作用有明显差异。硝苯地平减慢心率作用较差，甚至可反射性兴奋交感神经，加快心率，因此不用于治疗心律失常；维拉帕米和地尔硫䓬减慢心率作用较明显，常用于治疗快速型心律失常。

维拉帕米（verapamil，异搏定）

【体内过程】维拉帕米口服吸收迅速而完全，首过消除明显，生物利用度低。口服 2 小时后起效，3 小时血药浓度达高峰，维持 6 小时左右，静脉注射立即起效。血浆蛋白结合率约为 90%，主要在肝脏代谢，肝功能不良者消除减慢。

【药理作用及临床应用】钙通道阻滞药能阻断 Ca^{2+} 内流，降低窦房结、房室结的自律性；减慢传导，使房室结细胞 0 相除极速率减慢，变单向阻滞为双向阻滞而消除折返；延长窦房结和房室结的有效不应期而消除折返。维拉帕米的负性频率、负性传导和负性肌力作用是所有钙通道阻滞药中最显著的，是阵发性室上性心动过速的首选药。能抑制心肌收缩、扩张冠脉、扩张外周血管，对伴有冠心病、高血压的心律失常患者尤为适用。

【不良反应】口服安全性好，可出现便秘、腹胀、腹泻、眩晕、头痛、精神抑郁、嗜睡、皮疹等。静脉注射过快或剂量过大可致心动过缓、房室传导阻滞甚至心脏停搏，也可引起血压下降、诱发心力衰竭。与其他抗高血压药合用时，应调整剂量以免血压过低。静脉注射须缓慢给药，并注意监测血压和心电变化。

【禁忌证】严重心衰、重度低血压（收缩压 < 90mmHg）、病窦综合征（安装心脏起搏器除外）、Ⅱ度房室传导阻滞、Ⅲ度房室传导阻滞患者禁用。可通过胎盘并可分泌入乳汁，孕妇、哺乳期妇女也应禁用。肝肾功能损害者慎用。

地尔硫䓬（diltiazem，硫氮䓬酮）

地尔硫䓬口服吸收迅速而完全，生物利用度 40%，65% 由肝脏代谢。其对心肌的电生理作用与维拉帕米相似，能降低自律性，抑制房室传导并延长不应期，也用于治疗阵发性室上性心动过速。不良反应较少，注射给药可引起房室传导阻滞及低血压。

因有一定的 β 受体阻断作用，一般不宜与 β 受体阻滞剂合用。禁忌证同维拉帕米。

第三节　抗快速型心律失常药的应用原则

抗心律失常药的选用应明确心律失常的类型，掌握各药的作用机制、作用特点和适应证，注意药物的不良反应，尤其是其致心律失常作用，以及药物的禁忌证等。

1. 消除引发心律失常的诱因　电解质紊乱（如低血钾），心肌缺血缺氧，病理状态如甲状腺功能亢进，药物如强心苷类、茶碱类等，都是导致心律失常的常见诱因。去除诱因是最基本的抗心律失常治疗措施。

2. 结合患者病情及药物适应证、禁忌证合理选药　抗快速型心律失常药物种类较多，安全范围较窄，临床选用时应考虑心律失常的类别，患者病情的轻重，心、肝、肾的功能状态及药物的特点选择药物。

（1）窦性心动过速　应针对病因进行治疗，可选用 β 受体阻断药，也可选用维拉帕米。

（2）心房颤动或心房扑动　转律用奎尼丁，预防复发可加用或单用胺碘酮，控制心室频率用强心苷类。

（3）阵发性室上性心动过速　先采用兴奋迷走神经的方法，首选药为维拉帕米，也可选用普萘洛尔、胺碘酮等。

（4）室性心律失常（包括室性早搏、阵发室性心动过速、心室纤颤） 首选利多卡因，也可用胺碘酮等。

（5）强心苷中毒引起的室上性及室性心律失常 首选苯妥英钠，室性心律失常也可用利多卡因。

3.谨慎联合用药 抗快速型心律失常药的联合用药容易引起严重的心脏毒性反应，且抗心律失常药本身有导致心律失常作用，应尽量减少联合用。一般先单独用药，单用药物效果不佳时再联用不同类型的药物，同时需密切监测患者的心电图、血压及肝肾功能等。

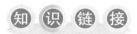

抗心律失常药的致心律失常作用

抗心律失常药在影响心肌电生理过程产生抗心律失常作用的同时，可使原有心律失常恶化或引发新的心律失常，出现致心律失常作用。其中部分与抗心律失常药物本身的作用有关，如 β 受体阻滞剂致心率减慢，胺碘酮致 Q-T 间期延长等。而另一些则与下列诱因有关：①低钾、低镁、高钙等电解质紊乱；②心肌梗死、肺心病等引起的心肌缺血、缺氧状态；③用药剂量过大、给药速度过快，伴肝肾功能不全却未调整用药剂量，导致血药浓度过高；④不恰当的抗心律失常药联合应用等，临床用药时应当引起重视。

复习思考题

1.抗心律失常药物分哪几类？说出各类 1 ~ 2 个代表药物名称。
2.简述抗心律失常药的基本作用。

扫一扫，知答案

常用制剂及其用法

硫酸奎尼丁 片剂：0.2g。口服，纠正心房纤颤或心房扑动时，第 1 天 0.2g，每 2h 一次，共 5 次。如无效且未发生毒性反应，第 2 天可增至 0.3g，每 2h 一次，连续 5 次，剂量不宜超过 2g/d。恢复正常心律后，即给维持量，一般为有效量减去 0.2g，每日 2 ～ 3 次。极量：0.6g/ 次，3g/d。

盐酸普鲁卡因胺　片剂：0.125g、0.25g。口服，首次剂量 0.5 ～ 1g/ 次，以后 0.25 ～ 0.5g/ 次，4 次 /d，心律正常后逐渐减至 0.25g/ 次，2 ～ 3/d。注射剂：0.1g/1mL、0.2g/2mL、0.5g/5mL。肌内注射，0.5g/ 次；静脉滴注，0.5 ～ 1g/ 次，用 5% 葡萄糖液 200mL 稀释，1 ～ 2mL/min，应注意心电图变化，无效可重复一次。极量：口服，1g/ 次，3g/d。

盐酸利多卡因　注射剂：100mg/5mL。静脉注射，每次 1 ～ 2mg/kg，见效后可改为 100mg 以 5% 葡萄糖注射液 100 ～ 200mL 稀释后静脉滴注，滴速为 1 ～ 4mg/min。

苯妥英钠　片剂：50mg、100mg。口服，0.1 ～ 0.2g/ 次，2 ～ 3 次 /d。粉针剂：0.1g、0.25g。肌内注射，0.1 ～ 0.25g/ 次，4 ～ 6h 用药 1 次；静脉注射，以注射用水 20 ～ 40mL 稀释，于 6 ～ 10min 注完，静脉注射速度以小于 25mg/min 为宜，必要时 5 ～ 10min 后再注射 0.1g，直至心律失常得以纠正或总量达 0.5g 为止。

美西律　片剂：50mg、100mg。口服，首剂为 50 ～ 200mg，维持量 100mg/ 次，3 次 /d。注射剂：100mg/2mL。静脉注射，首剂 100mg 加入 5% 葡萄糖注射液 20mL 中缓慢注射，然后以 1.5 ～ 2mg/min 的速度静脉滴注维持。

普罗帕酮　片剂（胶囊剂）：50mg、100mg、150mg。口服，0.1 ～ 0.2g/ 次，3 ～ 4 次 /d，维持量 0.15g/ 次，2 次 /d。不宜超过 350mg/ 次，900mg/d。注射剂：17.5mg/5mL、35mg/10mL。静脉注射，70mg/ 次，缓慢推注，每 8h 用药 1 次。必要时，隔 20min 后可再重复 1 次，以后每分钟以 0.5 ～ 1mg/kg 静脉滴注维持。总量不超过 350mg/d。

盐酸普萘洛尔　片剂：10mg。口服，10 ～ 20mg/ 次，3 次 /d。注射剂：5mg/5mL。静脉滴注，1 ～ 3mg/ 次，以 5% 葡萄糖注射液 100mL 稀释，按需要调整滴注速度。

盐酸胺碘酮　片剂：0.1g、0.2g。口服，开始时 0.2g/ 次，3 次 /d，维持量为 0.1g/ 次，3 次 /d。注射剂：0.15g/3mL。静脉注射，0.3 ～ 0.45g/d；静脉滴注，0.3g 加至 250mL 生理盐水中，于 30min 内滴完。

扫一扫，看课件

第十九章
抗充血性心力衰竭药

【学习目标】

掌握：抗充血性心力衰竭药的分类及各类常用药物名称；强心苷的药理作用、临床应用、毒性反应及防治措施。

熟悉：其他抗充血性心力衰竭药的作用特点。

了解：抗充血性心力衰竭药物的合理应用。

充血性心力衰竭（congestive heart failure，CHF）又称慢性心功能不全，是各种心脏疾病引起的心脏收缩功能和（或）舒张功能障碍，使心排血量不能满足机体代谢需要，组织、器官血液灌注不足，肺循环和（或）体循环淤血的临床综合征。

慢性心功能不全时可出现神经内分泌系统的激活，在心衰早期起到一定的代偿作用，但其长期存在又是导致心血管重构和心衰恶化的重要原因。充血性心力衰竭时可出现如下变化：①心收缩功能减弱及心排出量不足，反射性地引起交感神经活性增高，血中 NA 浓度升高，从而使心肌收缩力增高，心率加快，血管收缩以维持血压，起到一定的代偿作用，但也增加了心肌耗氧量，使后负荷加重，心脏做功增加，促进心肌肥厚，诱发心律失常甚至猝死。②心排出量不足造成肾血流量减少，使肾素分泌增加，血中血管紧张素 II（Ang II）含量升高，Ang II 强烈收缩血管，促进醛固酮分泌、水钠潴留增加，久之也将造成恶性循环。

治疗慢性心功能不全的药物主要包括以下几类：①肾素－血管紧张素－醛固酮系统（RAAS）抑制药：含 ACEI、AT_1 阻断药和醛固酮拮抗药；②利尿药：氢氯噻嗪、呋塞米等；③β 受体阻断药：美托洛尔、比索洛尔、卡维地洛等；④正性肌力药：有强心苷类和非强心苷类正性肌力药，如地高辛、多巴酚丁胺等；⑤血管扩张药：硝普钠、哌唑嗪等；⑥钙增敏药及钙通道阻滞药：匹莫苯、氨氯地平等。

第一节　强心苷类

常用的强心苷类药物有洋地黄毒苷（digitoxin）、地高辛（digoxin）和毛花苷丙（cedilanide，西地兰）、毒毛花苷 K（strophanthin K）等。本类药物的药理作用基本相同，但药动学差异较显著（表 19–1）。

表 19–1　强心苷类药物的药动学特点

药物	口服吸收率（%）	血浆蛋白结合率（%）	生物转化（%）	肾排泄（%）	肝肠循环（%）	半衰期
洋地黄毒苷	90～100	97	70	10	26	5～7d
地高辛	62～85	25	20	60～90	7	36h
毛花苷丙	20～30	< 20	少	90～100	少	23h
毒毛花苷 K	2～5	5	0	100	少	19h

【药理作用】

1.正性肌力作用　即增强心肌收缩力。强心苷的正性肌力作用是其治疗充血性心力衰竭的重要药理学基础。强心苷对心脏具有高度的选择性，能增强正常和衰竭心脏的收缩力，对衰竭心脏更有效。强心苷治疗量时就可选择性作用于心肌，能显著加强衰竭心脏的收缩力，增加心输出量，从而解除心衰的症状。其特点：

（1）缩短收缩期　加快心肌纤维缩短速度，使心肌收缩敏捷，舒张期相对延长，从而增加心肌供血和回心血量。

（2）增加衰竭心脏输出量　强心苷收缩血管而增加外周阻力，限制了心排出量的增加；但在充血性心力衰竭状态，强心苷通过间接反射的作用，抑制正处于兴奋状态的交感神经活性，从而使外周血管阻力下降，得以保证衰竭心脏排出量增加。

（3）不增加甚至使心肌耗氧量降低　心肌耗氧量主要取决于心肌收缩力、心率和室壁张力这三个因素。强心苷尽管使心肌收缩力增加，但同时又可使衰竭的心脏排空充分，室腔内残余血量减少，心脏容积随之缩小，心室壁张力下降，心肌耗氧量降低；而且，心肌收缩力增强，心输出量增加，能反射性地使心率下降和降低外周血管阻力，使心排血量进一步增加，这都有利于进一步降低心肌耗氧。因此，对心力衰竭来说，使用强心苷后心肌总的耗氧量不增加。

2.负性频率作用　治疗量的强心苷对正常心率影响小，而对心率较快及伴有房颤的充血性心力衰竭患者可明显减慢心率。强心苷减慢心率的作用是由直接兴奋迷走神经和反射性降低交感神经活性两方面产生的，这一作用对充血性心力衰竭患者是有利的，使衰竭心脏得到较好休息、获得较多的冠状动脉血液供应，同时使静脉充盈时间更充分而排出更多血液。

3. 对电生理特性及心电图的影响　强心苷对心肌电生理的影响比较复杂，主要有五个方面：降低窦房结的自律性，缩短心房的有效不应期，减慢房室结传导速率（负性传导），提高浦肯野纤维的自律性并缩短其有效不应期。

治疗量强心苷最早引起 T 波变化，其幅度减小、波形压低甚至倒置，S–T 段降低呈鱼钩状；随后还由于减慢房室传导，可见 P–R 间期延长；浦肯野纤维和心室肌 ERP 和 APD 缩短，可出现 Q–T 间期缩短，窦性频率减慢，表现为 P–P 间期延长。中毒量强心苷可引起各种心律失常，心电图也会出现相应变化。

4. 其他　①利尿作用：强心苷使心排出量增加，使肾血流量增加，血浆中肾素的活性降低，还可减少肾小管对 Na^+ 的再吸收，充血性心力衰竭患者用药后尿量明显增加；②催吐：中毒量可兴奋延脑催吐化学感受区（CTZ）而引起呕吐。

现认为，心肌细胞膜上存在 Na^+–K^+–ATP 酶，即强心苷受体。治疗量的强心苷适度抑制 Na^+–K^+–ATP 酶（$20\% \sim 40\%$），使 Na^+–K^+ 交换减少，进而 Na_+–Ca^{2+} 交换增加，细胞内 Ca^{2+} 量增加，使心肌收缩力加强。

中毒量强心苷严重抑制 Na^+–K^+–ATP 酶，使细胞内 Na^+、Ca^{2+} 大量增加，K^+ 量明显减少，导致心肌细胞自律性增高，传导减慢，引起心律失常。

【临床应用】强心苷主要用于治疗慢性充血性心衰和某些快速型心律失常。

1. 慢性充血性心衰　强心苷对多种原因引起的心力衰竭都有一定的疗效，但在治疗效果上有一定差别：①对心室率快或伴有心房纤颤的慢性充血性心衰疗效最好；②对风湿性心脏病、高血压性心脏病、先天性心脏病及冠心病等引起的慢性充血性心衰疗效较好；③对继发于严重贫血、甲亢及维生素 B_1 缺乏症等能量代谢障碍的慢性充血性心衰疗效较差；④对肺源性心脏病、严重心肌损伤或活动性心肌炎如风湿活动期的慢性充血性心衰不但疗效较差，还易发生强心苷中毒；⑤对严重二尖瓣狭窄及缩窄性心包炎等机械因素引起的慢性充血性心衰疗效更差，甚至无效。

2. 某些快速型心律失常　①心房纤颤：强心苷减慢心室频率，增加心输出量，改善循环障碍。这一作用主要是通过兴奋迷走神经及对房室结的直接作用，减慢心室率，改善心室的泵血功能，增加输出量，缓解和消除房颤时的血流动力学障碍。②心房扑动：强心苷可缩短心房的不应期，使心房扑动转为房颤，再通过负性传导作用，减慢心室率。③阵发性室上性心动过速：强心苷可增强迷走神经功能，降低心房的兴奋性而终止阵发性室上性心动过速的发作。

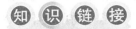

心房扑动与心房纤颤

心房扑动与心房纤颤是发生于心房内的、冲动频率较房性心动过速更快的心律失常。当心房异位起搏点的频率达250～350次/分，心房收缩快而协调为心房扑动。若频率350次/分且不规则时，则为心房纤颤。两者均可有阵发性和慢性持续型两种类型。心房扑动与心房纤颤的病因基本相同，最常见者为风湿性心脏病、二尖瓣狭窄，其次是冠心病、甲亢性心脏病、心肌病（包括克山病）、心肌炎、高血压性心脏病，也可发生于无器质性心脏病者（特发性房颤）。

心房纤颤主要体征是心律绝对不规则，心音强弱不等，患者脉搏次数显著少于心搏数，称为脉搏短绌。心房扑动时心律可规则或不规则，视心房与心室传导比例而定，若规则按比例传导，如3：1或6：1等，则心室律规则。

【不良反应】强心苷的安全范围小，一般治疗量相当于中毒量的60%，接近中毒量，且患者有个体差异，故易发生不同程度的毒作反应。特别是当低血钾、高血钙、低血镁、心肌缺氧、酸碱平衡失调、发烧、心肌病理状态、高龄及合并用药等因素存在时更易发生。

1. 消化道反应　是最常见的早期中毒症状，患者可出现厌食、恶心、呕吐、腹泻等症状。强心苷因用量不足而使心衰未得到控制时，也有胃肠道症状，应注意与之鉴别。

2. 心脏反应　最严重。中毒时各种快速型和缓慢型心律失常均可发生。室性期前收缩出现较早、最常见，房室传导阻滞也较常见，还可发生窦性心动过缓、窦性停搏。其中，室性心动过速最严重，一旦出现应立即停药并进行抢救。

3. 神经系统反应　有眩晕、头痛、疲倦、失眠、谵妄等不适症状，严重中毒时还引起中枢神经兴奋症状，如行为失常、精神失常、谵妄甚至惊厥。视物模糊、黄视症、绿视症等色视障碍是本类药的特殊不良反应，通常是强心苷中毒的先兆，可作为停药指征。

【防治措施】

1. 预防　应警惕诱发因素如低血钾、高血钙、低血镁、心肌缺氧及老年人肾功能低下等。其中预防低血钾最为重要，强心苷应用期间，特别是与排钾利尿药合用时，或患者有严重呕吐、腹泻时，极易引起低钾血症而致心律失常，尤应监测血钾水平，及时补钾或合用留钾利尿药。补钾以口服为主，对严重快速性心律失常者，可静脉滴注。强心苷应用期间及停药两周内禁止静脉注射钙盐。

2. 诊断　须密切观察用药前后患者的反应，警惕中毒先兆的出现，如一定次数的室性期前收缩、窦性心律过缓（低于 60 次 / 分）、色视障碍等，同时注意心电图的变化与血浆电解质水平。要注意鉴别患者出现的症状和体征是过量中毒引起的，还是药物用量不足、病情未能有效控制造成的。

3. 解救　首先应停药，包括停用强心苷和排钾利尿药。补充钾盐是治疗强心苷中毒的重要措施，可以稳定心肌细胞膜，减少心律失常的发生。苯妥英钠能与强心苷竞争性结合 Na^+-K^+-ATP 酶，还有抗心律失常作用，是强心苷中毒所致快速型心律失常的首选药，也可选用利多卡因。中毒时的心动过缓或房室阻滞宜用阿托品解救。抢救危及生命的严重地高辛中毒，地高辛抗体的 Fab 片段有确切疗效。

【给药方法】

1. 每日维持量法　对病情不急或两周内用过强心苷的患者，每日给予小剂量地高辛维持，经 $4 \sim 5$ 个 $t_{1/2}$ 后（约一周）就能达到稳态血药浓度，与传统方法疗效相当，且可明显降低中毒发生率。

2. 全效量后改用维持量　这是强心苷传统的给药方法，分为两步，先用全效量，即先在短期内给予能充分发挥疗效而又不致中毒的最大耐受剂量，即"洋地黄化"量，而后逐日给予维持量。此法显效快，但易导致中毒，现已少用。

第二节　其他抗充血性心力衰竭药

一、肾素－血管紧张素－醛固酮系统抑制药

（一）血管紧张素 I 转化酶抑制药（ACEI）

本类药物抑制血管紧张素 I 转化酶，使 Ang II 的生成减少，缓激肽的水解减少，缓解血管紧张，降低外周阻力，并能逆转左室肥厚及血管重构。ACEI 能改善充血性心力衰竭引起的血流动力学变化及左室功能，缓解或消除充血性心力衰竭患者的临床症状，提高运动耐力，更为突出的是 ACEI 能明显降低病死率，现已是临床上治疗充血性心力衰竭的重要药物，常与利尿药、地高辛合用。常用药物有卡托普利、依那普利、雷米普利、赖诺普利及培哚普利等。

（二）血管紧张素 II 受体（AT_1）阻断药

氯沙坦、缬沙坦、厄贝沙坦等药物可直接阻断 Ang II 受体，拮抗 Ang II 的缩血管作用和促进心血管生长作用，短期内表现为血管舒张，外周阻力下降，长期应用可预防和逆转心血管的重构，治疗充血性心力衰竭的疗效与 ACEI 相似。且不良反应少，不易引起咳嗽、血管神经性水肿等，临床可作为对 ACEI 不能耐受的替代品。

（三）醛固酮受体阻断药

充血性心力衰竭时血中醛固酮水平高至正常 20 倍以上。醛固酮具有保钠排钾，维持渗透压作用，还能促进心血管重构，阻止心肌细胞对 NA 的摄取，使 NA 游离浓度增高，加速心衰进展。充血性心力衰竭时血浆中醛固酮浓度的升高增加了室性心律失常和猝死的发生率。醛固酮受体阻断药螺内酯单用作用较弱，与 ACEI 合用可同时降低 Ang Ⅱ 和醛固酮水平，改善心脏功能，减少室性心律失常的发生，降低病死率，治疗效果更好。应注意该药单用可引起高钾血症。

二、利尿药

利尿药在心力衰竭的治疗中起着重要作用，目前仍是抗心衰的一线药物，广泛用于各种心力衰竭的治疗。

利尿药短期应用可促进水钠的排出，减少血容量和回心血量，降低心脏前、后负荷，消除水肿；长期应用可减少血管壁中 Na^+ 含量，使 Na^+-Ca^{2+} 交换减少，Ca^{2+} 减少，而使血管扩张，外周阻力下降。

利尿药容易引起电解质紊乱，尤其排钾利尿药易引起低钾血症，是充血性心力衰竭时诱发心律失常的常见原因，与强心苷类药物合用时更易发生。因此，排钾利尿药多与留钾利尿剂联合使用。

三、β 受体阻断药

过去认为 β 受体阻断药减弱心肌的收缩力，可加重充血性心力衰竭。但自 20 世纪70 年代中期临床应用 β 受体阻断药治疗心力衰竭后，认为应用 β 受体阻断药可改善某些充血性心力衰竭的症状，提高患者的生活质量，减少不良反应的发生率，降低病死率。β 受体阻断药目前已成为治疗慢性心力衰竭的常规药物。

其治疗充血性心力衰竭的机制为：①阻断 $β_1$ 受体，减慢心率，降低心肌耗氧量；②使肾素分泌减少，减弱 RAAS 的作用，心脏功能得到改善；③阻断 NA 的作用，减少心肌细胞的损伤及凋亡。β 受体阻断药不仅可以拮抗交感活性，还具有明确的抗心律失常和抗心肌缺血作用，也是降低充血性心力衰竭病死率的主要机制。

本类药物适用于缺血性心肌病、高血压性心脏病及扩张型心肌病所致的充血性心力衰竭，与 ACEI 合用可增强疗效。现多选用对 $β_1$ 受体具有选择性阻断作用的药物，如美托洛尔（倍他乐克）、阿替洛尔（氨酰心安）或 α、β 受体阻断药卡维地洛、拉贝洛尔（柳胺苄心定）。对严重心动过缓、严重房室传导阻滞、严重左室功能减退、支气管哮喘等患者仍应慎用或禁用。

四、非强心苷类正性肌力药

（一）β_1 受体激动药

多巴酚丁胺（dobutamine）

多巴酚丁胺选择性激动心脏 β_1 受体，对 β_2 受体及 α_1 受体作用较弱，能加强心肌收缩力，降低外周血管阻力，使心排血量增加。主要用于强心苷疗效不佳的严重左心衰竭、急性心肌梗死后及施行心脏手术的慢性心功能不全，短期用药疗效显著，但血压过低者不宜应用。

（二）磷酸二酯酶抑制药

米力农（milrinone）

米力农属双吡啶类衍生物，能选择性抑制磷酸二酯酶Ⅲ（PDE Ⅲ）活性而提高细胞内 cAMP 含量，能产生正性肌力作用和血管舒张作用，可用于难治性充血性心力衰竭的治疗。短期应用不良反应较少，但久用后疗效并不优于地高辛，反易引起心律失常，且病死率较高。也仅供短期静脉给药。

五、血管扩张药

强心苷及利尿药治疗无效的重度和难治性心功能不全，若合用血管扩张药，往往能取得较好疗效。血管扩张药治疗充血性心力衰竭的机制为：①扩张静脉，减少回心血量，降低心脏的前负荷，缓解肺循环淤血；②扩张小动脉，降低外周阻力，降低后负荷，增加心排出量、组织供血量及肾血流量。

常用于充血性心力衰竭的血管扩张药有硝酸酯类（如硝酸甘油）、哌唑嗪、硝普钠、肼屈嗪等。应用时注意调整药物剂量，血压以维持在（90～100)/(50～60)mmHg 为宜，避免血压过度下降，否则可引起冠脉灌注压下降，使心肌供血减少，反而加重充血性心力衰竭。维拉帕米对心脏抑制作用显著，不能用于治疗充血性心力衰竭。

六、钙增敏药及钙通道阻滞药

钙增敏药是一类新的强心药物，该类药物通过增加心肌收缩蛋白对 Ca^{2+} 的敏感性来发挥强心作用，克服了传统强心药增加心肌耗氧量和引起细胞内钙超载等缺点，在治疗心衰、休克及心脏保护方面有良好的发展前景。多数钙增敏药具有不同程度的磷酸二酯酶Ⅲ（PDE-Ⅲ）抑制活性。本类药物有匹莫苯（pimobendan）、左西孟旦（levosimendan）等。

钙通道阻滞药治疗充血性心力衰竭的机制是：①扩张外周动脉，降低总外周血管阻力，减轻心脏的后负荷，改善充血性心力衰竭的血流动力学障碍。②具有降压和扩张冠状动脉的作用，对抗心肌缺血。③改善舒张期的功能障碍，缓解钙超载，改善心室的松弛性和僵硬度。钙通道阻滞药物中氨氯地平（amlodipine）具有对心脏的抑制作用低，血管的选择性高，抑制充血性心力衰竭时的神经内分泌异常，同时还具有抗动脉粥样硬化，抗 TNF-α 及抗白介素的作用，因此对伴有高血压、心绞痛及心肌缺血的充血性心力衰竭有较好的疗效。

复习思考题

1. 抗充血性心力衰竭有哪些类别的药物？每类各列出一个代表药物名称。
2. 简述强心苷类药物的药理作用、临床应用、不良反应及中毒防治措施。

扫一扫，知答案

常用制剂及其用法

洋地黄毒苷　片剂：0.1mg。口服，全效量 0.7～1.2mg，维持量 0.05～0.1mg/d。极量：0.4mg/次，1mg/d。

地高辛　片剂：0.25mg。口服，维持量 0.25～0.5mg/d。

去乙酰毛花苷丙　注射剂：0.4mg/2mL。维持量：0.2～0.4mg/次，用葡萄糖注射液稀释后缓慢静脉注射，每12小时注射一次。

毒毛花苷 K　注射剂：0.25mg/1mL。静脉注射，首剂：0.125～0.25mg，加入葡萄糖注射液 20～40mL 中缓慢注射，时间不少于5分钟，必要时可重复一次。总量：0.25～0.5mg/d。极量：0.5mg/次，1.0mg/d。

多巴酚丁胺　注射液：250mg/5mL。加于 5% 葡萄糖注射液或 0.9% 氯化钠注射液中稀释后静脉滴注，250mg/d，滴速视心率、血压、心排出量和排尿量而定。

扫一扫，看课件

第 二 十 章

调血脂药及抗动脉粥样硬化药

【学习目标】

熟悉：调血脂药的分类及常用药物名称；他汀类、贝特类调血脂药的药理作用、临床应用及主要不良反应。

了解：其他调血脂药的药理作用和临床应用。抗氧化药、多烯脂肪酸类、黏多糖和多糖类药物的药理作用和临床应用。

第一节 概 述

动脉粥样硬化（Atherosclerodid，AS）是缺血性心脑血管疾病形成的病理基础，防治动脉粥样硬化是防治心脑血管病的重要措施之一。脂质代谢紊乱、肥胖、高血压、糖尿病、氧自由基增加及血小板功能亢进等因素能促进动脉粥样硬化的发生和发展，因此，在防治动脉粥样硬化时应全面考虑，对血脂代谢紊乱患者，首先要调节饮食，采取低热量、低脂肪、低胆固醇饮食，加强体育锻炼，戒烟限酒等，如血脂仍不正常，再用药物治疗。

血脂包括胆固醇（Ch）、三酰甘油（TG）、磷脂（PL）和游离脂肪酸（FFA）。Ch又分为胆固醇酯（CE）和游离胆固醇（FC），总称为总胆固醇（TC）。血脂以CE和TG为核心，外包胆固醇和磷脂构成球形颗粒，再与不同类型的载脂蛋白（apo）相结合，形成脂蛋白（LP），溶于血浆并进行转运与代谢。LP可分为乳糜微粒（CM）、极低密度脂蛋白（VLDL）、中间密度脂蛋白（IDL）、低密度脂蛋白（LDL）和高密度脂蛋白（HDL）等。其中VLDL、IDL和LDL促进动脉粥样硬化的形成，HDL则有防止动脉粥样硬化形成的作用。

各种脂蛋白在血浆中浓度基本恒定，相互间维持动态平衡，如果比例失调则为脂代谢异常，某些血脂或脂蛋白高出正常范围则为高脂蛋白血症，又称高脂血症。一般将高脂蛋白血症分为六型（表 20-1）。

表 20-1　高脂蛋白血症的分型

分型	发生率	脂蛋白变化	血脂变化
I	极低	CM ↑	TC ↑、TG ↑↑↑
II a	较高	LDL ↑	TC ↑↑
II b	较高	VLDL、LDL ↑	TC ↑↑、TG ↑↑
III	低	IDL ↑	TC ↑↑、TG ↑↑
IV	高	VLDL ↑	TG ↑↑
V	较低	CM、VLDL ↑	TC ↑、TG ↑↑↑

注：↑轻度升高，↑↑中度升高，↑↑↑明显升高。

第二节　调血脂药

一、主要降低 TC 和 LDL 的药物

Ch 与动脉粥样硬化的关系密切，TC 和 LDL-C（LDL- 胆固醇）是导致动脉粥样硬化病变的主要脂质，TC 和 LDL-C 降低，能相应减少冠心病及脑血管病的发病率及死亡率。

（一）他汀类

3- 羟基 -3- 甲基戊二酰辅酶 A（HMG-CoA）还原酶是肝细胞合成 Ch 过程中的限速酶，抑制该酶活性能减少内源性 Ch 的生成。他汀类药物是 HMG-CoA 还原酶抑制药，常用药物有洛伐他汀（lovastatin）、普伐他汀（pravastatin）、辛伐他汀（simvastatin）、氟伐他汀（fluvastatin）、阿伐他汀（atovastatin）等，是治疗高胆固醇和 LDL 最有效的药物。

【体内过程】洛伐他汀口服吸收较差，辛伐他汀和氟伐他汀口服吸收好。除洛伐他汀外，其他药物受食物影响小。洛伐他汀和辛伐他汀须在肝脏内转化成活性物质才可发挥作用。用药后 0.6 ～ 4 小时血药浓度达到高峰。除普伐他汀外，其他药物的原形和代谢活性物质与血浆蛋白结合率高。大部分药物分布于肝脏，随胆汁排出，肾脏排泄率低。

【药理作用】

1. 调血脂作用　他汀类药物抑制 HMG-CoA 还原酶活性，使肝内胆固醇合成减少，进而使 VLDL 合成明显减少，HDL 上升。他汀类药物还可改善血管内皮功能，抑制血管平滑肌细胞的增殖，缩小动脉硬化斑块，抑制血小板聚集，这些作用均有助于防治动脉粥样硬化。

2.其他作用 他汀类药物能够调节血管内皮功能，增加血管对扩血管物质的反应性；抑制血管平滑肌细胞的增殖和迁移；稳定和缩小动脉粥样硬化斑块；降低脂蛋白的氧化；抑制血小板聚集、黏附，阻止血栓形成等。这些机制均有助于防治动脉粥样硬化病变。

【临床应用】

1.高胆固醇血症 主要用于高胆固醇血症为主的高脂血症，是Ⅱ、Ⅲ型高脂血症、糖尿病性及肾性高脂血症的首选药物。降低 LDL-C 作用以洛伐他汀最强，普伐他汀最弱。如与胆汁酸结合树脂合用，疗效更好。

2.其他 用于肾病综合征、血管成形术后再狭窄、心脑血管急性事件的预防等。

【不良反应】不良反应少而轻。大剂量应用有轻度胃肠症状、头痛或皮疹。少数患者有血清丙氨酸氨基转氨酶（ALT）、碱性磷酸酶（AKP）、肌磷酸激酶（CK）升高，用药期间需定期检查肝功能。如出现肌肉触痛、僵硬、无力，应警惕横纹肌溶解的发生。孕妇及活动性肝炎患者禁用。

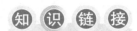

横纹肌溶解综合征

引发横纹肌溶解的因素有很多，如固定姿势压迫肌肉、过度运动、高压电电击、全身性痉挛、毒虫咬伤、烧伤或被重物压伤，以及部分药物不良反应等都有可能造成横纹肌溶解。表现为肌肉的疼痛、压痛、肿胀及无力等肌肉受累症状，亦可有发热、全身乏力、白细胞和（或）中性粒细胞比例升高等炎症反应，以及因骨骼肌被破坏，释放入血的肌血红素可能堵塞肾小管，约30%患者会出现急性肾衰竭。他汀类药物可致横纹肌溶解，尤其当其与贝特类药物联用，更可导致横纹肌溶解发生的危险性增加。

（二）胆酸螯合剂

胆酸螯合剂又称胆汁酸结合树脂。包括考来烯胺（cholestyramine，消胆胺）、考来替泊（colestipol，降胆宁）和胆胺葡胺等药物。口服不吸收，不溶于水，不易被消化酶破坏。

【药理作用】能明显降低血浆 TC 和 LDL-C 和载脂蛋白 B 水平，对 HDL-C 无影响，对 TG 无降低甚至稍有升高。其作用机制为：①在肠道与胆汁酸形成络合物随粪排出，因胆汁酸是肠道吸收胆固醇的必需物质，故可减少胆固醇吸收；②促进肝中胆固醇转化为胆汁酸，使肝中胆固醇水平下降。

【临床应用】适用于胆固醇升高的Ⅱ型高脂血症。4～7天生效，2周内血浆 LDL-C、胆固醇浓度明显降低。本类药物可使 HMG-CoA 还原酶活性增加，故常与他汀类药物合用。考来烯胺具有利胆、改善肝功能作用，可用于胆汁淤积性黄疸。

【不良反应及注意事项】常致食欲不振、恶心、腹胀、便秘等。长期服用可使肠内结合胆盐减少，可引起脂肪吸收不良，脂溶性维生素吸收障碍，应适当补充维生素 A、维生素 D、维生素 K 等脂溶性维生素。因可妨碍噻嗪类、香豆素类、洋地黄类药物的吸收，若需合用时应在本类药物用前 1 小时或用后 4 小时服用。考来烯胺制剂为氯化物，可致高氯性酸血症。

二、主要降低 TG 及 VLDL 的药物

血浆中 TG 和 VLDL 的浓度升高基本一致。TG 升高可能是冠心病及心肌梗死的危险因素。

（一）贝特类

贝特类又称苯氧酸类，氯贝丁酯（clofibrate，安妥明）是最早应用的苯氧酸类衍生物，降脂作用明显，但不良反应多而严重。新型苯氧酸类药效强且毒性低，降低 TG 的作用较为显著。常用药物有吉非贝齐（gemfibrozil）、苯扎贝特（bezafibrate）、非诺贝特（fenofibrate）、环丙贝特（ciprofibrate）等。

【体内过程】苯氧酸类药物口服吸收迅速而完全，数小时即达血药浓度高峰。部分有肝肠循环，主要以原形物或代谢产物形式从肾脏排出。

【药理作用】贝特类药物能明显降低患者血浆中 TG、VLDL 及 IDL 含量，升高 HDL含量，吉非贝齐、苯扎贝特、非诺贝特的作用较强。其作用机制为：可增强脂蛋白脂酶的活性，该酶可促进 TG 和 VLDL 的代谢；VLDL 中的三酰甘油与 HDL 中的胆固醇酯有相互交换作用，VLDL 减少，使交换减弱，胆固醇酯留于 HDL 中，使 HDL 升高。贝特类药物还有抗血小板聚集等作用。

【临床应用】本类药物以降 TG、VLDL 及 IDL 为主，所以临床应用于 Ⅱb、Ⅲ、Ⅳ 型高血脂症。对 HDL-C 下降的轻度高胆固醇血症也有较好疗效，也可用于伴有 2 型糖尿病的高脂血症患者。

【不良反应】贝特类药物不良反应较轻。主要为消化道反应，如食欲不振、恶心、腹胀等。其次有头痛、失眠、乏力、皮疹、阳痿等。偶有皮疹、脱发、视物模糊、血常规及肝、肾功能异常等，停药后可恢复。肝肾功能异常者、孕妇、哺乳妇禁用。

（二）烟酸类

烟酸（nicotinic acid，维生素 PP）

【药理作用】烟酸为 B 族维生素之一。口服吸收迅速而完全。大剂量烟酸能降低血浆中 VLDL-C、LDL-C 和 LP（a），升高 HDL-C，特别对已升高的 TG 降低作用更为明显。

烟酸是目前少有的降 LP（a）药，LP（a）是从人的 LDL 中提取的脂蛋白，是形成动脉粥样硬化的独立危险因素。此外，烟酸可抑制 TXA_2 的生成，增加 PGI_2 的生成，发挥抑制血小板聚集和扩张血管的作用。

【临床应用】为广谱调血脂药，对多种高脂血症有效。对Ⅱb和Ⅳ型高脂血症疗效最好，更适用于高 LP（a）血症。也可用于心肌梗死。与他汀类或贝特类合用，可提高疗效。

【不良反应】有皮肤潮红、瘙痒等不良反应，服药前 30 分钟服用阿司匹林可以减轻；胃肠刺激症状如恶心、呕吐、腹泻较常见，餐时或餐后服可减轻症状，溃疡患者禁用；大剂量可引起血糖升高，糖尿病患者禁用；长期应用可引起皮肤干燥、色素沉着；偶有尿酸增加，肝功能异常。

阿西莫司（acipimox）

阿西莫司为烟酸衍生物。药理作用类似烟酸，作用较强而持久，能降低血浆中 TG、TC、LDL-C、LP（a），升高 HDL，不影响血糖和尿酸代谢。临床应用同烟酸，用于Ⅱ、Ⅲ、Ⅳ型高脂血症及伴有高脂血症的糖尿病。不良反应较少较轻。

第三节 抗动脉粥样硬化药

一、抗氧化剂

氧自由基可使血管内皮损伤，在动脉粥样硬化形成及发展中起重要作用。抗氧化剂对动脉粥样硬化形成可发挥抑制作用。

普罗布考（probucol，丙丁酚）

【药理作用】

1.抗氧化作用　因具有高脂溶性，可与脂蛋白结合，抑制细胞对 LDL 的氧化修饰作用，阻断脂质过氧化，减少脂质过氧化物的生成，如抑制 ox-LDL 的生成以及由 ox-LDL 引起的一系列病理过程，从而抑制动脉粥样硬化形成，并使病变消退。还能使患者皮肤及肌腱的黄色瘤明显缩小。

2.调血脂作用　普罗布考能抑制 HMG-CoA 还原酶，降低血浆中 TC 和 LDL-C，但同时也引起 HDL-C 明显下降，对血浆 TG 和 VLDL 一般无影响。与他汀类或胆汁酸螯合剂合用，可增强其调血脂作用。

【临床应用】降脂作用较弱，而抗氧化作用较强，对动脉粥样硬化呈现良好的防治效应。对 LDL 升高的高胆固醇血症（Ⅱa型）效果好，对血浆中 TG 和 VLDL 无影响，与他汀类及胆汁酸结合树脂合用可增强其调血脂作用。还可缓解心绞痛，降低冠心病的发病率。

【不良反应】可见腹泻、腹胀、腹痛、恶心等消化道症状。偶有嗜酸性粒细胞增多、感觉异常、血管神经性水肿。个别患者心电图 Q-T 延长，心肌损伤患者禁用。普罗布考可降低 HDL，需注意观察 HDL 的变化。

维生素 E（vitamine E，生育酚）

具有很强的抗氧化作用，可清除氧自由基，去除脂质过氧化物，并减少自由基的生成。能防止氧化型 LDL 的形成及其引起的一系列动脉粥样硬化过程。还有抑制血小板聚集和预防血栓栓塞的作用。用于冠心病、脂代谢紊乱、抗衰老等。

二、多烯脂肪酸类

多烯脂肪酸也称多不饱和脂肪酸（PUFAs），可分 n-6PUFAs、n-3PUFAs 两大类。

n-6PUFAs 主要存在于玉米油、葵花子油、红花油、亚麻子油等植物油中，降脂作用较弱，临床应用疗效可疑。本类药品有月见草油、亚油酸丸、复方心脑康胶丸（红花油、维生素 E 等组成的复方制剂）等。

n-3PUFAs 主要含于海洋生物藻、鱼及贝壳类中，长期服用可使血浆 TG、VLDL 明显下降，TC 和 LDL 也下降，HDL 有所升高，并能抑制血小板聚集，能预防动脉粥样硬化斑块形成，并使斑块消退。多烯康胶丸为含 n-3PUFAs 的鱼油制剂。

三、黏多糖和多糖类

肝素（heparin）是黏多糖的典型代表，具有降低 TC、LDL、TG、VLDL，升高 HDL，保护动脉内皮细胞及抗血栓形成等多方面的抗 AS 作用，但口服无效，抗凝血作用过强。

低分子量肝素制剂有依诺肝素（enoxaparin，克塞）、替地肝素（tedelparin）等分子质量低，生物利用度高，具有抗凝血作用弱，抗血栓形成作用强的特点。主要用于治疗冠心病、急性心肌梗死等。

冠心舒（脑心舒）是猪小肠黏膜提取物，藻酸双酯钠（polysaccharide sulfate，PSS）为海洋酸性糖酯类物质，属于天然类肝素制剂，具有调血脂、抗血小板聚集、保护血管内皮及防止动脉粥样硬化斑块形成作用。临床用于防治缺血性心脑血管病。

复习思考题

1. 临床上常用于降低胆固醇的药物有哪些？
2. 临床上常用于降低三酰甘油的药物有哪些？

扫一扫，知答案

常用制剂及其用法

洛伐他汀　片剂：10mg、20mg、40mg。口服，开始根据病情用 10mg/d 或 20mg/d，晚餐时一次顿服，4 周后根据血脂变化调整剂量，最大量为 40mg/d。

普伐他汀　片剂：5mg、10mg。口服，5 ～ 10mg/d，2 次 /d。

辛伐他汀　片剂：10mg、20mg。口服，10mg/d，1 次 /d。

氟伐他汀　胶囊剂：20mg、40mg。口服，20 ～ 40mg/d，1 次 /d。

阿伐他汀　片剂：10mg、20mg、40mg。初始剂量口服 10mg/d，必要时 4 周后可增加剂量，最多可达 80mg/d。

考来烯胺　散剂：5g。口服，一般 4 ～ 5g/ 次，3 次 /d，饭前或饭时加于饮料中混合口服。

考来替泊　散剂：5g。口服，4 ～ 5g/ 次，3 次 /d，服法同考来烯胺。

烟酸　片剂：50mg、100mg。由小剂量开始，0.1g/ 次，3 次 /d，逐渐增至 1 ～ 2g/d，3 次 /d，饭后服用。

阿西莫司　胶囊剂：250mg。饭后口服，250mg/ 次，2 ～ 3 次 /d。

吉非贝齐　片剂：600mg；胶囊剂：300mg。口服，600mg/ 次，2 次 /d。

非诺贝特　片剂（胶囊剂）：100mg、200mg、300mg。口服，100mg/ 次，3 次 /d。

普罗布考　片剂：500mg。口服，250 ～ 500mg/ 次，2 次 /d，连用 12 周为一疗程。

维生素 E　胶丸:5mg、10mg、50mg、100mg、200mg。口服，10 ～ 100mg/ 次，1 ～ 2 次 /d。

多烯康　胶囊剂：0.45g；含乙酯型 EPA 及 DHA　70％以上和 1％ 的维生素 E。口服，3 ～ 5 粒 / 次，3 次 /d。

扫一扫，看课件

第 二 十 一 章
利尿药与脱水药

【学习目标】

　　掌握：利尿药的分类及各类常用药物名称；呋塞米、氢氯噻嗪、螺内酯、氨苯蝶啶的药理作用、临床应用及主要不良反应。

　　熟悉：甘露醇的药理作用、临床应用及不良反应。

　　了解：尿液的生成过程及各类利尿药的作用部位、作用机制。

第一节　利尿药

　　利尿药是一类直接作用于肾脏，促进水与电解质的排出，使尿量增加的药物。主要用于各种原因引起的水肿，也用于慢性心功能不全、高血压、高钙血症等非水肿性疾病的治疗。

一、利尿药作用的生理学基础

　　尿液的生成过程包括肾小球的滤过、肾小管和集合管的重吸收及分泌。利尿药通过增加肾小球的滤过，或影响肾小管和集合管的重吸收与分泌发挥利尿作用（图 21-1）。

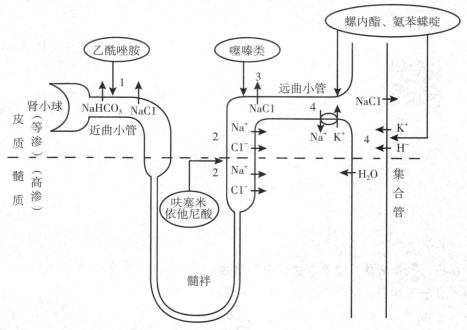

图 21-1　肾小管各段功能和利尿药作用部位

（一）肾小球的滤过

正常成人每日由肾小球滤过生成的原尿约 180L，但每日排出的终尿只有 1 ～ 2L，这说明 99% 以上的原尿被肾小管和集合管重吸收，排出体外的终尿仅占原尿的 1% 左右。有些药物（如氨茶碱、强心苷等）虽能增加肾血流量和肾小球滤过率，使原尿量增多，但由于肾脏存在球管平衡机制，终尿量增加并不明显。大多数利尿药是通过影响肾小管和集合管的重吸收与分泌发挥利尿作用。

（二）肾小管和集合管的重吸收与分泌

1. 近曲小管　原尿中 65% ～ 70% 的 Na^+ 在近曲小管被重吸收。其重吸收主要通过钠泵（Na^+-K^+-ATP 酶）主动重吸收，以及 Na^+-H^+ 交换完成，如强心苷类药物能抑制钠泵，乙酰唑胺（acetazolamide）能抑制 Na^+-H^+ 交换产生利尿作用。但药物通过抑制近曲小管对 Na^+ 的重吸收所产生的利尿作用并不明显，原因是近曲小管对 Na^+ 的主动重吸收被抑制后导致管腔内 Na^+ 和 Cl^- 增加，可引起远曲小管代偿性对 Na^+ 和 Cl^- 的重吸收加强。

2. 髓袢升支粗段　原尿中 30% ～ 35% 的 Na^+ 在此部位被重吸收。此段对 Na^+ 的重吸收是通过 Na^+-K^+-$2Cl^-$ 共同转运子转运，几乎不伴有对水的重吸收，原尿流经该段随着 Na^+、Cl^- 的重吸收而被逐渐稀释，渗透压也由高渗变为低渗，此即尿液的稀释功能。同时 Na^+、Cl^- 被转运到髓质间质，与尿素一起形成髓质高渗区，当低渗尿液流经处于髓质高渗区的集合管时，在抗利尿激素的作用下，大量水被重吸收，形成高渗尿，此即尿液的浓缩功能。呋塞米等高效能利尿药抑制髓袢升支粗段 Na^+–K^+–$2Cl^-$ 共同转运子，降低肾脏的稀释和浓缩功能，可产生强大的利尿作用。

3. 远曲小管和集合管 5% ~ 10% 的 Na^+ 在此部位被重吸收。在远曲小管近端存在 Na^+–Cl^- 共同转运子，噻嗪类利尿药抑制此处的 Na^+–Cl^- 共同转运子，影响尿液的稀释功而产生利尿作用；在远曲小管远端和集合管还存在着醛固酮参与的 Na^+–K^+ 交换，低效能利尿药螺内酯可拮抗醛固酮受体，氨苯蝶啶和阿米洛利则直接抑制 Na^+–K^+ 交换产生留钾排钠的利尿作用。

二、常用利尿药

根据利尿药的利尿效能主要分为以下三大类利尿药。

1. 高效能利尿药 主要作用于髓袢升支粗段髓质部和皮质部，利尿作用强大，又称为袢利尿药，如呋塞米、依他尼酸及布美他尼等。

2. 中效能利尿药 主要作用于远曲小管近端，利尿作用中等，如噻嗪类。

3. 低效能利尿药 主要作用于远曲小管和集合管，利尿作用较弱，又称为保钾利尿药，如螺内酯、氨苯蝶啶、阿米洛利等。作用于近曲小管的碳酸酐酶抑制药乙酰唑胺因利尿作用弱，也归为此类。

（一）高效能利尿药（袢利尿药）

呋塞米（furosemide，呋喃苯胺酸、速尿）

【体内过程】口服吸收迅速，生物利用度约为 60%，约 30 分钟起效，1~2 小时达高峰，持续 2~3 小时。静脉注射 5~15 分钟起效，30 分钟达高峰，维持 2~3 小时。血浆蛋白结合率为 95%~99%，大部分药物以原形随尿液排出，反复给药不易蓄积。

【药理作用】

1. 利尿作用 呋塞米利尿作用强大，迅速而短暂。其作用于髓袢升支粗段髓质部和皮质部。能特异性抑制 Na^+–K^+–$2Cl^-$ 共同转运子，减少 NaCl 的重吸收，降低肾脏的稀释和浓缩功能，产生强大的利尿作用。由于 Na^+ 重吸收减少，使到达远曲小管尿液中的 Na^+ 浓度升高，因而促进 Na^+–K^+ 交换导致 K^+ 排出增加。利尿同时，除增加 Na^+、K^+、Cl^- 的排出，还增加 Mg^{2+} 和 Ca^{2+} 的排出。

2. 扩血管作用 静脉注射呋塞米可扩张肾血管，显著增加肾血流量，改变肾皮质内血流分布，对受损的肾功能有保护作用；可扩张小静脉，减轻心脏负荷，降低左室充盈压，减轻肺水肿，有助于急性左心衰竭的治疗。扩血管机制可能与其促进前列腺素合成，并抑制其分解有关。

【临床应用】

1. 治疗严重水肿 主要用于严重的心、肝、肾性水肿和其他利尿药无效的顽固性水肿。因易引起电解质紊乱，不作为轻、中度水肿的常规应用。

2. 缓解急性肺水肿和脑水肿　呋塞米能扩张血管，降低外周阻力，减轻心脏负荷；同时通过其强大的利尿作用，可降低血容量，减少回心血量，降低左室舒张末期压力而消除左心衰竭引起的急性肺水肿。对脑水肿也有一定的降低颅内压作用，但单用效果不佳，常与脱水药甘露醇合用。

3. 防治急性肾衰竭　呋塞米能扩张肾血管，降低肾血管阻力，增加肾血流量，同时其强大的利尿作用，可冲洗阻塞的肾小管，防止肾小管的萎缩和坏死，故可用于急性肾衰竭早期的防治。但对无尿的肾衰竭者禁用。

4. 加速毒物排泄　配合输液，可用于某些经肾排泄的药物中毒的抢救，如长效巴比妥类、水杨酸类、氟化物、碘化物等中毒。

5. 其他　呋塞米可抑制肾小管髓袢升支粗段对钙离子的重吸收，增加其排出而降低血钙浓度，用于高钙血症的紧急处理。

【不良反应】

1. 水和电解质紊乱　常为利尿过度或长期用药所引起，表现为低血容量、低血钾、低血钠、低血镁、低氯性碱血症。以低钾血症最常见，其症状为恶心、呕吐、腹胀、无力或心律失常等，严重时可引起心肌、骨骼肌及肾小管的器质性损害及肝昏迷，应鼓励患者多吃含钾丰富的食物，久用应补充钾盐或合用保钾利尿药，并注意监测血液钾离子浓度。严重肝功能损害者，血钾过低可诱发肝昏迷，故肝硬化腹水患者应慎用或忌用。低血钾还可增加强心苷对心脏的毒性，应给予注意。

2. 耳毒性　长期大剂量静脉给药，可引起耳鸣、听力下降或耳聋，一般为暂时性，少数不可逆。用药期间应监测听力，并避免与具有耳毒性的药物如氨基糖苷类抗生素合用。

3. 胃肠道反应　常见恶心、呕吐、上腹不适及胃肠出血，宜饭后服用。

4. 高尿酸血症　抑制尿酸排泄，可引起高尿酸血症，继而诱发痛风。

5. 其他　偶见变态反应，对磺胺类药物过敏的患者可发生交叉过敏反应。无尿或严重肾功能衰竭、糖尿病、高尿酸血症或有痛风史、严重肝功能损害、高钙血症、低钠血症、红斑狼疮患者及妊娠、哺乳期妇女等慎用。

依他尼酸（etacrynic acid，利尿酸）

依他尼酸为较早应用的袢利尿药。药理作用、作用机制及临床应用与呋塞米相似，但更易引起水电解质紊乱和耳毒性，故临床少用。对磺胺类过敏者，可选用本药。

布美他尼（bumetanide，丁苯氧酸）

布美他尼是目前最强的袢利尿药，利尿作用较呋塞米强大，不良反应与呋塞米相似，但较轻。

（二）中效能利尿药（噻嗪类及类噻嗪类利尿药）

噻嗪类是临床广泛应用的一类口服利尿药和降压药，这类药物有氯噻嗪（chlorothiazide）、氢氯噻嗪、氢氟噻嗪（hydroflumethiazide）、苄氟噻嗪（bendroflumethiazide）、环戊噻嗪（eyelopenthiazide）等，以氢氯噻嗪最为常用。它们作用相似，仅所用剂量不同，但均能达到同样效果。其他药物如氯噻酮、吲哒帕胺、美托拉宗等虽无噻嗪环结构，但药理作用与噻嗪类相似，同属中效能利尿药。

氢氯噻嗪（hydrochlorothiazide，双氢克尿噻）

【体内过程】脂溶性高，口服吸收迅速而完全，口服后 2 小时起效，4~6 小时血药浓度达高峰，可持续 6~12 小时。血浆蛋白结合率为 64%，主要以原形从肾脏排出，少量经胆汁分泌。

【药理作用】

1. 利尿作用　主要作用于远曲小管近端，抑制 Na^+-Cl^- 共同转运子，减少 NaCl 重吸收，影响尿的稀释功能，产生温和而持久的利尿作用。由于转运至远曲小管的 Na^+ 增加，促进了 K^+-Na^+ 交换，使尿液 K^+ 的排泄也增多，长期服用可引起低血钾。

2. 抗利尿作用　本品能明显减少尿崩症患者的尿量及口渴症状。其作用机制可能是抑制磷酸二酯酶，增加远曲小管和集合管细胞内 cAMP 含量，后者能提高远曲小管和集合管对水的通透性，对水的重吸收增加；同时由于 Na^+、Cl^- 排出增加，血浆渗透压下降，可减轻尿崩症患者的口渴感，减少饮水，最终尿量减少而具有抗利尿作用。

3. 降压作用　噻嗪类利尿药是最常用的降压药，用药早期通过利尿、减少血容量降压，长期用药则因减少外周血管内 Na^+ 负荷，使 Ca^{2+} 减少，扩张血管而产生降压作用。

【临床应用】

1. 治疗各种水肿　治疗各种原因所致的水肿，为轻、中度心源性水肿的首选利尿药。对肾性水肿的疗效与肾功能损害的程度相关，对肾功能损害严重者疗效差；对肝硬化腹水疗效亦较差，宜与留钾利尿药合用，以防血钾过低诱发肝昏迷。

2. 抗高血压　为基础降压药，也可与其他药物合用，提高疗效，减少不良反应。

3. 治疗尿崩症　主要用于治疗肾性尿崩症和加压素无效的垂体性尿崩症。

4. 其他　可用于高尿钙伴有肾结石者，以抑制高尿钙所致肾结石的形成。

【不良反应】

1. 水和电解质紊乱　较为常见，如低血钾、低血钠、低血镁、低氯性碱血症等，其中低钾血症最常见。临床常见口干、烦渴、肌肉痉挛、乏力等，用药期间应注意补钾或合用保钾利尿药，并加强对血钾的监测。

2. 升高血糖　长期用药可使血糖升高，糖耐量降低，能诱发或加重糖尿病。其原因可能是因其抑制了胰岛素的分泌以及减少组织对葡萄糖的利用。糖尿病患者慎用。

3. 高尿酸血症　主要是因为本品由近曲小管分泌，可竞争性抑制尿酸的排泄，导致尿酸潴留，引起高尿酸血症。痛风者慎用。宜与促尿酸排泄的氨苯蝶啶合用。

4. 其他　胃肠道反应、变态反应，少数患者可出现血尿氮升高，加重肾功能不良。高脂血症患者慎用。

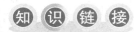

尿崩症

尿崩症是由于下丘脑–神经垂体病变引起抗利尿激素（ADH）不同程度的缺乏，或由于多种病变引起肾脏对 ADH 敏感性缺陷，导致肾小管重吸收水的功能障碍所表现的临床综合征。前者为中枢性尿崩症，后者为肾性尿崩症，其临床特点为多尿、烦渴、低比重尿或低渗尿。尿崩症常见于青壮年，男女之比为 2：1。

（三）低效能利尿药（保钾利尿药）

本类药物利尿作用弱、起效慢、维持久，共同不良反应是可致高钾血症。

螺内酯（spironolactone，安体舒通）

【体内过程】口服易吸收，原形药物无明显药理活性，需经肝脏代谢为有活性的坎利酮后发挥作用。故螺内酯起效缓慢，服药后 1 天起效，2 ～ 3 天达高峰。停药后作用可维持 2 ～ 3 天。

【药理作用】螺内酯是醛固酮的竞争性拮抗剂，可与醛固酮受体结合，对抗醛固酮在远曲小管及集合管的保钠排钾作用，使尿中 Na^+ 及水的排出量增加。

【临床应用】利尿作用弱，较少单独应用，常与高效能利尿药或中效能利尿药合用，以增加利尿效果并减少 K^+ 排出。对与醛固酮升高有关的顽固性水肿，如肝硬化腹水和肾病综合征水肿效果好。

【不良反应】不良反应较轻，少数患者可引起头痛、困倦与精神紊乱等。久用可致高血钾，肾功能不全，少尿、无尿时易发生，故肾功能不全或血钾过高者禁用。此外，还有性激素样副作用，可引起男子乳房女性化和性功能障碍、妇女多毛症等，停药可消失。

用药期间应注意监测血钾和心电图。与含钾食物、血管紧张素转化酶抑制药、血管紧张素 II 受体阻断药、环孢素等合用时，可增加高钾血症的发生机率。

氨苯蝶啶（triamterene，三氨蝶啶）和阿米洛利（amiloride）

氨苯蝶啶与阿米洛利虽化学结构不同，但药理作用相似。两者均作用于远曲小管末段和集合管，阻滞 Na^+ 通道而抑制 Na^+-K^+ 交换，增加 Na^+ 的排出量，同时也抑制远曲小管

和集合管对 K^+ 的分泌作用，减少 K^+ 的排出，产生较弱的排钠留钾的利尿作用。利尿作用较螺内酯快、短、强，且不受血中醛固酮的影响。常与中效、高效利尿药合用治疗肝硬化腹水及其他顽固性水肿。

不良反应较少，常见有恶心、呕吐、腹泻等胃肠道反应。长期服用均可引起高钾血症，肾功能不全、糖尿病患者及老年人较易发生，应慎用。

第二节　脱水药

脱水药又称渗透性利尿药，静脉给药后能迅速提高血浆渗透压，产生组织脱水作用，当这些药物通过肾脏时，不易被重吸收，使水在髓袢升支和近曲小管的重吸收减少，肾排水增加，产生渗透性利尿作用。常用药物有甘露醇、山梨醇、高渗葡萄糖等。其共同特点是：①在体内不被代谢；②不易透出血管进入组织；③易经肾小球滤过；④不被肾小管重吸收。

甘露醇（mannitol）

甘露醇是临床最常用的脱水药。口服不吸收，常用 20% 甘露醇高渗溶液静脉注射或静脉滴注。药物主要在血管内存留，极少向外周组织分布，主要以原形经肾排泄。

【体内过程】口服不吸收，静脉注射后 10 分钟左右起效，2～3 小时达峰值，药效持续 6～8 小时。分布于细胞外液，仅小部分在肝内变成糖原，大部分以原形由肾排泄。

【药理作用】

1. 脱水作用　甘露醇静脉给药，能迅速提高血浆渗透压，促使组织间液水分向血浆转移而产生组织脱水作用，可降低颅内压和眼内压。口服给药则产生渗透性腹泻，可消除胃肠道内毒物。

2. 利尿作用　静脉给药后，血浆渗透压升高、血容量增加、肾小球滤过率增加，加之甘露醇不易被肾小管重吸收，可使肾小管管腔液体渗透压升高，阻止水、Na^+、K^+、Cl^- 的重吸收，产生利尿作用。

【临床应用】

1. 治疗脑水肿　甘露醇可降低颅内压，是目前降低颅内高压安全有效的首选药。常用于因颅脑损伤、脑膜炎、脑瘤、脑组织缺氧等引起的颅内压升高。

2. 治疗青光眼　可减少房水量，降低青光眼患者的眼内压，用于青光眼术前以降低眼压或青光眼急性发作的治疗。

3. 防治急性肾衰竭　通过利尿作用，可维持足够的尿量，稀释肾小管内有害物质；通过脱水作用可减轻肾间质水肿；同时又能扩张血管，增加肾血流量，可提高肾小球滤过率和保证肾小管的充盈度，防止肾小管萎缩、坏死。但如果急性肾功能衰竭已经形成，则应停止使用，否则有发生急性左心衰竭、急性肺水肿的危险。

【不良反应】不良反应少见。静脉注射过快时，可引起一过性头痛、眩晕、畏寒和视物模糊等。快速静脉注射可因血容量突然增加，加重心脏负荷，故心功能不全者、活动性颅内出血者禁用。

山梨醇（sorbitol）

山梨醇是甘露醇的异构体。药理作用及临床应用均与甘露醇相似，因本药进入人体后部分在肝内转化为果糖而失去高渗作用，故作用较弱，疗效不及甘露醇，但因其溶解度大，价廉，故也多用。一般常用 25% 山梨醇的高渗溶液。

高渗葡萄糖（hypertonic glucose）

50% 的葡萄糖，具有脱水和渗透性利尿作用，但因其可部分地从血管弥散进入组织中，且易被代谢，故作用弱而不持久。单独用于脑水肿因其可进入脑组织，并伴随水分进入脑组织，停药后可使颅内压回升出现"反跳"现象，临床上多与甘露醇交替应用，治疗脑水肿，适应证及注意事项同甘露醇。

复习思考题

1. 利尿药分为哪几类？各有何代表药？简述其利尿作用机制和特点。

2. 常用利尿药中哪些是排钾利尿药？哪些是保钾利尿药？临床应用中应分别注意哪些问题？

3. 螺内酯和氨苯蝶啶利尿作用部位、机制、特点及临床应用有何异同点？

扫一扫，知答案

常用制剂及其用法

呋塞米　片剂：20mg。口服，20 ～ 40mg/ 次，3 次 /d。为避免发生电解质紊乱，应从小剂量开始，间歇给药，即服药 1 ～ 3d 后，停药 2 ～ 4d。注射剂：20mg/2mL。20mg/ 次，肌内注射或稀释后缓慢静脉注射，每日或隔日一次。

布美他尼　片剂：1mg。口服，0.5 ～ 1mg/ 次，1 ～ 3 次 /d。注射剂：0.5mg/2mL。0.5 ～ 1mg/ 次，肌内注射或静脉注射。

依他尼酸　片剂：25mg。口服，25mg/ 次，1 ～ 3 次 /d。注射剂：25mg。25mg/ 次，以 5%

葡萄糖注射液溶解后缓慢静脉注射，1 ～ 2 次 /d。

氢氯噻嗪　片剂：10mg、25mg。口服，25 ～ 50mg/ 次，25 ～ 100mg/d。

螺内酯　片剂：20mg。口服，20mg/ 次，3 ～ 4 次 /d。

氨苯蝶啶　片剂：50mg。口服，50 ～ 100mg/ 次，1 ～ 3 次 /d。

阿米洛利　片剂：5mg。口服，10 ～ 20mg/ 次，1 ～ 3 次 /d。

甘露醇　注射剂：10g/50mL、20g/100mL、50g/250mL。常用量按每次 1 ～ 2g/kg，于 30min 内静脉快速滴注。必要时 4 ～ 6h 重复使用一次。

山梨醇　注射剂：25g ／ 100mL、62.5g ／ 250mL。每次按 1 ～ 2g/kg，静脉快速滴注。必要时可重复注射。

葡萄糖　注射剂：50% 溶液。40 ～ 60mL/ 次，静脉注射。

扫一扫，看课件

第 二 十 二 章
抗变态反应药

变态反应是指已致敏机体再次接触相同变应原发生的伴有组织损伤或生理功能紊乱的适应性免疫应答，也称超敏反应。根据发生机制及临床特点，可分为 4 型，其中 I 型超敏反应又称过敏反应。抗变态反应药包括肾上腺素受体激动药、组胺受体阻断药、过敏介质阻释药、钙剂和糖皮质激素等。本章仅介绍组胺受体阻断药和钙剂，其他药物详见相关章节。

第一节　组胺受体阻断药

组胺（histamine）为组织胺的简称，是广泛存在于人体组织中的自体活性物质，主要贮存于肥大细胞及嗜碱性粒细胞的颗粒中。当机体受到理化因素刺激或发生变态反应时，引起细胞脱颗粒，释放组胺，并迅速与靶细胞上的组胺受体结合，产生多种生物效应，如扩张血管，引起血压下降甚至休克；兴奋支气管和胃肠平滑肌，引起支气管哮喘和胃肠绞痛；刺激胃壁细胞，引起胃酸分泌增多等。目前已发现组胺受体有 H_1、H_2、H_3、H_4 四个亚型。组胺本身无治疗作用，但其阻断药却被广泛应用于临床，目前常用的有 H_1 受体阻断药和 H_2 受体阻断药。

一、H₁ 受体阻断药

分为第一代和第二代药物，前者有苯海拉明（diphenhydramine，苯那君）、异丙嗪（promethazine，非那根）、氯苯那敏（chlorpheniramine，扑尔敏）、曲吡那敏（tripelennamine，去敏灵）、赛庚啶（cyproheptadine）等；后者有阿司咪唑（astemizole，息斯敏）、特非那定（terfenadine）、氯雷他定（loratadine）、西替利嗪（levocetirizine）、左卡巴斯汀（levocabastine）等（表 22-1）。

【药理作用】

1. 抗外周 H₁ 受体作用　通过阻断 H₁ 受体，对抗组胺所致的毛细血管扩张、通透性增加、渗出增多；并能对抗支气管、胃肠道等平滑肌的痉挛性收缩，故能缓解或消除部分变态反应症状。

2. 中枢作用　一代 H₁ 受体阻断药易透过血脑屏障，对中枢产生不同程度的抑制，具有镇静、嗜睡作用，以苯海拉明、异丙嗪作用最强；二代 H₁ 受体阻断药难于通过血脑屏障，几乎无中枢抑制作用，不引起嗜睡。

3. 抗胆碱作用　苯海拉明、异丙嗪具有明显的中枢抗胆碱作用，能防晕、止吐，同时，外周还有阿托品样作用。

【临床应用】

1. 治疗皮肤黏膜变态反应性疾病　对皮肤黏膜的变态反应性疾病如荨麻疹、过敏性鼻炎、血管神经性水肿、花粉症、昆虫叮咬所致的皮肤瘙痒和水肿等效果好；对药疹、接触性皮炎、血清病有一定疗效；但对支气管哮喘和过敏性休克几乎无效。

2. 止吐　用于晕动病、放射病及妊娠等引起的呕吐。

3. 治疗失眠症　一代 H₁ 受体阻断药如异丙嗪、苯海拉明等可用于治疗失眠症，尤其适用于过敏性疾病引起的焦虑性失眠患者。

表 22-1　常用 H₁ 受体阻断药

药物	H₁ 受体阻断	镇静、嗜睡	防晕、止吐	抗胆碱	适应证
一代	++	+++	++	+++	皮肤黏膜过敏、失眠、晕动病
苯海拉明	+++	+++	++	+++	皮肤黏膜过敏、失眠、晕动病
异丙嗪	+++	+	–	++	皮肤黏膜过敏、失眠
氯苯那敏	++	++	–	–	皮肤黏膜过敏、失眠
曲吡那敏	+++	+	+	++	皮肤黏膜过敏
赛庚啶	+++	–	–	–	皮肤黏膜过敏
二代	+++	–	–	–	皮肤黏膜过敏
特非那定	+++	–	–	–	皮肤黏膜过敏
氯雷他定	+++	–	–	–	皮肤黏膜过敏
西替利嗪					
左卡巴斯汀					

注：+++ 作用强，++ 作用较强，+ 作用弱，– 无作用。

【不良反应】

1.中枢神经系统反应　一代 H_1 受体阻断药有头晕、嗜睡、乏力等，少数人（尤其是儿童）可出现失眠、烦躁不安等中枢兴奋症状。

2.胃肠反应　可见口干、厌食、恶心、呕吐、腹泻或便秘等。

3.其他　偶见皮肤过敏、粒细胞减少、血小板减少和溶血性贫血等。特非那定、阿司咪唑过量使用可引起心律失常。

青光眼、前列腺肥大、幽门梗阻者禁用，儿童、孕妇、哺乳期妇女慎用。

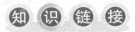

二代抗组胺药的心脏毒性

第二代抗组胺药可引起不同类型的心律失常，严重者可致心性猝死，尤其以特非那定、阿司咪唑报道最多。目前，美国食品与药品监督管理局（FDA）将特非那定、阿司咪唑划为 C 类用药（较不安全类）。使用时应注意：①须在医师指导下使用，不可滥用或过量使用；②有心脏病者避免使用；③电解质紊乱者（如低钾血症、低钙血症、低镁血症等）避免使用；④避免与大环内酯类抗生素（如红霉素、阿奇霉素等）、唑类抗真菌药（如酮康唑、伊曲康唑、氟康唑等）、抗心律失常药（如奎尼丁、氟卡尼等）、钙拮抗剂（如普尼拉明）、镇静催眠药（如水合氯醛）等合用。

二、H_2 受体阻断药

H_2 受体阻断药可选择性阻断胃壁细胞上的 H_2 受体，抑制胃酸分泌，用于治疗消化性溃疡，常用药物有西咪替丁（cimetidine）、雷尼替丁（ranitidine）、法莫替丁（famotidine）、尼扎替丁（nizatidine）、罗沙替丁（roxatidine）等（见第二十四章）。

第二节　钙　剂

临床常用的钙剂有葡萄糖酸钙（calcium gluconate）、氯化钙（calcium chloride）、乳酸钙（calcium lactate）等。

【生理和药理作用】

1.抗过敏作用　能降低毛细血管的通透性，增加致密度，减少渗出，减轻过敏症状。

2.维持神经肌肉的正常兴奋性　血中 Ca^{2+} 浓度降低时，神经肌肉的兴奋性升高，出现手足抽搐，严重者可致惊厥。

3. 促进骨骼生长　钙是构成骨骼的重要成分，缺钙会引起佝偻病及骨质疏松。

4. 拮抗镁离子　Ca^{2+} 与 Mg^{2+} 具有竞争性拮抗作用，可对抗镁中毒。

【临床应用】临床用于荨麻疹、血管神经性水肿、湿疹、皮炎、瘙痒、血清病等变态反应性疾病的辅助治疗。也用于钙缺乏所致的低钙血症、手足搐搦症、佝偻病和骨质疏松等。还能解救镁盐中毒以及链霉素过敏性休克。

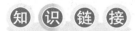

手足搐搦症

手足搐搦症是一种代谢失调所致的综合征，以腕、踝关节剧烈屈曲、肌肉痉挛为特征，可伴喉痉挛、惊厥。基本病因是细胞外液中离子钙的浓度降低，神经肌肉兴奋性增高。手足搐搦的原发病主要是维生素 D 缺乏症，这种类型称为维生素 D 缺乏性手足搐搦症，多见于 6 个月以下的婴儿，故又称婴儿性手足搐搦症，多于春季发病，因冬季患儿很少晒太阳，又未补充维生素 D，至春季时体内维生素 D 数量极低，入春后接触阳光，体内维生素 D 数量急增，沉着于骨骼的钙量大增，血中离子钙下降而导致症状。此外，血镁过低、血钠过高、碱中毒等也可引起手足搐搦症。

【不良反应】

1. 口服对胃肠道有一定的刺激性，可致恶心、呕吐等胃肠道反应。

2. 注射制剂对组织有强烈刺激性，不可皮下和肌内注射，静脉注射时需稀释后缓慢注入，防止药液漏出血管外，否则可引起剧痛和组织坏死。静脉注射过量或速度过快可导致血管扩张、全身灼热、心脏兴奋、心律失常，甚至室颤或心脏骤停。

高钙血症、高尿钙症、肾结石或有肾结石病史者禁用，消化性溃疡患者慎用。患者在使用强心苷治疗期间禁止静脉注射钙剂，以免导致强心苷中毒。

复习思考题

1. H_1 受体阻断药有哪些临床应用？

2. 简述钙剂的生理和药理作用。

扫一扫，知答案

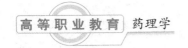

常用制剂及其用法

盐酸苯海拉明　片剂：25mg。口服，25～50mg/次，3次/d。注射液：20mg/1mL，肌内注射，20mg/次，1～2次/d。

茶苯海明（晕海宁）　片剂：25mg，50mg。为苯海拉明与氨茶碱的复合物，预防晕动病，于乘车、船前30分钟口服50mg。

盐酸异丙嗪　片剂：12.5mg、25mg。口服，12.5～25mg/次，2～3次/d。注射液：50mg/2mL，肌内或静脉注射，25～50mg/次。

马来酸氯苯那敏　片剂：4mg。口服，成人4mg/次，3次/d；小儿0.35mg/（kg·d），分3～4次口服。注射液：10mg/1mL、20mg/2mL。皮下或肌内注射，5～20mg/次。

特非那定　片剂：60mg。口服，60mg/次，2次/d；或120mg/次，1次/d。

氯雷他定　片（胶囊）剂：5mg、10mg。口服，10mg/次，1次/d。

阿司咪唑　片剂：3mg。口服，3mg/次，1次/d。

葡萄糖酸钙　片剂：0.5g。口服，0.5～2g/次，3次/d。口服液：10mL，口服，10～20mL l/次，3次/d。注射液：1g/10mL。用10%葡萄糖注射液稀释后缓慢静脉注射，每分钟不超过5mL。低钙血症，1g/次，需要时可重复；高镁血症，1～2g/次。

氯化钙　注射液：0.5g/10mL。低钙血症，0.5～1g/次，稀释后缓慢静脉注射，每分钟不超过0.5mL；高镁血症，首次0.5g，缓慢静脉注射，每分钟不超过5mL，根据患者的反应决定是否重复使用。

扫一扫，看课件

第 二 十 三 章

作用于呼吸系统的药物

【学习目标】

掌握：作用于呼吸系统的药物分类及各类常用药物名称；选择性 β_2 受体激动药、氨茶碱、糖皮质激素的药理作用、临床应用及不良反应。

熟悉：可待因、喷托维林、色甘酸钠的作用特点、临床应用及主要不良反应。

了解：各类平喘药的作用机制、祛痰药的作用特点和主要用途。

第一节　镇咳药

咳嗽是呼吸系统受到外界刺激所产生的一种防御性反射，有利于排出痰液或异物。轻微咳嗽，不需要使用镇咳药，但剧烈的咳嗽，不仅给患者带来痛苦，还会影响睡眠和休息，加重病情，引起并发症，因此在对因治疗的同时应适当给予镇咳药。根据药物的作用部位，可分为中枢性镇咳药和外周性镇咳药。

一、中枢性镇咳药

可待因（codeine）

可待因为阿片生物碱，作用与吗啡相似，有镇痛、镇静、镇咳作用，其镇咳作用为吗啡的 1/10，镇咳剂量时不抑制呼吸，成瘾性较吗啡弱。临床主要用于剧烈的刺激性干咳，尤其适用于胸膜炎干咳伴胸痛的患者，也用于中等程度疼痛的镇痛。

少数患者可出现恶心、呕吐，大剂量可导致中枢兴奋、烦躁不安。久用可产生成瘾性、耐受性。多痰患者禁用。

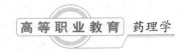

喷托维林（pentoxyverine，咳必清、维静宁）

喷托维林镇咳强度为可待因的 1/3，还有阿托品样作用和局麻作用，大剂量能松弛支气管平滑肌，但无成瘾性和呼吸抑制作用。适用于上呼吸道感染引起的干咳、百日咳等。

不良反应少，偶有头晕、口干、恶心、便秘等。青光眼、前列腺肥大、痰多者禁用。

右美沙芬（dextromethorphan）

右美沙芬的镇咳强度与可待因相似，但无镇痛作用，也无成瘾性，治疗量不抑制呼吸。临床用于各种干咳。不良反应少见，偶有头晕、困倦、便秘等。

二、外周性镇咳药

苯丙哌林（benproperine，咳快好）

苯丙哌林具有中枢和外周双重镇咳作用，既抑制咳嗽中枢，又抑制肺及胸膜牵张感受器，对平滑肌也有一定松弛作用，其镇咳作用为可待因的 2 ～ 4 倍，口服 10 ～ 25 分钟起效，作用持续 3 ～ 7 小时，不抑制呼吸，不引起便秘。用于治疗急、慢性支气管炎及各种刺激引起的干咳。

不良反应较轻，偶有口干、面红、头晕、胃部烧灼感和皮疹等。因有局麻作用，服用时需整片吞服，勿嚼碎，以免引起口腔麻木。孕妇慎用，对本品过敏者禁用。

苯佐那酯（benzonatate，退嗽）

苯佐那酯结构与丁卡因相似，有较强的局部麻醉作用。可抑制肺牵张感受器及感觉神经末梢，阻断咳嗽反射的冲动传入，产生镇咳作用。镇咳强度低于可待因，常用于支气管哮喘、肺炎等导致的干咳、阵咳，效果良好，也可用于预防支气管镜检查时导致的咳嗽。

可引起轻度嗜睡、头晕、鼻塞等不良反应，偶见过敏性皮炎。服用时勿将药丸嚼碎，以免引起口腔麻木感。

第二节　祛痰药

痰液是呼吸道炎症的产物，可刺激呼吸道引起咳嗽，并使气道狭窄而致喘息，还可加重感染，祛痰药能稀释或分解痰液使其易于排出。因此，祛痰药在清除痰液的同时也能起到一定的镇咳、平喘作用。

一、痰液稀释药

氯化铵（anmonium chloride）

氯化铵口服后，可刺激胃黏膜，引起轻度恶心，反射性地引起气管、支气管的腺体分泌增多，使痰液变稀易于咳出，故又称恶心性祛痰药。吸收后能酸化体液和尿液。

本药很少单独应用，常与其他药物配伍制成复方制剂，用于急、慢性呼吸道炎症而痰稠不易咳出的患者。可致体液、尿液呈酸性，还可用于治疗碱中毒和酸化尿液。氯化铵可引起恶心、呕吐等，宜饭后服用。过量可出现高氯性酸中毒。

二、黏痰溶解药

乙酰半胱氨酸（acetylcysteine，痰易净）

乙酰半胱氨酸能使痰液中黏蛋白的二硫键断裂，降低痰液黏稠度；也能裂解黏痰中的DNA，使之液化，易于排出。临床采用雾化吸入，用于大量黏痰、脓痰阻塞气道不易咳出者，紧急时可气管内滴入，使痰液迅速变稀，便于吸引排痰，迅速缓解呼吸困难。

本品有特殊蒜臭味，可引起呛咳、支气管痉挛等，合用异丙肾上腺素可避免。支气管哮喘患者慎用或禁用。

溴己新（bromhexine，必嗽平）

溴己新能裂解黏痰中的酸性黏多糖纤维，并促进低黏度黏蛋白分泌，降低痰液黏稠度；尚有恶心性祛痰作用，可使痰液稀释，易于排出；也能加快支气管纤毛运动，促进排痰。临床用于急慢性支气管炎、哮喘等有黏痰不易咳出者。

偶有恶心、胃部不适，消化性溃疡、肝功能不全者慎用。

氨溴索（ambroxol）

氨溴索能裂解痰液中的酸性黏多糖，使黏痰的黏滞度降低，易于咳出。用于痰液黏稠不易咳出者、新生儿呼吸窘迫症等。有胃肠道反应，孕妇及哺乳期妇女慎用。

第三节 平喘药

哮喘是呼吸系统疾病的常见症状之一，多见于支气管哮喘和喘息性支气管炎，是支气管平滑肌痉挛、气道炎症和气道高反应性的结果，哮喘的发作还与速发型变态反应有关。目前，治疗哮喘的药物主要有三类：①支气管扩张药；②抗炎平喘药；③抗过敏平喘药。

一、支气管扩张药

支气管扩张药主要通过松弛支气管平滑肌，缓解平滑肌痉挛，降低气道阻力而平喘。根据其机制可分为三类：β 受体激动药、茶碱类药物和 M 受体阻断药。

（一）β 受体激动药

包括非选择性 β 受体激动药和选择性 β_2 受体激动药。前者有肾上腺素、麻黄碱和异丙肾上腺素，肾上腺素、异丙肾上腺素主要用于控制哮喘的急性发作，麻黄碱口服用于预防哮喘发作和轻症的治疗，因这些药物可同时激动心脏的 β_1 受体，产生心血管系统的不良反应，现已逐渐被选择性的 β_2 受体激动药所取代。后者治疗量时对心血管系统影响小，是临床控制哮喘急性发作的首选药。

沙丁胺醇（salbutamol，舒喘灵）

沙丁胺醇可口服或气雾吸入，作用持续时间较长。沙丁胺醇通过激动支气管平滑肌的 β_2 受体，使支气管平滑肌松弛，支气管扩张；抑制过敏介质释放；增强纤毛运动，降低毛细血管通透性，产生平喘作用。对 β_1 受体作用较弱，治疗量时一般无心血管系统不良反应。但长期应用可使支气管平滑肌的 β_2 受体下调，疗效降低。临床口服用于预防哮喘发作，气雾吸入用于控制哮喘急性发作。

少数人可出现恶心、头痛、失眠、心悸、手指震颤等症状，剂量过大可导致心动过速、血钾降低和血压波动，一般减少给药量可恢复，严重时应停药。心功能不全、高血压、甲亢及孕妇慎用。

特布他林（terbutaline，间羟舒喘灵、博利康尼）

特布他林药理作用与沙丁胺醇相似而较弱，但作用时间较长，临床应用同沙丁胺醇，不良反应较少。

克伦特罗（clenbuterol，氨哮素）

克伦特罗为强效选择性 β_2 受体激动药，扩张支气管平滑肌作用强而持久，为沙丁胺醇的 100 倍，微量即可发挥良好的平喘作用。可用于防治支气管哮喘、喘息性支气管炎和慢性阻塞性肺病导致的喘息症状，不良反应同沙丁胺醇。

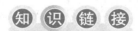

瘦肉精

通常所谓的"瘦肉精"即克伦特罗，当它们以超过治疗剂量5～10倍的量用于饲养家畜时，会产生显著的营养再分配效应——促进动物蛋白质沉积，促进脂肪分解，抑制脂肪沉积，能显著提高动物的瘦肉率，因此，曾被用作牛、羊、猪等畜禽的饲料添加剂。但使用后，会在畜禽组织中形成残留，尤其是在肝脏等内脏器官残留较高，人食用后会严重危害身体健康，出现肌肉震颤、心慌、头疼、恶心、呕吐等症状，特别是对高血压、心脏病、甲亢和前列腺肥大等疾病患者危害更大，严重者可导致死亡。因此，我国已严格禁止食品动物使用此类添加剂。

福莫特罗（formotetol）

福莫特罗是新型长效选择性 β_2 受体激动药，起效快，作用强而持久。除有强大的支气管平滑肌松弛作用外，还有明显的抗炎作用，能抑制炎性细胞浸润和炎症介质释放。主要用于哮喘及慢性阻塞性肺病的预防和维持治疗，其为长效制剂，特别适合于夜间发作性哮喘。不良反应同沙丁胺醇。

（二）茶碱类

氨茶碱（aminophylline）

【药理作用】

1. 平喘　可松弛支气管平滑肌，对处于痉挛状态的支气管效果更明显。其机制为：① 抑制磷酸二酯酶，使细胞内 cAMP 水平升高，支气管舒张；②阻断腺苷受体，对抗腺苷引起的支气管平滑肌收缩；③促进儿茶酚胺释放，舒张支气管。

2. 抗炎　抑制过敏介质释放，减少支气管的炎性细胞浸润。

3. 强心利尿　增强心肌收缩力，增加心输出量；增加肾血流，提高肾小球滤过率，并减少水、钠重吸收。

4. 松弛胆道平滑肌　抑制 Ca^{2+} 内流和平滑肌内质网释放 Ca^{2+}。

【临床应用】

1. 支气管哮喘　主要用于支气管哮喘和慢性喘息性支气管炎，还可与肾上腺皮质激素合用治疗哮喘持续状态。口服用于预防哮喘发作，静脉注射可控制哮喘急性发作。

2. 慢性阻塞性肺病　可缓解气促症状，改善肺功能。

3. 心源性哮喘　常与强心苷、利尿药、吗啡等合用。

4. 胆绞痛　可与镇痛药合用，治疗胆绞痛。

【不良反应】本品不良反应多，安全范围较小。

1. 胃肠道反应　其碱性较强，口服可致恶心、呕吐等胃肠道症状，餐后服药可减轻。

2. 心血管系统反应　静脉滴注过快或浓度过高可出现心悸、心律失常、血压剧降、惊厥，甚至猝死。

3. 中枢神经系统反应　可兴奋中枢而出现烦躁不安、失眠等症状，夜间需加用镇静催眠药对抗。

（三）M 受体阻断药

异丙阿托品（ipratropium，异丙托溴铵）

异丙阿托品是阿托品的衍生物。阻断支气管平滑肌的 M 受体选择性较高，有明显的扩张支气管作用。气雾吸入给药，不影响痰液分泌，无明显全身不良反应。主要用于支气管哮喘和喘息型支气管炎的防治，对 β_2 受体激动药耐受的患者也有效，尤其适合于老年性哮喘。不良反应少，少数患者感觉口干。

二、抗炎平喘药

糖皮质激素具有强大的抗炎、抗过敏作用，是目前防治哮喘最有效的药物。为充分发挥其局部抗炎作用，避免全身性不良反应，常采用气雾吸入给药，静脉滴注用于抢救重症哮喘或哮喘持续状态。

常用药物有倍氯米松（beclomethasone）、氟替卡松（fluticasone）、曲安奈德（triamcinolone acetonide）、布地奈德（budesonide）等。

倍氯米松（beclomethasone）

倍氯米松是地塞米松衍生物，其抗炎作用比地塞米松强数百倍。气雾吸入，直接作用于气道，发挥抗炎平喘作用。主要用于慢性哮喘患者，对糖皮质激素依赖的哮喘患者，可代替激素的全身用药。本品起效慢，不能用于急性发作的抢救。

长期吸入倍氯米松，可发生声音嘶哑、咽部念珠菌感染，故用药后宜漱口。剂量过大或用药时间过长也可导致全身不良反应的发生。

三、抗过敏平喘药

色甘酸钠（sodium cromoglicate，咽泰）

色甘酸钠临床采用干粉喷雾吸入。

【药理作用和临床应用】无松弛支气管平滑肌的作用，但可预防 I 型变态反应所致的哮喘，也可预防运动或其他刺激所致的哮喘。其主要机制是稳定肥大细胞膜，阻止过敏介质释放，故又称过敏介质阻释药。

主要用于预防各种支气管哮喘，对过敏性哮喘疗效最好，但对已发作的哮喘无效。也可用于过敏性鼻炎、溃疡性结肠炎及其他胃肠过敏性疾病的治疗。

【不良反应】不良反应较少。少数患者因局部刺激可引起呛咳、气急，甚至诱发哮喘，同时吸入少量异丙肾上腺素可预防。本药起效慢，预防过敏性哮喘应在接触过敏原前 1～2 周提前使用。

酮替酚（ketotifen）

酮替酚为口服强效过敏介质阻释药，除具有类似色甘酸钠的作用外，还有强大的 H_1 受体阻断作用，并能预防和逆转 β_2 受体的下调，加强 β_2 受体激动药的平喘作用。临床上可单独应用，或与茶碱类、β_2 受体激动药合用，防治轻、中度哮喘。

不良反应有短暂的镇静、疲倦、头晕、口干、肝功能损害等。服药期间，应定期检查肝功能。

复习思考题

1. 可待因主要用于哪种咳嗽？使用时应注意什么？

2. 沙丁胺醇的药理作用和临床应用有哪些？

3. 氨茶碱的临床应用包括哪些？主要不良反应是什么？

扫一扫，知答案

常用制剂及其用法

磷酸可待因　片剂：15mg、30mg。口服，15～30mg/次，3次/d。注射液：15mg/1mL、30mg/1mL。皮下注射，15～30mg/次。

枸橼酸喷托维林　片剂：25mg。口服，25mg/次，3～4次/d。

氢溴酸右美沙芬　片剂：15mg。口服，15～30mg/次，3～4次/d。

磷酸苯丙哌林　片剂：20mg。口服，20～40mg/次，3次/d。

苯佐那酯　片剂：25mg，50mg。口服，50～100mg/次，3次/d。

乙酰半胱氨酸　片剂：0.2g。口服，0.2g/次，3次/d。吸入用乙酰半胱氨酸溶液：3mL/0.3g。以10%溶液喷雾吸入，1～3mL/次，2～3次/d。

盐酸溴己新　片剂：8mg。口服，8～16mg/次，3～4次/d。注射液：4mg/2mL，肌内注射，4mg/次，2～3次/d。

盐酸氨溴索　片剂：30mg。口服，30～60mg/次，3次/d。注射液：15mg/2mL。慢速静脉注射，15mg/次，2～3次/d。

硫酸沙丁胺醇　片剂：2mg。口服，2～4mg/次，3次/d。气雾剂：喷雾吸入。

硫酸特布他林　片剂：2.5mg。开始1～2周，1.25mg/次，2～3次/d，以后可加至2.5mg/次，3次/d。气雾剂：喷雾吸入。

氨茶碱　片剂：0.1g、0.2g。口服，0.1～0.2g/次，0.3～0.6g/d，极量0.5g/次，1g/d。注射液：0.25mg/2mL、0.5mg/2mL。静脉注射，0.125～0.25g/次，0.5～1g/d，用50%葡萄糖注射液稀释至20～40mL缓慢推入，注射时间不得短于10分钟；静脉滴注，0.25～0.5g/次，1g/d，用5%～10%葡萄糖注射液稀释后缓慢滴入。注射给药，极量0.5g/次，1g/d。

色甘酸钠　粉雾剂：干粉喷雾吸入，20mg/次，4次/d。气雾剂：喷雾吸入，3.5～7mg/次，4次/d。

扫一扫，看课件

第 二 十 四 章

作用于消化系统的药物

【学习目标】

掌握：抗消化性溃疡药的分类及各类常用药物名称；抗消化性溃疡药的药理作用、临床应用及不良反应。

熟悉：泻药的分类及硫酸镁的药理作用特点、不良反应及注意事项。

了解：助消化药、止泻药、利胆药的药理作用特点。

第一节　抗消化性溃疡药

消化性溃疡包括胃和十二指肠溃疡，其发病机制尚未完全阐明，目前认为溃疡病的发生是由"攻击因子"作用增强、"防御因子"作用减弱引起的。"攻击因子"包括胃酸、胃蛋白酶和幽门螺杆菌感染等，"防御因子"包括胃黏液、HCO_3^-盐的分泌、胃黏膜屏障等。

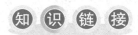

知 识 链 接

消化性溃疡的临床表现

典型表现是中上腹部的疼痛或不适感，疼痛的发作有一定规律，可归纳为"三性"：①慢性：长时间内反复发作；②周期性：即在一定季节发作；③节律性：胃溃疡常在餐后1小时内发生，经1～2小时后逐渐缓解，直至下餐进食后再复出现上述节律。十二指肠溃疡在两餐之间发生，持续不减直至下餐进食或服抗酸药后缓解，十二指肠溃疡可发生夜间疼痛，多出现在午夜或凌晨一时左右，而胃溃疡夜间疼痛少见。溃疡患者还常伴有反酸、嗳气、流涎、恶心、呕吐等症状。

抗消化性溃疡药是一类能减轻溃疡病症状，促进溃疡愈合，防止和减少溃疡病复发或发生并发症的药物，通过抑制"攻击因子"，增强"防御因子"而发挥作用。主要分为：①中和胃酸药；②胃酸分泌抑制药；③胃黏膜保护药；④抗幽门螺杆菌药。

一、中和胃酸药

中和胃酸药亦称抗酸药，是一类弱碱性化合物，口服后能在胃内直接中和胃酸，提高胃内 pH 值，从而解除胃酸对胃、十二指肠黏膜的侵蚀和对溃疡面的刺激，并降低胃蛋白酶活性，发挥缓解疼痛和促进溃疡愈合的作用（表 24-1）。

表 24-1 常用中和胃酸药作用特点

药物	抗酸强度	起效时间	作用时间	收敛作用	溃疡面保护	产生 CO_2	碱血症	影响排便
碳酸氢钠	强	快	短	−	−	++	+	无影响
氢氧化铝	较强	缓慢	持久	+	+	+	−	便秘
氧化镁	强	缓慢	持久	−	−	−	−	轻泻
碳酸钙	较强	快	持久	+	−	+	+	便秘
三硅酸镁	较弱	缓慢	持久	−	+	−	−	轻泻

注：++ 作用强，+ 作用较弱，− 无作用。

临床主要用于消化性溃疡的治疗。理想的中和胃酸药应该是作用迅速、持久，不吸收，不产气，不引起腹泻或便秘，对黏膜及溃疡面有保护作用。目前单一药物很难同时达到这些要求，故常用复方制剂，如胃舒平等。

二、胃酸分泌抑制药

胃酸由胃壁细胞分泌，组织胺、乙酰胆碱、胃泌素可分别激动壁细胞上的 H_2 受体、M_1 受体、G 受体（胃泌素受体），通过激动 H^+-K^+-ATP 酶（H^+ 泵、质子泵），刺激胃酸分泌。本类药物通过阻断上述受体和抑制 H^+-K^+-ATP 酶，使胃酸分泌减少，达到治疗溃疡病的目的。

（一）H^+-K^+-ATP 酶抑制药（H^+ 泵抑制药、质子泵抑制药）

H^+-K^+-ATP 酶位于壁细胞上，能将 H^+ 从壁细胞内转运到胃腔中，将 K^+ 从胃腔中转运到壁细胞内，进行 H^+-K^+ 交换。本类药物抑制 H^+-K^+-ATP 酶，能显著抑制胃酸分泌，是作用最强的一类胃酸分泌抑制药。此外，对幽门螺杆菌也有抑制作用。

奥美拉唑（omeprazole，洛赛克）

奥美拉唑为第一代质子泵抑制药，能明显抑制基础胃酸及各种刺激引起的胃酸分泌，作用强而持久，对胃蛋白酶的分泌也有一定抑制作用，此外，尚有抗幽门螺杆菌作用。

临床用于治疗胃及十二指肠溃疡、反流性食管炎、卓－艾综合征、急慢性胃黏膜出血等。与 H_2 受体阻断药比，本药对溃疡的治愈率高，复发率低。

不良反应发生率低，有头痛、头昏、口干、恶心、呕吐、腹胀、腹泻等，少数患者有皮疹、月经期延长、男性乳房女性化，但均较轻微，停药即可消失，偶有白细胞减少及肝功能受损等。

本类药物还有第二代兰索拉唑（lansoprazole）、第三代泮托他拉（pantoprazol）、雷贝拉唑（rabeprazole）等，其抑制胃酸分泌强度依次为雷贝拉唑 > 泮托拉唑 > 兰索拉唑 > 奥美拉唑。

（二）H_2 受体阻断药

通过阻断壁细胞上的 H_2 受体，抑制胃酸分泌。其作用强而持久，治疗溃疡病疗程短，溃疡愈合率高，不良反应较少。

西咪替丁（cimetidine，甲氰咪胍）

【药理作用和临床应用】能显著抑制基础胃酸、夜间胃酸和各种刺激（如食物、五肽胃泌素、咖啡因）引起的胃酸分泌。

主要用于治疗消化性溃疡，能缓解溃疡症状和促进溃疡愈合，睡前服用对十二指肠溃疡的疗效更好，也用于反流性食管炎、卓－艾（Zollinger-Ellison）综合征、应激性溃疡等。

【不良反应】不良反应较多，一般表现为头痛、头晕、乏力、腹泻、便秘、肌肉痛、皮疹等。老年人或肾功能不全者应用大剂量西咪替丁，可出现中枢神经系统反应，如嗜睡、焦虑、定向力障碍、幻觉等。本品有抗雄激素作用，可促进催乳素分泌，引起男性乳房发育、女性溢乳、性功能减退、阳痿等。

知识链接

反流性食管炎和卓－艾综合征

反流性食管炎是由胃内容物反流入食管引起的，反流入食管的胃酸灼烧或刺激食管而产生"烧心感"，俗称"烧心病"，内镜下表现为食管糜烂、食管溃疡。该病常与慢性胃炎、消化性溃疡或食道裂孔疝等病并存。

卓－艾综合征是由胃窦 G 细胞增生或分泌胃泌素的肿瘤引起的，后者即胃泌素瘤，其特点是高胃泌素血症伴大量胃酸分泌而引起的上消化道多发性、难治性溃疡。

雷尼替丁（ranitidine，呋喃硝胺）

雷尼替丁抑制胃酸分泌作用为西咪替丁的 4 ～ 10 倍，对肝药酶的抑制作用和抗雄激素作用不明显，主要用于治疗胃、十二指肠溃疡，疗效优于西咪替丁，且复发率较低。

不良反应较轻。本药可掩盖胃癌症状，告诫患者须在确诊为非恶性病变后方能应用。

法莫替丁（famotidine）

法莫替丁抑制胃酸分泌作用为西咪替丁 40 ～ 50 倍，为雷尼替丁的 7 ～ 10 倍，维持时间更长。不抑制肝药酶，无抗雄激素作用，也不影响催乳素分泌。不良反应轻微，与雷尼替丁相似。

同类药物还有尼扎替丁（nizatidine）和罗沙替丁（roxatidine）等。其抑制胃酸分泌强度依次为法莫替丁 > 雷尼替丁 > 尼扎替丁 > 罗沙替丁 > 西咪替丁。

（三）M_1 受体阻断药

哌仑西平（pirenzepine）

能选择性阻断胃壁细胞上的 M_1 受体，抑制胃酸分泌，同时还有解痉作用。用于治疗胃、十二指肠溃疡，能明显缓解溃疡病症状，疗效与西咪替丁相当。不良反应主要有口干、视物模糊、头痛、眩晕、嗜睡、便秘等。

本类药物还有替仑西平（telenzepine），作用与哌仑西平相似而较强，持续时间较长，不良反应较少。

（四）胃泌素受体阻断药

丙谷胺（proglumide）

丙谷胺化学结构与胃泌素相似，可竞争性阻断壁细胞上的胃泌素受体（G 受体），减少胃酸分泌，并对胃黏膜有保护和促进愈合作用。可用于胃溃疡、十二指肠溃疡和胃炎。本品的止痛作用和溃疡愈合率不如 H_2 受体阻断药等，现在已较少使用。

三、胃黏膜保护药

正常人的胃、十二指肠黏膜有良好的防御功能，包括黏膜上皮细胞间的紧密连接、上皮细胞的再生、黏膜血流量、黏液、HCO_3^- 盐、前列腺素、生长因子等，当防御功能降低时就可导致溃疡病的发生。本类药物能增强胃、十二指肠黏膜的防御功能，发挥抗溃疡病作用。

米索前列醇（misoprostol）

为前列腺素 PGE_1 衍生物，具有抑制胃酸、胃蛋白酶分泌作用，同时，可促进黏液和 HCO_3^- 盐分泌，促进胃黏膜受损上皮细胞的重建和增殖，增加胃黏膜血流量，增强胃黏膜的屏障作用，抵御损伤因子对胃黏膜的损伤。用于胃、十二指肠溃疡及急性胃炎引起的消化道出血等。

主要不良反应为恶心、腹部不适、腹痛、腹泻。因能引起子宫收缩，故孕妇禁用，对前列腺素类药物过敏者禁用。

硫糖铝（ulcerlmine，胃溃宁）

在酸性环境中带负电荷，能与溃疡面带正电荷的纤维蛋白、坏死组织等结合，形成保护膜，使溃疡面与胃酸隔离，阻止胃酸、胃蛋白酶对溃烂黏膜的进一步损害，缓解症状，促进溃疡愈合；促进胃、十二指肠黏膜合成 PGE_2，增强胃、十二指肠黏膜的细胞屏障和黏液 $-HCO_3^-$ 盐屏障；增强表皮生长因子、碱性成纤维细胞生长因子的作用，使之聚集于溃疡区，促进溃疡愈合；抑制幽门螺杆菌。常用于治疗胃、十二指肠溃疡、慢性胃炎、反流性食管炎等。

不良反应轻，有口干、恶心、呕吐、腹泻、皮疹及头晕等。本药在酸性环境中起作用，应在饭后 2～3h 服用，且不宜与碱性药物或抑制胃酸分泌药合用。

胶体次枸橼酸铋（colloidal bismuth subcitrate，枸橼酸铋钾、得乐）

本品在胃液中能形成氧化铋胶体，沉着于溃疡表面或基底肉芽组织，抵御胃酸、胃蛋白酶对溃疡面的刺激和腐蚀；与胃蛋白酶结合，降低其活性；促进黏液分泌；抑制幽门螺杆菌。主要用于胃、十二指肠溃疡，疗效与 H_2 受体阻断药相似，但复发率较低。

不良反应少，偶见恶心、呕吐等消化道症状。肾功不全者禁用，以免引起血铋过高导致的神经毒性。牛奶、抗酸药可干扰胶体次枸橼酸铋的作用，应避免合用。服药期间可使舌、粪便染黑，应事先告知患者，以免惊慌。

四、抗幽门螺杆菌药

幽门螺杆菌（helicobacterpylori，HP）为 G^- 厌氧菌，寄居于胃及十二指肠的黏液层与黏膜细胞之间，能产生有害物质，分解黏液，对黏膜产生损伤作用，引发溃疡。在引发溃疡的复杂机制中，幽门螺杆菌感染是一个公认的重要因素，根除幽门螺杆菌才能达到临床治愈的目的。

常用的抗幽门螺杆菌药分为两类，一类为抗消化性溃疡药，如 H^+-K^+-ATP 酶抑制药、硫糖铝、胶体次枸橼酸铋等，其抗幽门螺杆菌作用弱，单用疗效较差。第二类为抗菌药，如甲硝唑、四环素、氨苄青霉素、克拉霉素、呋喃唑酮等。幽门螺杆菌在体外对多种抗菌药非常敏感，但体内单用一种药物，几乎无效，因此，临床常以 2～3 种药作联合应用，如奥美拉唑 + 阿莫西林 + 甲硝唑。

第二节 消化功能调节药

一、助消化药

助消化药多为消化液中的成分或促进消化液分泌的药物，主要用于消化道分泌机能减弱、消化不良及增进食欲等。

胃蛋白酶（pepsin）

胃蛋白酶来自于牛、猪、羊等动物的胃黏膜。常与稀盐酸同服，辅助治疗胃酸、消化酶分泌不足引起的消化不良和其他胃肠疾病，可餐前或进餐时服用，不能与碱性药物配伍。

胰酶（pancreatin）

胰酶来自于牛、猪、羊等动物的胰腺，含胰蛋白酶、胰淀粉酶及胰脂肪酶。在酸性溶液中易被破坏，一般制成肠衣片吞服，用于消化不良，尤其是慢性胰腺炎引起的消化障碍。

乳酶生（lactasin）

为干燥活乳酸杆菌制剂，能分解糖类产生乳酸，使肠内酸性增高，从而抑制肠内腐败菌的繁殖，减少发酵和产气。常用于消化不良、腹胀及小儿消化不良性腹泻。本药不宜与下列药物合用：①抑制乳酸杆菌的抗菌药，如氯霉素、四环素类抗生素；②能吸附乳酸杆菌的药物，如白陶土、活性炭等吸附剂；③碱性药物。

二、止吐药

呕吐是多种疾病的常见症状，如胃肠疾病、晕动病、放射病及药物中毒等，剧烈而持久的呕吐可导致水、电解质平衡紊乱，适当使用止吐药能缓解症状，防止水、电解质失衡。临床应用的止吐药主要有五类：① H_1 受体阻断药（如苯海拉明）；② M 受体阻断药（如东莨菪碱）；③多巴胺受体（ D_2 受体）阻断药（如氯丙嗪）；④增强胃肠动力药；⑤ 5-HT_3 受体阻断药。前三类药物详见相关章节，本节主要讨论后两类。

（一）增强胃肠动力药

甲氧氯普胺（metoclopramide，胃复安）

甲氧氯普胺能阻断延脑催吐化学感受区（CTZ）的 D_2 受体，产生止吐作用；还能阻断胃肠多巴胺受体，增强胃肠蠕动，促进胃肠排空，发挥促胃肠动力作用。常用于治疗慢性功能性消化不良引起的胃肠运动障碍，如恶心、呕吐等。

大剂量静脉注射或长期应用，可引起锥体外系反应。也可引起男性乳房发育、焦虑、抑郁等。

多潘立酮（domperidone，吗丁啉）

多潘立酮能阻断外周多巴胺受体，具有止吐和促胃肠动力作用。可用于治疗各种轻度胃瘫及进食后消化不良、恶心、呕吐等；对疾病（如偏头痛、颅脑外伤）、放射治疗及化疗药引起恶心、呕吐也有效。

不良反应较轻，偶见头痛、轻度腹部疼挛等。不易通过血脑屏障，故无锥体外系反应。

西沙必利（cisapride）

西沙必利能促进肠壁肌层神经丛释放乙酰胆碱，增强食管、胃、小肠直至结肠的运动。用于治疗胃肠运动障碍性疾病，包括胃食管反流、慢性功能性和非溃疡性消化不良、胃轻瘫及便秘等。无锥体外系、催乳素释放及胃酸分泌等不良反应。

（二）5-HT$_3$受体阻断药

昂丹司琼（ondansetron，枢复宁）

昂丹司琼能选择性阻断中枢及迷走神经传入纤维 5-HT$_3$ 受体，产生强大止吐作用。对抗肿瘤药（顺铂、环磷酰胺、阿霉素等）引起的呕吐具有强大的止吐作用，但对晕动病及多巴胺激动药、去水吗啡引起呕吐无效。临床用于化疗、放疗引起的呕吐。不良反应较轻，可有头痛、疲乏、便秘、腹泻等。

三、泻药

泻药能增加肠内水分、促进蠕动、软化粪便或润滑肠道，促进排便。

（一）容积性泻药（渗透性泻药，盐类泻药）

硫酸镁（magnesium sulfate）

【药理作用和临床应用】硫酸镁给药途径不同可产生不同的药理作用，口服有泻下、利胆作用，注射有降压、止惊作用，外用有消肿、止痛作用。

1. 导泻作用　口服硫酸镁，SO_4^{2-}、Mg^{2+} 难以吸收，在肠腔内形成高渗透压而阻止水分的吸收，肠内容积增大，刺激肠壁，促进肠道蠕动，产生迅速而强大的导泻作用。一般空腹服用，并大量饮水，1～4 小时即发生泻下作用，排出液体性稀便。临床上主要用于外科手术术前或结肠镜检查前排空肠内容物、中毒时辅助排出肠内毒物、服某些驱肠虫药后促进肠虫排出。

2. 利胆作用　口服高浓度硫酸镁或用导管直接注入十二指肠，可反射性引起总胆管括约肌松弛、胆囊收缩，发生利胆作用，用于阻塞性黄疸、慢性胆囊炎、胆石症等。

3. 降压作用　注射给药，Mg^{2+} 能直接松弛血管平滑肌，扩张血管，使血压下降。作用快而强，可用于治疗高血压危象、妊娠高血压综合征等。

4. 抗惊厥作用 注射后，血中 Mg^{2+} 浓度升高，可抑制中枢、松弛骨骼肌，产生止惊作用。可用于治疗子痫、破伤风等所致的惊厥，尤其对子痫疗效好。

5. 消肿、止痛 用 50% 硫酸镁溶液外敷于患处，通过其高渗作用，可减轻或消除炎症局部的水肿和疼痛。

6. 其他 能抑制子宫平滑肌的收缩，注射给药用于先兆流产、习惯性流产等。

【不良反应】口服过量可引起严重的腹痛、腹泻，应注意纠正水、电解质失衡。硫酸镁安全范围窄，注射时应严格控制剂量和速度，剂量过大或注射过快可引起中毒，表现为腱反射消失、血压骤降、呼吸抑制和心脏骤停等，一旦发生，应立即缓慢静推氯化钙或葡萄糖酸钙抢救。Mg^{2+} 主要经肾脏排泄，肾功能受损时，应防止镁盐蓄积中毒。

本类药物还有硫酸钠（sodium sulfate，芒硝），其导泻、消肿作用与硫酸镁类似，但无利胆、降压、止惊作用，也无中枢抑制作用，因而，中枢抑制药（如苯巴比妥）中毒时，应用硫酸钠导泻，不用硫酸镁，以免加重中枢抑制。

（二）接触性泻药（刺激性泻药）

酚酞（phenolphthalein，果导）

酚酞口服后与碱性肠液形成可溶性钠盐，通过刺激肠壁、促进结肠蠕动而导泻，作用温和，服药后 6～8 小时排出软便，适用于慢性便秘。偶有肠炎、皮炎等不良反应。

（三）润滑性泻药

液体石蜡（liquid paraffin）

液体石蜡为矿物油，不被肠道吸收，产生滑润肠壁和软化粪便的作用，使粪便易于排出。适用于老人、儿童及痔疮、肛门手术患者。

甘油（glycerin，开塞露）

常用 50% 的甘油栓剂，注入肛门，由于高渗透压刺激肠壁引起排便反应，并有局部润滑作用，数分钟内即可引起排便。适用于功能性便秘、年老体弱及小儿便秘、术后排便困难者。

四、止泻药

腹泻是多种疾病的症状，治疗时应以对因治疗为主，但剧烈而持久的腹泻，可引起脱水和电解质紊乱，在对因治疗的同时，应适当给予止泻药。本类药物无抗感染作用，主要用于非感染性腹泻。

（一）肠蠕动抑制药

地芬诺酯（diphenoxylate，苯乙哌啶）

地芬诺酯为哌替啶同类物，但无镇痛作用，对肠道运动的影响与阿片生物碱类似，可用于急、慢性功能性腹泻。不良反应少而轻，有嗜睡、恶心、呕吐、腹胀和腹部不适等。

长期大剂量应用可产生成瘾性。

洛哌丁胺（loperamide，易蒙停）

洛哌丁胺为氟哌啶醇衍生物。除直接抑制肠道蠕动外，还可减少肠壁神经末梢释放乙酰胆碱，作用强而迅速，用于急、慢性功能性腹泻。不良反应轻微。

（二）收敛剂

鞣酸蛋白（tannalbin）

口服后在肠液中释放出鞣酸，能与肠黏膜表面的蛋白质形成沉淀，附着在肠黏膜上，减轻刺激，降低炎性渗出物，产生收敛、止泻作用。

次碳酸铋（bismuth subcarbonate）

有收敛、止泻作用，可能使舌头和大便变黑，停药后会自动消失。

（三）吸附药

药用炭（medical charcoal，活性炭）、白陶土（kaolin）为吸附药，能吸附肠道内大量气体、毒物，起保护、止泻和阻止毒物吸收的作用。

五、利胆药

利胆药为促进胆汁分泌或促进胆囊排空的药物。

去氢胆酸（dehydrocholic acid）

系半合成的胆酸氧化的衍生物，可增加胆汁中的水分含量，使胆汁变稀，数量增加，流动性提高，发挥胆道内冲洗作用。临床用于胆囊及胆道功能失调，胆汁淤滞，急、慢性胆道感染，也可用于排出胆结石。对胆道完全梗阻及严重肝肾功能减退者禁用。

鹅去氧胆酸（chenodeoxycholic acid）

能抑制胆固醇合成的关键酶（HMG-CoA 还原酶），减少胆固醇的合成和分泌，从而降低胆汁中胆固醇含量，还可促进胆固醇结石溶解。主要用于胆固醇或以胆固醇为主的混合型胆石症。不良反应以腹泻较多见，长期应用可致转氨酶升高。妊娠妇女、哺乳者及严重肝病者禁用。

熊去氧胆酸（ursodeoxycholic acid）

能增加胆汁酸分泌，降低胆汁中胆固醇的含量，并在结石表面形成卵磷脂－胆固醇液态层，促使结石溶解。不抑制胆固醇合成，但抑制肠道吸收胆固醇，使进入胆汁中的胆固醇含量减少。不良反应较鹅去氧胆酸发生少而轻，临床应用及注意事项与鹅去氧胆酸类似。

复习思考题

1. 抗消化性溃疡药有几类？其代表性药物有哪些？各自的作用机制是什么？

2. 奥美拉唑有哪些药理作用和临床应用？

3. 硫酸镁的药理作用有哪些？其相应的给药途径是什么？

扫一扫，知答案

常用制剂及其用法

胃舒平（复方氢氧化铝片） 片剂：每片含氢氧化铝 0.245g、三硅酸镁 0.105g、颠茄浸膏 0.0026g。口服，2～4 片／次，3 次／d，饭前 0.5h 或胃痛发作时咬碎服。

西咪替丁 片剂：0.2g。口服，0.2～0.4g／次，4 次／d，餐后及睡前服，或 0.8g／次，睡前服。注射液：0.2g/2mL，肌注或静脉滴注 0.2g／次，4～6h 一次，每日剂量不超过 2g。

雷尼替丁 片剂：0.15g。口服，0.15g／次，2 次／d，早晚饭时服，或 0.3g／，睡前服。注射液：50mg/2mL、50mg/5mL。治疗上消化道出血，用本品 50mg 肌注或缓慢静脉注射，或以 25mg/h 速度间歇静滴 2h，2 次／d 或 6～8h 一次。

盐酸哌仑西平 片剂：25mg、50mg。口服，50mg／次，2 次／d，早晚餐前 1.5h 服用，疗程 4～6 周。症状严重者，50mg／次，3 次／d。

丙谷胺 片剂：0.2g。餐前 15 分钟口服，成人 0.4g／次，3～4 次／d；小儿每次 10～15mg/kg，3 次／d。

奥美拉唑 片剂、胶囊：20mg。口服，消化性溃疡：20mg／次，1～2 次／d，胃溃疡疗程通常 4～8 周，十二指肠溃疡疗程通常 2～4 周；反流性食管炎:20～60mg／次，1～2 次／d，疗程通常为 4～8 周；卓－艾综合征：60mg／次，1 次／d。

硫糖铝 片剂：0.25g、0.5g。饭前 1h 及睡前嚼碎服用，1g／次，3～4 次／d。混悬液：10mL/1g、200mL/20g，餐前 1h 及睡前摇匀服用，10～20mL／次，2～4 次／d。

胶体次枸橼酸铋 片剂：0.3g。口服，0.3g／次，4 次／d，于三餐前 0.5h 及睡前 0.5h 服用；或 0.6g／次，2 次／d，于早餐前 0.5h 及睡前 0.5h 服用，4～8 周为一个疗程。混悬液：0.3g/5mL。5mL／次，加水 4 倍稀释，3～4 次／d，于饭前 1h 及睡前服，6 周为一个疗程。

甲氧氯普胺 片剂：5mg。餐前口服，成人 5～10mg／次，3 次／d，每日总剂量不得超过 0.5mg/kg；6～14 岁小儿 2.5～5mg／次，3 次／d，每日总剂量不得超过 0.1mg/kg。

注射液：10mg/1mL。肌内或静脉注射，成人 10 ～ 20mg/ 次，小儿 6 岁以下每次 0.1mg/kg，6 ～ 14 岁一次 2.5 ～ 5mg。

多潘立酮　片剂：10mg。餐前 15 ～ 30 分钟口服，10mg/ 次，1 次 /d。

盐酸昂丹司琼　片剂：4mg。注射液：4mg/2mL。对于化疗引起的呕吐：化疗前 15 分钟、化疗后 4h、8h 各静脉注射 8mg，以后每 8 ～ 12h 口服片剂 8mg，连用 5 天。对于放疗引起的呕吐：首剂须于放疗前 1 ～ 2h 口服片剂 8mg，以后每 8h 口服 8mg，疗程视放疗的疗程而定。

硫酸镁　粉剂：导泻，口服 5 ～ 20g/ 次，同时饮大量温水；利胆，口服 2 ～ 5g/ 次，3 次 /d，饭前或两餐间服。注射液：1g/10mL、2.5g/10mL。中重度妊娠高血压、先兆子痫或子痫：首次剂量为 2.5 ～ 4g，用 25％葡萄糖注射液 20mL 稀释后，5 分钟内缓慢静脉注射，以后 1 ～ 2g/h 静脉滴注维持，24h 总量为 30g；小儿惊厥：肌注或静脉用药，每次 0.1 ～ 0.15g/kg，以 5％～ 10％葡萄糖注射液将本品稀释成 1％溶液静脉滴注，或稀释成 5％溶液缓慢静脉注射，25％溶液可作深层肌注。

扫一扫，看课件

第二十五章
作用于血液及造血器官的药物

【学习目标】

掌握：抗贫血药的分类及各类常用药物名称；铁剂、叶酸和维生素 B_{12} 的药理作用、临床应用及不良反应。

熟悉：抗凝血药和促凝血药的分类及常用药物的临床应用及不良反应。血容量扩充药的药理作用和临床应用。

了解：纤维蛋白溶解药的临床应用。

血液是机体赖以生存的最重要的物质之一，血细胞数量和功能的稳定、血液在血管内保持液态流动以及血容量的维持，是发挥血液正常生理功能的重要条件。造血必需物质缺乏或造血功能障碍，会出现贫血；血液流动性能的改变，可导致血栓栓塞性疾病或出血性疾病；而各种原因引起大量失血造成的血容量降低，可导致休克，甚至危及生命。

第一节　抗贫血药及造血细胞生长因子

一、抗贫血药

贫血是指循环血液中红细胞数量或血红蛋白含量低于正常范围。临床常见的贫血可分为：①缺铁性贫血：因缺铁所致，可用铁剂治疗；②巨幼红细胞性贫血：因缺乏叶酸或维生素 B_{12} 所致，可用叶酸和维生素 B_{12} 治疗；③再生障碍性贫血：是骨髓造血功能障碍所致，治疗较困难，常采用雄激素等综合治疗。

铁剂

常用的口服铁剂有硫酸亚铁（ferrous sulfate）、枸橼酸铁铵（ferric ammonium citrate）、

富马酸亚铁（ferrous fumarate）等，注射铁剂有右旋糖酐铁（iron dexran）、山梨醇铁（iron sorbitex）等。

【体内过程】口服铁剂主要在十二指肠和空肠上段的肠黏膜细胞吸收，受多种因素的影响：胃酸、维生素 C、食物中的果糖、谷胱甘肽、枸橼酸等物质能使其还原成二价铁而易于吸收；胃酸缺乏和植物中的磷酸盐、草酸盐、鞣酸等物质，可阻碍铁的吸收；抗酸药和四环素等药物也不利于铁的吸收。

铁剂是造血的原料，主要用于合成血红蛋白，部分铁与去铁蛋白结合储存在体内。铁主要通过粪便或尿液排出体外。

【药理作用】机体内的铁部分用于合成血红素，再与珠蛋白结合形成血红蛋白，参与氧的运输。

【临床应用】临床主要用于治疗失铁过多（月经过多、消化性溃疡、痔疮、子宫肌瘤等急、慢性失血），需铁增加（儿童生长发育期及孕妇妊娠期、哺乳期等），铁吸收障碍（萎缩性胃炎、胃癌、慢性腹泻等）和红细胞大量破坏（如疟疾、溶血）等情况引起的缺铁性贫血。在针对病因治疗的基础上选用铁剂疗效较好，一般症状和食欲迅速改善，4～8周血红蛋白接近正常，之后减半量继续用药 2～3 个月，以使体内铁储存恢复正常。

【不良反应】

1. 胃肠道反应　口服铁剂最常见的不良反应是恶心、呕吐、上腹部不适、腹泻等胃肠道刺激症状，减小药量或饭后服用可以减轻。此外，铁剂与肠蠕动生理刺激物硫化氢结合后，可减弱肠蠕动引起的便秘。口服后在肠道内形成硫化铁可出现黑便。

2. 局部刺激症状　注射用铁剂可能有局部刺激症状，皮肤潮红、荨麻疹、发热等变态反应，严重者可发生胸闷、血压下降或心悸。

3. 急性中毒　误服 1g 以上铁剂可引起急性中毒，表现为呕吐、腹痛、血性腹泻，甚至急性循环衰竭、休克、死亡。急救时可用 1% 碳酸盐溶液或磷酸盐洗胃，并用特殊解毒剂去铁胺（deferoxamine）灌胃或肌内注射以结合残存的铁。

叶酸（folic acid）

叶酸属于水溶性 B 族维生素。广泛存在于动、植物食品中，人体不能合成，必须从食物中获得。

【体内过程】正常机体每日需要的叶酸，在十二指肠和空肠上段吸收，广泛分布于体内，约 1/2 在肝脏中贮存，经尿和胆汁排出。

【药理作用】叶酸进入人体后，在还原酶的作用下形成有活性的四氢叶酸，参与多种物质的合成。而叶酸缺乏，会导致红细胞 DNA 合成障碍，有丝分裂速度减慢，红细胞停留在幼稚阶段，出现巨幼红细胞性贫血。

【临床应用】用于治疗各种原因所致的巨幼红细胞性贫血，尤其对营养缺乏、婴儿期或妊娠期对叶酸需求增加所致的巨幼红细胞性贫血，治疗时以叶酸为主，配合维生素 B_{12}，疗效较好。多选用口服或肌内注射，不宜静脉注射。一般在开始治疗后 2～3 天内症状改善，血象和骨髓象完全恢复正常约需 4 周。此外，对缺乏维生素 B_{12} 所致的恶性贫血，治疗时应以维生素 B_{12} 为主，辅以叶酸。

【不良反应】长期服用可能出现厌食、恶心、腹胀等胃肠道反应，偶见变态反应。服用大剂量时可导致尿液呈黄色。

维生素 B_{12}（vitamin B_{12}）

维生素 B_{12} 是一类含钴的水溶性 B 族维生素，一般来源于动物内脏、牛奶、蛋黄中。临床多用氰钴胺、羟钴胺，化学性质稳定。

【体内过程】口服维生素 B_{12} 必须与胃壁细胞分泌的糖蛋白即"内因子"结合，才能避免被胃液消化而进入空肠吸收入血。吸收后有 90% 在肝脏贮存。口服维生素 B_{12} 主要由肠道排出，注射时则大部分自肾脏排泄。

【药理作用】维生素 B_{12} 参与体内多种物质合成及代谢过程，在细胞分裂、肝脏功能和维持神经组织髓鞘完整性方面发挥着重要作用。当维生素 B_{12} 缺乏时，导致异常脂肪酸合成，影响正常神经髓鞘脂质合成，引起神经功能障碍，出现神经损害症状。

【临床应用】维生素 B_{12} 主要用于治疗恶性贫血，亦可与叶酸合用治疗巨幼红细胞性贫血。也可用于神经萎缩、神经炎等神经系统疾病及肝脏疾病的辅助治疗。

【不良反应】不良反应较少，极少数患者可出现变态反应甚至过敏性休克，不可滥用；不可静脉给药。

二、造血细胞生长因子

促红细胞生成素（erythropoietin，EPO）

促红细胞生成素是由肾皮质近曲小管管周间质细胞分泌的糖蛋白激素。现临床应用的是重组人促红细胞生成素（rhEPO），经皮下或静脉注射给药。EPO 能刺激红系干细胞增生，促进红细胞成熟，以增加红细胞数量，并提高血红蛋白含量。EPO 对多种原因引起的贫血有效，但主要用于慢性肾衰竭和晚期肾病的贫血患者。EPO 不良反应少，主要有高血压、血凝增强等。

第二节　促凝血药

生理情况下，机体内的血液凝固与抗凝系统之间维持着动态平衡，这样既能保持血管内血流的畅通，又能有效防止失血。当各种因素破坏上述平衡，即可引起出血性疾病或血栓形成，需用促凝药或抗凝药进行治疗。凝血基本过程见图 25-1。

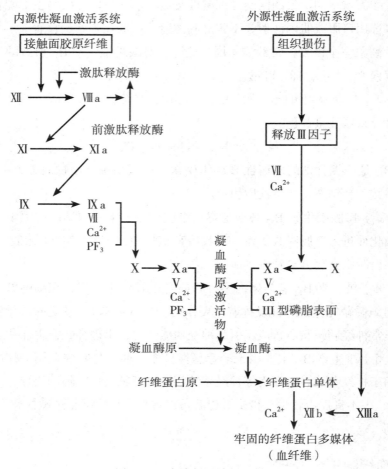

图 25-1 血液凝固过程示意图

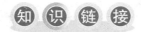

凝血过程和纤溶过程

血液凝固是一系列凝血因子相继激活的酶促反应过程。分为三个基本过程：①凝血酶原激活物（X_a、V、Ca^{2+}、PF_3 血小板第三因子）的形成；②激活物将凝血酶原激活成凝血酶；③在凝血酶的作用下，可溶性的纤维蛋白原变成不溶性的纤维蛋白。

血浆中纤维蛋白在纤维蛋白溶解酶的作用下被降解液化的过程称为纤维蛋白溶解，简称纤溶。纤溶系统的作用是随时清除在生理性止血过程中产生的纤维蛋白凝块儿，防止永久性血栓形成，保持血流通畅。其基本过程是：纤溶酶原在激活物的作用下变成纤溶酶，纤溶酶使不溶性的纤维蛋白降解为可溶性的降解产物。

促凝血药是一类可促进血液凝固而达到止血效果的药物。临床主要用于出血性疾病，发挥止血效果。

一、促进凝血因子生成药

维生素 K（vitamin K）

维生素 K 广泛存在于自然界，其中维生素 K_1、维生素 K_2 为脂溶性维生素，需胆汁协助吸收；维生素 K_3、维生素 K_4 是人工合成品，为水溶性维生素，口服吸收不依赖于胆汁，可直接吸收入血。

【药理作用】维生素 K 作为羧化酶的辅酶参与凝血因子 Ⅱ、Ⅶ、Ⅸ、Ⅹ 的合成。维生素 K 缺乏会导致上述凝血因子合成减少，即发生凝血障碍，引起出血。

【临床应用】

1. 维生素 K 缺乏引起的出血 维生素 K 合成障碍，如新生儿、早产儿出血、长期应用广谱抗生素等；维生素 K 吸收障碍，如胆瘘、梗阻性黄疸、慢性腹泻或广泛肠段切除后吸收不良等。

2. 维生素 K 拮抗药过量引起的出血 如香豆素类、水杨酸钠等所致的出血。

【不良反应】维生素 K_1 的不良反应少，但静脉注射速度过快可产生颜面潮红、出汗、胸闷、呼吸困难、血压下降等症状，一般肌内注射为宜。

二、抗纤维蛋白溶解药

氨甲苯酸（para-aminomethylbenzoic acid，PAMBA，止血芳酸）

氨甲苯酸能竞争性抑制纤维蛋白溶解酶原激活因子，阻止纤溶酶原转化为纤溶酶，抑制纤维蛋白的溶解，对抗纤溶过程而产生止血作用。主要用于纤维蛋白溶解亢进所致的出血，如肝、肺、胰、前列腺、肾上腺、甲状腺等手术时的异常出血、产后出血等，还可用于链激酶或尿激酶过量引起的出血。氨甲苯酸不良反应少，但用量过大可致血栓形成，并可诱发心肌梗死。

氨甲环酸（tranexamicacid，AMCHA）作用与氨甲苯酸基本相同，但略强。

三、促进血小板生成药

酚磺乙胺（etamsylate，止血敏）

酚磺乙胺止血作用迅速，但作用较弱，对严重出血患者疗效不佳。临床用于防治内脏出血、手术前后预防出血、血小板减少性紫癜及过敏性紫癜。

本品毒性低，静脉注射偶可引起变态反应。

四、作用于血管的促凝药

垂体后叶素（pituitrin）

垂体后叶素含缩宫素和加压素（抗利尿激素）两种成分。能直接收缩小动脉、小静脉及毛细血管，有利于血小板在血管破裂处形成血栓而达到止血的目的。尤其对内脏血管作用明显，可降低门静脉压和肺循环压力，主要用于肺咯血、门静脉高压症出血，也可用于治疗尿崩症。不良反应可能有面色苍白、出汗、心悸、胸闷、腹痛、腹泻、变态反应等。

五、凝血因子制剂

凝血因子制剂从健康动物或人体血液中获得，含有各种凝血因子，主要用于凝血因子缺乏时的补充或替代治疗。

凝血酶（thrombin）

凝血酶局部应用后，使纤维蛋白原转化成纤维蛋白而止血。外科治疗常将凝血酶与明胶海绵同用，直接敷于创面，用于止血困难的毛细血管、小血管等部位的止血。局部应用有溶液喷雾及敷于创面两种形式。因其具有抗原性，可产生变态反应等。

第三节　抗凝血药

抗凝血药是指通过影响凝血因子，干扰凝血过程的某些环节而阻止血液凝固。临床主要用于血栓栓塞性疾病的防治。

一、体内、体外抗凝血药

肝素（heparin）

肝素因最初源自肝脏而得名，现药用肝素多取自猪肠黏膜或牛肺脏中。口服无效，临床常静脉给药。

【药理作用】

1.抗凝作用　肝素在体内、体外均具有抗凝作用。静脉注射后，作用迅速，可使多种凝血因子灭活，延长血液凝固时间，作用维持 3～4 小时。

2.其他作用　肝素还有调血脂、抗动脉粥样硬化、抗炎、抑制血小板聚集等作用。但因其生物利用度低及抗凝作用强大而影响了其临床应用。

【临床应用】

1.防治血栓栓塞性疾病　用于防治血栓形成和栓塞，对深静脉血栓、肺栓塞、脑栓塞以及急性心肌梗死、脑梗死、心血管手术及外周静脉术后血栓形成等均有效。

2. 弥散性血管内凝血（DIC） 主要适用于各种原因引起的 DIC 的早期，可防止因凝血因子和纤维蛋白的消耗引起的继发性出血。

3. 用于体外抗凝 如心导管检查、体外循环、血液透析和心血管手术时防止血栓形成。

【不良反应】

1. 自发性出血 是最常见的不良反应，表现为皮肤黏膜出血、咯血、血尿、便血以及颅内出血等，多见于老年女性患者静脉注射给药时。严重出血时需缓慢静脉注射硫酸鱼精蛋白解救。

2. 血小板减少症 发生在用药后 7 ～ 10 天，与免疫反应有关，多不需要中断治疗。停药后约 4 天可恢复，故应用肝素期间应监测血小板计数。

3. 其他 偶见变态反应，如哮喘、荨麻疹、发热等。长期应用可致骨质疏松和骨折，孕妇应用可致早产和死胎，皮下注射可引起局部坏死等。

二、体内抗凝血药

香豆素类

香豆素类为口服抗凝药，包括双香豆素（dicoumarol）、华法林（warfarin）和醋硝香豆素（acenocoumarol）等，它们的药理作用与应用基本相同。

【体内过程】华法林口服吸收快而完全，可透过胎盘屏障。半衰期约 40 小时，作用维持 2 ～ 5 天。双香豆素为维生素 K 拮抗剂，吸收易受食物影响。

【药理作用】香豆素类阻碍维生素 K 的循环再利用，影响凝血因子 Ⅱ、Ⅶ、Ⅸ、Ⅹ 的活化，间接产生抗凝血作用。起效慢，维持时间长，无体外抗凝作用。此外，香豆素类药物还具有抑制凝血酶诱导的血小板聚集作用。

【临床应用】

1. 防治血栓栓塞性疾病 可防止血栓形成与发展，对急性血栓形成的患者，应先用肝素治疗后再用本药维持治疗。

2. 预防术后血栓形成 用于风湿性心脏病、髋关节固定术、人工置换心脏瓣膜等术后防止静脉血栓的发生。

【不良反应】

1. 自发性出血 过量时易发生，可致所有脏器出血，甚至颅内出血。可用维生素 K_1 对抗，必要时用输注新鲜血液、血浆或凝血酶原复合物治疗。

2. 其他 有胃肠道反应、变态反应等。

三、体外抗凝血药

枸橼酸钠（soium citrate）

由于枸橼酸根离子与血浆中的 Ca^{2+} 结合，形成不易解离的可溶性络合物，使血中的 Ca^{2+} 降低，血凝过程受阻。仅用于体外血液保存，防止血液凝固，每 100mL 全血中加入输血用枸橼酸钠注射剂 10mL。

输血速度过快或大量输血（>1000mL），可使血液 Ca^{2+} 降低，导致手足抽搐、心功能不全、血压降低等。

第四节 纤维蛋白溶解药

纤维蛋白溶解药是一类能使纤溶酶原转变为纤溶酶，从而加速纤维蛋白降解，使新近形成的血栓溶解，又称溶栓药。目前应用的溶栓药的主要缺点是对纤维蛋白的作用无特异性，在溶解血栓的同时会诱发严重出血。

链激酶（streptokinase，SK）和尿激酶（urokinase，UK）属于第一代溶栓药，临床常静脉给药，也可经导管直接在冠状动脉内给药。溶栓最佳时机是血栓形成后 6 小时，24 小时后几乎无效。在冠脉血栓形成 2 ～ 4 小时内，可缩小心肌梗死面积，恢复血流灌注。主要治疗血栓栓塞性疾病。不良反应为出血、呕吐等，此外，链激酶还可引起变态反应和血压降低。

阿尼普酶为第二代溶栓药，瑞替普酶为第三代溶栓药，选择性强，全身性纤溶作用弱。临床主要用于急性心肌梗死患者。

第五节 抗血小板药

抗血小板药是指能抑制血小板的黏附、聚集和释放功能，阻止血栓的形成，用于防治脑或心脏缺血性疾病、外周血栓栓塞性疾病的药物。

阿司匹林（aspirin，乙酰水杨酸）

阿司匹林除了具有解热、镇痛、抗炎、抗风湿的作用，还能影响血栓形成，是目前应用最广泛的抗血小板药。小剂量可抑制血小板聚集，抗血栓形成；较大剂量反而增强血小板功能，促进血栓形成。临床上每日给予小剂量阿司匹林，可治疗心绞痛、心肌梗死和缺血性脑血管病，减少一过性脑缺血发作患者的卒中发生率和死亡率。

双嘧达莫（dipyridamole，潘生丁）

双嘧达莫能通过多种机制抑制血小板黏附和聚集，还有扩张冠脉阻力血管，增加冠脉血流量的作用。一般与香豆素类合用增强疗效，主要用于治疗血栓栓塞性疾病、人工心脏瓣膜置换术后、脑卒中和短暂性脑缺血发作，防止血小板血栓形成。

不良反应与剂量有关，可表现为头晕、面部潮红、皮疹、乏力、胃肠道症状等。过量或快速静脉注射时可致血压下降。

第六节　血容量扩充药

血容量扩充药是指能够维持血液胶体渗透压的药物。理想的血容量扩充药要求能维持血液胶体渗透压，作用持久，无毒，无抗原性。主要用于大量失血或大面积烧伤导致血容量降低、休克等紧急情况，以扩充血容量，维持器官的血液灌注。

右旋糖酐（dextran）

右旋糖酐按其分子量可分为小分子量右旋糖酐（右旋糖酐 10）、低分子量右旋糖酐（右旋糖酐 40）和中分子量右旋糖酐（右旋糖酐 70），临床常用后两种。

【药理作用和临床应用】

1. 扩充血容量　中分子右旋糖酐静脉注射后可提高血浆胶体渗透压，扩充血容量，维持血压，作用强大而持久，临床主要用于低血容量性休克的抢救。

2. 改善微循环　低分子和小分子右旋糖酐通过稀释血液，降低血液黏滞性，减少血小板聚集、黏附，能防止血栓形成和改善微循环，用于防治血栓栓塞性疾病和各型休克的抢救。

3. 渗透性利尿　低分子和小分子右旋糖酐能使肾小管内渗透压升高，减少对水的重吸收，产生渗透性利尿，改善休克后的尿量剧减，防治急性肾衰竭。

【不良反应】偶见变态反应，如荨麻疹、皮肤瘙痒、发热、恶心、呕吐、喘息等，个别出现血压下降、呼吸困难和胸闷等严重反应。故首次使用者应做皮试，静脉滴注宜缓慢。重度休克时如连续大剂量使用大分子右旋糖酐，则可由于血液过度稀释而影响凝血过程。

复习思考题

1. 简述贫血的类型及对应的治疗药有哪些？
2. 应用铁剂治疗缺铁性贫血时应注意哪些问题？
3. 比较肝素与香豆素类抗凝时的异同点。

扫一扫，知答案

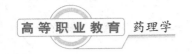

常用制剂及其用法

硫酸亚铁　片剂：0.3g。饭后服，0.3～0.6g/次，3次/d。

枸橼酸铁胺　10%糖浆剂。供儿科用，1～2mg/（kg·d），分3次服。成人：饭后服，10mL/次，3次/d。

富马酸亚铁　肠溶片：50mg、200mg。口服，200～400mg/次，3次/d。

叶酸　片剂：5mg。口服，5～10mg/次，3次/d。注射剂：15mg/mL。肌内注射，15～30mg/d。

维生素 B_{12}　注射剂：100μg/1mL。肌内注射，50～500μg/次，1～2次/d。

人促红细胞生成素　注射剂：2000U/1mL、4000U/1mL、5000U/1mL。50～100U/kg，皮下或静脉注射，3次/周，2周后视红细胞比容增减剂量。

维生素 K_1　注射剂：10mg/1mL。肌内注射或静脉滴注，10mg/次，1～2次/d。

维生素 K_3　注射剂：2mg/1mL、4mg/mL。肌内注射，4mg/次，2～3次/d。

维生素 K_4　片剂：2mg、4mg。口服，4mg/次，3次/d。

垂体后叶素　注射剂：6U/1mL。5～10U/次，肌内注射，肺出血：10U/次，加5%葡萄糖20mL缓慢静脉注射或5%葡萄糖500mL静脉滴注。

氨甲苯酸　注射剂：0.05g/5mL、0.1g/10mL。0.1～0.2g/次，极量：0.6g/d，以5%葡萄糖注射液或0.9%氯化钠注射液10～20mL稀释后缓慢静脉注射。

酚磺乙胺　片剂：0.25g。口服，0.5～1.0g/次，3次/d。注射剂：0.25g/2mL、0.5g/2mL、1g/5mL。肌内注射或静脉注射，0.25～0.75g/次，2～3次/d。

肝素钠　注射剂：1000U/1mL、5000U/2mL。5000～10 000U/次，稀释后静脉注射或静脉滴注，需要时3～4小时一次，总量为25000U/d。过敏体质者应先试用1000U，如无反应可用足量。滴速控制在20～30滴/分钟。

华法林钠　片剂：2.5mg、5mg。成人开始10～15mg/d，3天后按凝血酶原时间决定维持量，2～10mg/d。

枸橼酸钠　注射剂：0.25g/10mL。用于输血、防止血液凝固：每100mL全血中加入2.5%枸橼酸钠10mL。

链激酶　粉针剂：10万U、50万U。先导剂量为50万U，溶于100mL生理盐水或5%葡萄糖注射液中静脉滴注，30分钟左右滴完。维持量为每小时60万U，溶于葡萄糖注射液250～500mL，另加地塞米松2.5mg静脉滴注，疗程24～72小时。

尿激酶　注射剂：1万U/支、10万U/支。急性心肌梗死：静脉滴注，50～150万U/次。

双嘧达莫　片剂：25mg。25～100mg/次，3次/d。注射剂：10mg/2mL。10～20mg/次，

1 ～ 3 次 /d 肌肉注射。静脉滴注宜用 50% 葡萄糖注射液 20mL 稀释后缓慢注射，静滴时，30mg/d，用 5% 葡萄糖注射液 250mL 稀释后静脉滴注。

右旋糖酐　注射剂：6%、10%、12% 溶液。视病情选用，静脉滴注。

扫一扫，看课件

第二十六章
子宫平滑肌兴奋药与松弛药

【学习目标】

　　熟悉：子宫平滑肌兴奋药的药理作用、临床应用和不良反应。

　　了解：子宫平滑肌松弛药的药理作用和临床应用。

第一节　子宫平滑肌兴奋药

　　子宫平滑肌兴奋药是指选择性地兴奋子宫平滑肌的药物，它们的药理作用可因子宫的生理状态和用药剂量的不同而有差异。小剂量可使子宫产生节律性收缩，用于催产或引产；大剂量可使子宫产生强直性收缩，用于产后止血或促进子宫复原。这类药物包括缩宫素、麦角生物碱、垂体后叶素和前列腺素等。此类药物如果使用不当可造成子宫破裂、胎儿窒息等严重后果，故临床应用必须严格掌握适应证和剂量，做到合理用药。

缩宫素（oxytocin，催产素）

　　缩宫素是垂体后叶激素的主要成分之一，属于神经垂体分泌的一种多肽类激素。药用缩宫素多为人工合成品或者从牛、猪的神经垂体提取分离（含少量抗利尿激素），效价以U计算，1U相当于2μg纯缩宫素。

　　【体内过程】口服易被胰蛋白酶破坏，多采用肌内注射，3～5分钟起效，作用维持20～30分钟；静脉注射起效快，作用维持时间短；维持疗效需要静脉滴注。大部分经肝代谢，少部分以原形经肾排泄。

　　【药理作用】

　　1.兴奋子宫平滑肌　缩宫素选择性兴奋子宫平滑肌，加强子宫平滑肌的收缩力和收缩频率。子宫平滑肌的收缩强度取决于缩宫素的剂量及子宫的生理状态。

小剂量的缩宫素（2～5U）可加强子宫（特别是妊娠末期的子宫）的节律性收缩，收缩性质与正常分娩近似，使子宫底产生节律性的收缩，对子宫颈则可产生松弛作用，从而促进胎儿娩出。但随着缩宫素的剂量加大（5～10U），则可使子宫平滑肌发生强直性收缩，反而对母体和胎儿娩出都不利。

子宫平滑肌对缩宫素的敏感性受性激素的影响，雌激素能够提高敏感性，孕激素则可降低敏感性。所以，在妊娠早期，孕激素的水平较高，缩宫素对子宫平滑肌的收缩作用较弱，可以保证胎儿的安全发育；在妊娠后期，雌激素的水平较高，特别是在临产时子宫对缩宫素的反应更加敏感，此时小剂量的缩宫素就利于胎儿娩出，达到引产和催产的目的。

2. 促进排乳　缩宫素能使乳腺腺泡周围的肌上皮细胞收缩，促进排乳。

3. 降压作用　大剂量缩宫素还能短暂地松弛血管平滑肌，导致血压下降。

【临床应用】

1. 催产或引产　小剂量缩宫素静脉滴注，增强子宫节律性收缩，促进胎儿娩出。无禁忌证的宫缩乏力孕妇可用其催产；死胎、过期妊娠或需提前终止妊娠者，可用其引产。

2. 产后止血　较大剂量（5～10U）肌内注射可使子宫产生强直性收缩，压迫子宫肌层内血管止血，但作用时间短，应加用麦角新碱以维持疗效。

3. 催乳　哺乳前用缩宫素滴鼻或小剂量肌内注射，可促进乳汁排出。

【不良反应】不良反应较少，偶有恶心、呕吐等。缩宫素过量可引起子宫高频率甚至持续性强直收缩，从而可能导致胎儿宫内窒息或子宫破裂等严重后果，因此在缩宫素催产或引产时，必须注意：①严格掌握禁忌证，凡产道异常、胎位不正、头盆不称、前置胎盘，三次以上妊娠的经产妇以及有剖宫产史及其他子宫手术史者禁用，以防引起子宫破裂或胎儿窒息。②严格掌握用药剂量，避免子宫发生强直性收缩。

麦角生物碱类

麦角是寄生在黑麦上及其他禾本科植物中的一种麦角菌的干燥菌核，在麦穗上突出如角，故名。含多种生物碱，均为麦角酸的衍生物。包括：①胺生物碱类：麦角新碱（ergometrine）和甲麦角新碱（methylergometrine）；②肽生物碱类：麦角胺（ergotamine）和麦角毒（ergotoxine）。前者易溶于水，对子宫的作用强；后者难溶于水，对血管的作用显著，维持时间较久。

【药理作用】

1. 兴奋子宫平滑肌　胺生物碱类，特别是麦角新碱，能选择性地兴奋子宫平滑肌。其特点是：①起效迅速，对临产时和产后的子宫作用强，剂量稍大即引起子宫强直性收缩；②作用强而持久，稍大剂量易导致子宫强直性收缩，对子宫颈和子宫体的兴奋作用无明显差别，因此，不能用于催产和引产。

2. 收缩血管　肽生物碱类，尤其是麦角胺，能直接收缩动、静脉，大剂量还会损伤血管内皮细胞，导致肢端干性坏疽、血栓形成等。

3.阻断 α 受体　氨基酸麦角碱类可阻断 α 受体，翻转肾上腺素的升压作用，使升压作用变为降压，同时抑制中枢，使血压下降。

【临床应用】

1.子宫出血　麦角新碱和甲基麦角新碱主要用于预防和治疗新产后或流产后的子宫出血。

2.子宫复原　麦角新碱具有促进子宫收缩的作用，从而使子宫复原速度加快。

3.偏头痛　麦角胺能收缩脑血管，降低脑动脉搏动幅度，从而减轻偏头痛，与咖啡因合用有协同作用。麦角胺可引起手、趾、脸部麻木和刺痛感，下肢水肿，偶见焦虑或精神错乱、幻觉、胸痛、胃痛，并可加重老年病，应用时应当给予充分注意。

4.人工冬眠　氢化麦角碱对中枢神经系统有抑制作用，可与异丙嗪、哌替啶组成冬眠合剂，用于人工冬眠。

【不良反应】注射麦角新碱如使用不当，可能发生麦角中毒，表现为持久腹泻、手足和下肢皮肤苍白、发冷、心跳弱、持续呕吐、恶心、出冷汗、面色苍白等反应。故静脉给药时，需稀释后缓慢静脉滴注。伴有妊娠高血压综合征者用药更要慎重。大量反复用麦角胺和麦角毒，可损害血管内皮细胞，引起肢端坏死，故用药以 2～4 天为限。血管硬化及冠心病患者禁用麦角生物碱类。

前列腺素（prostaglandins，PGs）

前列腺素是一类存在于全身各组织器官中的不饱和脂肪酸，对心血管、消化、呼吸及生殖系统具有广泛的生理作用和药理作用，现已人工合成，种类繁多。作为子宫兴奋药应用的 PGs 类药物有：地诺前列酮（PGE$_2$）、地诺前列素（PGF$_2$）、硫前列酮等。

前列腺素有收缩子宫的作用，以地诺前列酮和地诺前列素活性最强，对妊娠各期的子宫均有兴奋作用，且比缩宫素强，对子宫颈有软化及扩张作用，临床上主要用于抗早孕、药物流产、催产或引产。

主要不良反应为恶心、呕吐、腹痛、腹泻等，少数患者出现头晕、头痛、发热、胸闷、心率加快、血压下降或升高等反应。因其兴奋支气管平滑肌而诱发哮喘，并能升高眼内压，故不宜用于支气管哮喘及青光眼患者。其他禁忌证和注意事项同缩宫素。

米非司酮（mifeoristone，抗孕酮）

米非司酮为孕酮受体阻断药，有较强的抗孕酮作用。能兴奋子宫、软化宫颈、诱导月经和抗着床，可作为非手术性抗早孕药，与前列腺素合用，可提高疗效。主要用于抗早孕、死胎引产，还可用于紧急避孕。有恶心、呕吐等消化道反应，有时引起大出血，有出血史者慎用，心、肝、肾脏疾病及肾上腺皮质功能不全者禁用。

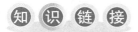

药物流产

药物流产又称药流，是指采用注射或口服药物的方法，即终止早期妊娠的药物抗早孕方法。是近20年来的医学新进展。目前常用的是米非司酮和前列腺素的联合应用。前者使子宫蜕膜变性坏死、宫颈软化，后者使子宫收缩，促使胚胎排出，用于终止七周以内的妊娠，完全流产率可达90%～95%。药流简便、有效、无创伤，避免了人流手术进宫腔操作可能造成的并发症，且痛苦小，副反应轻，后遗症少，服药者心理压力也不大，易于让人接受，又被称为"催经止孕药"。但药流并非常规避孕方法，而是避孕失败的一种补救措施，若应用不当，会发生严重副反应与并发症，因此必须在有条件的医院，在医生监护和指导下进行。孕妇切忌擅自在家中服药流产，否则后果不堪设想。

第二节 子宫平滑肌松弛药

子宫平滑肌松弛药又称为抗分娩药，使子宫平滑肌收缩力减弱，节律减慢，有利于胎儿在宫内安全生长，故临床上主要用于治疗痛经和预防早产。常用药物有 β_2 肾上腺素受体激动药、硫酸镁、钙通道阻滞剂、环氧化酶抑制药等。

利托君（ritodrine）

利托君为选择性 β_2 受体激动药，肌内注射或静脉注射可选择性兴奋子宫平滑肌上的 β_2 受体，松弛子宫平滑肌，降低子宫收缩强度及频率，缩短子宫收缩时间，对妊娠子宫和非妊娠子宫均有抑制作用，可减少子宫活动，延长妊娠期，推迟分娩，有利于胎儿发育成熟。

临床主要用于防治20～37周内的早产，一般先采用静脉滴注，后再改口服维持。

口服用药不良反应少，但静脉滴注时可有心率加快、心悸、血压升高、水肿、高血糖等 β_2 受体兴奋症状；静脉注射过快还可引起震颤、恶心、呕吐、头痛、红斑以及神经过敏、烦躁等反应。

复习思考题

1. 简要说明缩宫素与麦角制剂在产科应用中的异同点。

2. 为什么麦角制剂不能用于催产和引产?

扫一扫，知答案

常用制剂及其用法

缩宫素　注射剂：5U/1mL、10U/1mL。子宫出血：5 ~ 10U/ 次，肌内注射。引产或催产：一般用 2.5 ~ 5U，加入 5% 葡萄糖注射液 500mL，先以 8 ~ 10 滴 / 分钟的速度静脉滴注，密切观察 10 ~ 15 分钟后，根据宫缩、胎心音和血压情况调整滴速，最快不超过每分钟 40 滴。

马来酸麦角新碱　片剂：0.2mg、0.5mg。口服，0.2 ~ 0.5mg/ 次，2 ~ 4 次 /d。注射剂：0.2mg/1mL、0.5mg/1mL。0.2 ~ 0.5mg/ 次，静脉滴注，0.2mg/ 次，以 5% 葡萄糖注射液稀释。极量：静脉注射 0.5mg/ 次，1mg/d；口服 1mg/ 次，2mg/d。

麦角流浸膏　2mL/ 次，3 次 /d，连续口服 2 ~ 3 天。极量：12mL/d。

酒石酸麦角胺　片剂：0.5mg、1mg。口服，每次 1mg。注射剂：0.25mg/1mL。皮下或肌内注射，0.25mg/ 次。

麦角胺咖啡因片　每片含酒石酸麦角胺 1mg，咖啡因 100mg。偏头痛发作时即口服半片至 1 片半，如无效，可在间隔 1 小时后重复同样剂量。

乙磺酸二氢麦角碱　将盐酸哌替啶 100mg、盐酸异丙嗪 25mg、乙磺酸二氢麦角碱 0.6 ~ 0.9mg 加入 250mL 的 5% 葡萄糖注射液中，配制成冬眠合剂进行静脉注射。

地诺前列酮　注射剂：2mg/1mL。羊膜腔、子宫内羊膜腔外注射或静脉滴注。

地诺前列素　注射剂：5mg/1mL。羊膜腔、子宫内羊膜腔外注射或静脉滴注。

利托君　片剂：10mg。缓释胶囊：4mg。10 ~ 20mg/4 ~ 6h。注射剂：50mg/5mL、150mg/10mL。用 150mg 加入 5% 葡萄糖注射液内静脉滴注。

扫一扫，看课件

第 二 十 七 章
肾上腺皮质激素类药

【学习目标】
　　掌握：糖皮质激素的分类及常用药物名称；糖皮质激素的药理作用、临床应用、不良反应及禁忌证。
　　熟悉：糖皮质激素的用药方法。
　　了解：促皮质素及皮质激素抑制药的药理作用特点。

　　肾上腺皮质激素为甾体类激素，是由肾上腺皮质合成、分泌的激素总称，简称皮质激素。可分为三类：①盐皮质激素，由肾上腺皮质球状带合成和分泌，包括醛固酮、去氧皮质酮等，影响机体水盐代谢。②糖皮质激素，由肾上腺皮质束状带合成和分泌，包括氢化可的松、可的松。③性激素，由肾上腺皮质网状带分泌，包括雄激素及雌激素，分泌量少且生物活性低。肾上腺皮质激素的合成和分泌受促肾上腺皮质激素（ACTH）和下丘脑促皮质激素释放激素（CRH）的调节并存在昼夜节律性，肾上腺皮质激素水平的升高负反馈抑制 CRH 及 ACTH 的分泌。

　　肾上腺皮质激素类药物，是指具有与肾上腺皮质激素相似或相同生物活性的一类药物。此类药物在临床上用途广泛，但不良反应也较多，必须谨慎应用。

第一节　糖皮质激素

　　糖皮质激素的作用广泛而复杂，且随剂量不同而变化。在生理状态下所分泌的糖皮质激素主要影响正常物质代谢过程。缺乏时，将引起代谢失调甚至死亡。在应激状态时，机体分泌大量的糖皮质激素，使机体能够适应内外环境变化所产生的强烈刺激。超生理剂量（药理剂量）时，糖皮质激素除影响物质代谢外，还具有多种药理作用，其临床应用非常广泛，但是不适当的使用可导致多种不良反应和并发症，甚至危及生命。常见糖皮质激素作用特点见表27-1。

表27-1 常用的糖皮质激素作用特点

分类	药物	水盐代谢	糖代谢	抗炎作用	等效剂量（mg）	半衰期（h）	维持时间（h）
短效类	氢化可的松（hydrocortisone）	1	1	1	20	1.5～2	8～12
	可的松（cortisone）	0.8	0.8	0.8	25	2.5～3.0	8～12
中效类	泼尼松（prednisone）	0.6	3.5	3.5	5	3.6	12～36
	泼尼松龙（prednisolone）	0.6	4	4	5	2.1～4.0	12～36
	曲安西龙（triamcinolone）	0	5	5	4	>3.3	12～36
长效类	地塞米松（dexamethasone）	0	30	30	0.75	>5.0	36～54
	倍他米松（betamethasone）	0	35	35	0.6	>5.0	36～54
外用	氟氢可的松（fludrocortisone）	125	12	12			
	氟轻松（fluocinolone acetonide）			40			

注：表中水盐代谢、糖代谢、抗炎作用的比值均以氢化可的松为1计；等效剂量以氢化可的松为标准计。

【体内过程】糖皮质激素口服、注射均易吸收，也可从皮肤、黏膜、眼结膜、滑囊等部位给药。吸收后主要在肝脏代谢，代谢后经肾脏随尿液排出体外。可的松、泼尼松需在肝内分别转化为氢化可的松和泼尼松龙才有生物活性，故严重肝病患者宜直接选用氢化可的松和泼尼松龙。

【药理作用】糖皮质激素在药理剂量下，除了发挥类似生理作用对物质代谢产生影响外，还发挥如下药理作用。

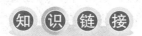

糖皮质激素对物质代谢的影响

（1）糖代谢 促进糖原异生，减慢葡萄糖的氧化过程，增加血糖来源以及减少组织对葡萄糖的利用等增加肝糖原和肌糖原含量而升高血糖。

（2）蛋白质代谢 促进组织蛋白质分解，大剂量可抑制蛋白质合成，长期大量应用可致肌肉萎缩、皮肤变薄、生长发育迟缓、伤口愈合缓慢等。

（3）脂肪代谢 抑制脂肪合成，并促进分解，使血中游离脂肪酸浓度升高，诱发酮症酸中毒。大剂量长期使用可增加血浆胆固醇，使四肢皮下脂肪分解，重新分布于面部和躯干，出现向心性肥胖。

（4）水、电解质代谢 有较弱的保钠排钾作用，久用造成水钠潴留、低血钾、高血压等。

1. 抗炎作用　糖皮质激素对各种原因引起的炎症，均有强大的抑制作用。表现为：在炎症早期，能抑制炎症区域毛细血管扩张，降低毛细血管通透性，从而减轻由渗出、水肿、充血、白细胞浸润、吞噬反应及炎症介质释放引起的红、肿、热、痛等炎性症状；在炎症后期和慢性炎症中，抑制毛细血管和成纤维细胞增生，延缓肉芽组织生成，减轻组织粘连及瘢痕形成，从而减轻炎症后遗症。

2. 抗免疫作用　糖皮质激素对细胞免疫和体液免疫均有抑制作用，小剂量主要抑制细胞免疫，大剂量抑制体液免疫，抑制组织器官的移植排斥反应和皮肤迟发型过敏反应。

3. 抗毒素作用　糖皮质激素能提高机体对细菌内毒素的耐受力，减轻内毒素对机体的损害，减少内热源的释放，降低下丘脑体温调节中枢对内热源的敏感性，具有良好的解热作用。但不能中和内毒素或使内毒素灭活，对外毒素无作用。

4. 抗休克作用　超大剂量的糖皮质激素可对抗各种严重休克，特别是中毒性休克。一般认为与下列因素有关：①扩张痉挛的血管，改善微循环，增加肾脏血流量；②稳定溶酶体膜，使心肌抑制因子生成减少，增强心肌收缩力；③提高机体对细菌内毒素的耐受力；④抑制某些炎症因子的产生，减轻全身炎症反应及组织损伤，使微循环血流动力学恢复正常，改善休克状态。

5. 对血液与造血系统的影响　糖皮质激素可刺激骨髓造血功能，使红细胞和血红蛋白含量增高，大剂量可使血小板及纤维蛋白原增多，中性粒细胞数量增加，但却降低其游走、吞噬等功能；可使淋巴组织萎缩，血中淋巴细胞、单核细胞和嗜酸性粒细胞计数明显减少。

6. 其他作用　①允许作用：是指糖皮质激素对有些组织细胞无直接作用，但可给其他激素发挥作用创造有利条件。如糖皮质激素可增强儿茶酚胺的血管收缩作用和胰高血糖素的升高血糖作用等。②退热作用：能抑制体温中枢对致热原的反应，稳定溶酶体膜，减少内源性致热原的释放，产生迅速而良好的退热作用。尤其对严重感染引起的发热具有高效退热作用。③对中枢神经系统的影响：糖皮质激素能提高中枢神经系统兴奋性，引起欣快、激动甚至失眠等反应，偶可诱发精神失常，大剂量有时可致惊厥及癫痫样发作。④对消化系统的影响：糖皮质激素能刺激胃酸和胃蛋白酶分泌，提高食欲，促进消化，但长期大剂量应用可诱发或加重消化性溃疡。

【临床应用】

1. 严重急性感染　对严重的急性细菌性感染，如中毒性菌痢、中毒性肺炎、急性粟粒性肺结核、暴发型流行性脑膜炎、猩红热及败血症等，在使用足量有效抗菌药物治疗感染的同时，可用糖皮质激素作为辅助治疗手段，发挥强大的抗炎及抗毒素作用，缓解中毒症状，防止心、脑、肾等重要脏器损伤，使患者度过危险期。病毒性感染一般不用糖皮质激素，因为目前尚无疗效确切的抗病毒药物，糖皮质激素使用后又可降低机体自身的防御力，易使感染扩散而加剧病情。但对严重的病毒感染（如病毒性肝炎、流行性腮腺炎、麻疹和乙型脑炎等），为改善症状和防止并发症，可在短时间内大剂量突击使用糖皮质激素以控制症状，病情缓解后应立即停用。

2. 预防炎症后遗症　某些重要器官的炎症如结核性脑膜炎、风湿性心瓣膜炎、心包炎、损伤性关节炎、睾丸炎等，可早期应用糖皮质激素，抑制粘连、阻塞，防止瘢痕形成等后遗症的发生。对角膜炎、虹膜炎、视网膜炎或视神经炎等非特异性眼炎，局部应用后可迅速消炎止痛，防止角膜混浊及疤痕粘连形成。

3. 免疫相关疾病

（1）自身免疫性疾病　如风湿性关节炎、类风湿性关节炎、系统性红斑狼疮、肾病综合征等，应用皮质激素后可缓解症状，但不能根治。常采用综合疗法，不宜单独使用。

（2）变态反应性疾病　如荨麻疹、支气管哮喘、接触性皮炎、过敏性鼻炎、过敏性休克等，在应用拟肾上腺素药和抗组织胺药治疗无效或病情特别严重时，也可用糖皮质激素辅助治疗，缓解症状。

（3）器官移植排斥反应　器官移植后，可使用糖皮质激素预防排斥反应。若已发生，常用大剂量的氢化可的松静脉滴注，排斥反应控制后再逐渐减少使用剂量，至最小维持量，并改为口服。

4. 各种休克　糖皮质激素适用于各种休克。对感染性休克配合足量有效的抗菌药，早期、大量、短时间使用糖皮质激素，有利于患者渡过危险期；对过敏性休克宜首选肾上腺素进行治疗，但病情较重或发展较快者，可同时使用糖皮质激素。对低血容量性休克，需结合病因治疗。

5. 血液病　对治疗急性淋巴细胞白血病，尤其是儿童急性淋巴细胞白血病，有较好疗效，但对急性非淋巴细胞白血病疗效较差。此外，还可用于治疗再生障碍性贫血、血小板减少症和过敏性紫癜等。但停药后易复发。

6. 局部应用　对湿疹、肛门瘙痒、牛皮癣、接触性皮炎，宜用氢化可的松、强的松龙或氟轻松等外用制剂进行治疗。对剥脱性皮炎、天疱疮等严重病例则应配合全身用药。对关节或肌肉韧带等损伤可与局麻药合用局部注射，也可注入肌肉压痛点或关节腔内进行局部封闭，达到消炎止痛目的。

7. 替代疗法　用于急、慢性肾上腺皮质功能不全症、脑垂体前叶功能减退及肾上腺次全切除术后的补充治疗。

【不良反应】

1. 长期大量应用引起的不良反应

（1）医源性肾上腺皮质功能亢进症（库欣综合征） 长期大量使用糖皮质激素可引起物质代谢及水盐代谢紊乱，表现为满月脸、水牛背、水肿、皮肤紫纹、多毛、糖耐量降低、高血压、月经失调、性欲减退、骨质疏松、肌肉乏力等。一般停药后可自行消失，必要时用抗高血压药、抗糖尿病药、补钾等对症治疗，嘱患者低糖、低盐、高蛋白饮食，用药期间定期监测病情变化。

（2）诱发或加重感染 长期应用糖皮质激素因机体自身防御功能降低，常可诱发感染或使体内潜在的感染病灶扩散。特别是在原有疾病已使抵抗力降低的患者更易发生，如肾病综合征、再生障碍性贫血等。

（3）消化系统并发症 糖皮质激素可抑制前列腺素合成，使胃酸、胃蛋白酶分泌增多，胃黏液分泌减少，降低胃黏膜的抵抗力，故可诱发或加重胃、十二指肠溃疡，造成消化道出血甚至穿孔。对少数患者，可诱发胰腺炎或脂肪肝。

（4）心血管系统并发症 长期应用因水钠潴留，导致血脂升高，可诱发高血压及动脉粥样硬化。

（5）骨质疏松、肌肉萎缩、伤口愈合缓慢 因糖皮质激素促进蛋白质分解、抑制其合成及增加钙、磷排泄所致，严重者甚至引起自发性骨折，长期使用可引起股骨头无菌性缺血坏死等。

（6）其他 亦可造成糖耐量降低或导致糖尿病；可影响儿童生长发育；诱发精神失常或癫痫发作，可诱发白内障和青光眼，偶可致畸形。

2. 停药反应

（1）医源性肾上腺皮质萎缩和功能不全 长时间应用糖皮质激素，会反馈性抑制腺垂体促肾上腺皮质激素（ACTH）的分泌，从而导致肾上腺皮质束状带和网状带萎缩，使受抑制的下丘脑－腺垂体－肾上腺轴失去对刺激的反应性。如大剂量使用过程中突然停药或减量过快，特别是遇到感染、创伤、手术等严重应激情况时，可引起肾上腺皮质功能不全，表现为恶心、呕吐、无力、体重减轻、情绪低沉、低血压、低血糖、心率加快、颅内压升高等症状，甚至可危及生命，又称肾上腺危象。

（2）反跳现象 指减量过快或骤然停药时出现的原有病情复发或加重的现象。是由于长期用药患者对激素产生依赖或药物用量不足，原有疾病尚未被充分控制所致。

【禁忌证】严重的精神病或癫痫、活动性消化性溃疡、新近胃肠吻合术后、骨折或创伤的修复期、肾上腺皮质功能亢进症、严重高血压或糖尿病、青光眼、白内障、角膜溃疡、孕妇、抗菌药不能控制的病毒感染和真菌感染等，均应禁用糖皮质激素。

需要注意的是，当适应证与禁忌证并存时，应全面分析，权衡利弊，慎重抉择，一般来说，情况危急的疾病，为挽救患者生命，虽有禁忌证仍应短期应用。

【用药及疗程】

1. 大剂量突击疗法　用于急、危、重症病例，如暴发型感染、哮喘持续状态、感染中毒性休克、器官移植的急性排斥期、全身性红斑狼疮危象等的治疗。用药一般不超过3天，通常选用氢化可的松首剂 200 ～ 300mg 静脉滴注，每日剂量可达 1g 以上，疗程 3 ～ 5天。

2. 一般剂量长期疗法　用于自身免疫性疾病、血液病、恶性淋巴瘤、顽固性支气管哮喘、肾病综合征等的治疗。用药可持续数月或更长时间，常用泼尼松 10 ～ 30mg，口服，每日 3 次，获得疗效后，逐渐减量，每 3 ～ 5 天减量一次，每次按 20% 递减，直至最小有效量维持。

3. 小剂量替代疗法　用于急、慢性肾上腺皮质功能不全症、垂体前叶功能减退及肾上腺次全切除术后等。需长期使用接近生理剂量的药物以供给机体代谢需要，常用可的松 12.5 ～ 25mg/d 或氢化可的松 10 ～ 20mg/d。

4. 隔日疗法　内源性肾上腺皮质激素的分泌具有昼夜节律性，即每日上午 8 ～ 10 时为分泌高峰，午夜 12 时最低。故在某些慢性疾病需要长期用药治疗时，根据这一节律用药，采用隔日疗法，即每隔一日的早晨 7 ～ 8 时给药 1 次，此法应当用中效的泼尼松、泼尼松龙，与体内激素分泌高峰同步，减少对下丘脑 - 垂体 - 肾上腺轴的抑制。

5. 局部用药　用于治疗眼部炎症或皮肤病，但不宜大面积长时间应用。

第二节　盐皮质激素

盐皮质激素包括醛固酮、去氧皮质酮等。内源性盐皮质激素具有明显的保钠排钾、维持机体水和电解质代谢的重要生理作用。常用盐皮质激素类药物为去氧皮质酮，临床常与糖皮质激素合用对慢性肾上腺皮质功能减退症进行替代治疗。

第三节　促皮质素及皮质激素抑制药

一、促皮质素

促肾上腺皮质激素简称促皮质素（ACTH），是维持肾上腺正常形态和功能的重要激素。ACTH 的生理作用依赖兴奋肾上腺皮质，ACTH 的生理作用是促进糖皮质激素的合成与分泌。ACTH 口服在胃内被胃蛋白酶破坏而失效，只能进行注射给药，主要用于肾上腺皮质贮备功能检查，即 ACTH 兴奋试验，以了解肾上腺皮质功能的贮备情况；鉴别肾上腺皮质功能减退症是原发性还是继发性；也可用于辅助库欣综合征病因的鉴别诊断。

二、皮质激素抑制药

米托坦（mitotane）

米托坦可通过抑制皮质激素生物合成的多个环节，使血中糖皮质激素及其代谢物迅速减少。临床上口服主要用于不能进行手术治疗的肾上腺皮质癌、皮质复发癌、肾上腺皮质增生、皮质醇增多症及皮质癌术后辅助治疗。主要不良反应有消化系统症状、中枢抑制症状和运动功能失调等。

美替拉酮（metyrapone，甲吡酮）

美替拉酮可致内源性皮质激素合成减少。主要用于皮质癌和皮质醇增多症等所致的肾上腺皮质功能亢进症，还可用于垂体释放 ACTH 的功能试验。

复习思考题

1. 简述糖皮质激素的主要药理作用、临床应用和不良反应。

2. 长期使用糖皮质激素后突然停药时，为什么会出现肾上腺皮质功能减退症？防治措施有哪些？

扫一扫，知答案

常用制剂及其用法

醋酸可的松　片剂：5mg、25mg。替代（补充）疗法：口服，12.5 ～ 25mg/d，分两次；其他治疗：口服，开始 75 ～ 300mg/d，分 3 ～ 4 次，维持量 25 ～ 50mg/d。注射剂：50mg/2mL、125mg/2mL、250mg/10mL。肌内注射 25 ～ 125mg/ 每次，2 ～ 3 次 /d，静脉注射，用前摇匀。

醋酸氢化可的松　片剂：10mg、20mg。口服，10 ～ 20mg，2 ～ 4 次 /d。注射剂：10mg/2mL、25mg/5mL、100mg/20mL。稀释后静脉滴注，剂量视病情需要而定。

醋酸泼尼松（强的松）　片剂：5mg。口服，5 ～ 10mg，2 ～ 4 次 /d。注射剂：10mg/2mL。10 ～ 25mg/ 次，以 5% 葡萄糖注射液 500mL 稀释后静脉滴注。

醋酸泼尼松龙　片剂：5mg。口服，开始 20 ～ 40mg/d，分 3 ～ 4 次，维持量

5 ～ 10mg/d。注射剂：10mg/2mL。10 ～ 20mg/ 次，加入 5% 葡萄糖液 50 ～ 500mL 中静脉滴注。混悬液：125mg/5mL，关节腔或局部注射。

曲安西龙（去炎松） 片剂：2mg、4mg、8mg。口服，开始 4mg/ 次，2 ～ 4 次 /d。症状缓解后，维持量 1 ～ 2mg/ 次，1 ～ 2 次 /d。

倍他米松 片剂：0.5mg。0.5 ～ mg/d，分次服用。软膏：4mg ～ 4g、10mg ～ 10g。

醋酸地塞米松（氟美松） 片剂：0.75mg。口服，0.75 ～ 3mg/ 次，1 ～ 3 次 /d。注射剂：2.5mg/0.5mL、5mg/1mL、25mg/5mL。2.5 ～ 5mg/ 次，静脉注射。软膏：4mg ～ 4g、5mg ～ 10g。2 ～ 3 次 /d，外用。

醋酸氟轻松 软膏剂、洗剂、霜剂（含药 0.01% ～ 0.025%）：外用。

美替拉酮 胶囊剂：250mg。在两天对照观察期后，口服，每 4 小时 750mg，共 6 次。

扫一扫，看课件

第二十八章
甲状腺激素和抗甲状腺药

【学习目标】

掌握：抗甲状腺药的分类及代表药物名称；甲状腺激素、硫脲类药物的药理作用、临床应用及不良反应。

熟悉：碘和碘化物的作用特点。

了解：甲状腺激素的合成、分泌与调节。

甲状腺是人体最大的内分泌腺，通过合成和分泌甲状腺激素，在促进生长发育、维持机体正常代谢等方面调节机体生理机能。甲状腺激素合成、分泌减少，可引起甲状腺功能减退症，简称甲减；合成、分泌增多，可引起甲状腺功能亢进症，简称甲亢。

第一节 甲状腺激素

甲状腺激素为碘化酪氨酸的衍生物，主要包括三碘甲状腺原氨酸（T_3，碘甲腺氨酸）和甲状腺素（T_4，四碘甲状腺原氨酸），T_3 和 T_4 生理作用相同；T_4 含量较多，但 T_3 活性更强。

【甲状腺激素的合成、分泌与调节】

1.摄取 甲状腺的摄碘率是评价甲状腺功能的指标之一。甲状腺腺泡细胞通过碘泵的主动转运从血中摄取碘。正常状态下，甲状腺腺泡细胞中碘化物的浓度为血浆浓度的 25 倍，甲亢时可达 250 倍。

2.合成 摄取的碘离子（I^-）被过氧化物氧化成活性碘（I^0），I^0 与甲状腺球蛋白（TG）上的酪氨酸残基结合，生成一碘酪氨酸（MIT）和二碘酪氨酸（DIT）；在过氧化物酶作用下，1 分子 MIT 与 1 分子 DIT 偶联成 T_3，2 分子 DIT 偶联成 T_4。T_3 和 T_4 合成后仍与 TG

分子结合，储存于甲状腺腺泡腔胶质中。

3. 释放　垂体分泌促甲状腺激素（TSH）时，在蛋白水解酶作用下，TG 分解并释放 T_3、T_4 入血。

4. 调节　甲状腺激素的合成与释放受下丘脑 – 垂体 – 甲状腺轴调控。下丘脑分泌的促甲状腺激素释放激素（TRH）促进垂体前叶合成和释放 TSH，TSH 释放增加使 T_3、T_4 合成、释放增加，血中游离的 T_3、T_4 浓度升高。当血中 T_3、T_4 浓度过高时，又对 TRH 和 TSH 的释放产生负反馈调节。

【药理作用】

1. 维持生长发育　促进蛋白质合成，促进神经系统、骨骼和性器官的生长发育。甲状腺功能不全或缺碘时，婴幼儿躯体和智力发育均受影响，可致呆小病（克汀病）；成人可引起水钠潴留，细胞间液增加，皮下组织出现大量黏蛋白沉积，引起黏液性水肿。

2. 促进代谢　促进物质氧化，耗氧增加，基础代谢率提高，加快脂肪和糖代谢，增加产热、升高血糖等。故甲状腺功能亢进时有怕热、多汗、心悸等症状；甲状腺功能低下时常见畏寒、心率减慢等。

3. 提高机体交感 – 肾上腺系统的反应性　增加机体对儿茶酚胺的敏感性，提高中枢及交感神经兴奋性。甲亢患者常见心率加快、血压升高、急躁易怒、失眠等症状。

【临床应用】

1. 呆小症　是胎儿或新生儿甲状腺功能减退所致，应及早诊治；过晚治疗，躯体可发育正常，智力仍低下。治疗应从小剂量开始，并逐渐增至足量，须终身替代治疗。

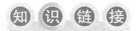

呆小症

呆小症又称克汀病，呆小病或先天性甲状腺功能减低症。呆小症主要发生于甲状腺肿流行的地区，胚胎孕育到 4 个月后，甲状腺已能合成甲状腺素。但是母亲缺碘，供给胎儿的碘不足，势必使胎儿期甲状腺素合成不足，严重影响胎儿中枢神经系统，若不及时补充碘，将造成神经系统不可逆的损害。散发者系因先天性甲状腺发育不良或甲状腺激素合成途径中酶缺陷所造成。

在甲状腺肿流行地区，应普遍推广加碘食盐来作为预防。孕妇在妊娠期的最后 3～4 个月，需每日加服碘化钾 20～30mL，并多吃含碘丰富的食物。胎儿出生后需进行检查，对可疑患儿再作进一步检查确诊，并加以治疗。出生后的治疗效果，不如在胎内时的预防效果好，因此根治方法必须从预防着手。随着我国广泛使用碘化食盐作为防治措施其发病率已明显下降。

2. 黏液性水肿 可以消除水肿、困倦等症状，由小剂量渐增至足量。老年及心血管疾病患者应缓慢增量，以防过量诱发或加重心脏病变。垂体功能低下者，应先用糖皮质激素再给予甲状腺激素，以防出现急性肾上腺皮质功能不全。

3. 单纯性甲状腺肿 缺碘者应先以含碘食盐、食物等补碘。原因不明或严重者可适量给予甲状腺激素，以补充内源性激素不足，并抑制 TSH 分泌，以减轻代偿性甲状腺组织增生肥大。

4. 其他 ①单纯性甲状腺肿患者应用抗甲状腺药时，加服 T_4 可减轻甲亢所致突眼、甲状腺肿大及防止甲状腺功能减退。②甲状腺癌：术后应用 T_4，可减少复发，用量较大。此外，还可用于甲状腺功能辅助检查等。

【不良反应】过量可见甲状腺功能亢进表现，如心悸、体重减轻、多汗、神经过敏、失眠等，重者可致发热、呕吐、腹泻、脉搏快而不规则，甚者出现心绞痛等，可用 β 受体阻断药对抗。一旦出现毒性反应，停药 1 周后再从小剂量开始给药。

左甲状腺素钠（levothyroxine sodium，优甲乐）

左甲状腺素钠为人工合成的 T_4 钠盐。口服生物利用度约为 50%，起效缓而平稳，经肝脏代谢后，由肾排出。与生理激素类似，可作为甲状腺激素代用品。药理作用、临床应用及不良反应与甲状腺激素类似。

第二节 抗甲状腺药

一、硫脲类

硫脲类是抑制甲状腺激素合成的常用抗甲状腺药，分为两类：①硫氧嘧啶类，常用甲硫氧嘧啶（methylthiouracil，MTU）和丙硫氧嘧啶（propylthiouracil，PTU）；②咪唑类，常用甲巯咪唑（thiamazole，他巴唑）和卡比马唑（carbimazole，甲亢平）。

【药理作用】

1. 抑制甲状腺激素的合成 通过抑制过氧化物酶，进而抑制碘离子（I^-）氧化成活性碘（I^0），酪氨酸碘化和 MIT 与 DIT 的偶联减少，使 T_3、T_4 合成减少；不影响甲状腺摄碘，对已合成的 T_3、T_4 无效，2～3 周症状开始改善，1～2 个月基础代谢率方能恢复正常。

2. 抑制 T_4 转为 T_3 机体内 T_4 可脱碘转化为 T_3，丙硫氧嘧啶能抑制其转化，迅速控制生物活性较强的 T_3 水平，起效快，更适用于重症甲亢、甲亢危象的辅助治疗。

3. 免疫抑制 甲亢与自身免疫异常有关。硫脲类能抑制免疫球蛋白生成，氧自由基、淋巴因子释放受限，降低血液循环中甲状腺刺激性免疫球蛋白水平，除控制自身免疫性甲亢所致高代谢症状外，尚有一定对因治疗的作用。

【临床应用】

1. 甲亢内科治疗　适用于轻症、不宜手术或放射性碘治疗的甲亢患者。开始治疗时用大剂量，尽快抑制甲状腺激素合成，甲状腺激素降至正常时，药量递减，直至维持量。疗程 1 ～ 2 年，停药过早易复发。

2. 甲亢术前准备　甲状腺次全切除术前，为使甲状腺功能恢复或接近正常应用硫脲类，可减少麻醉和术后并发症，防止发生甲状腺危象。应用硫脲类易致 TSH 代偿性分泌增加，使甲状腺充血，不利于手术，故术前两周常合用大剂量碘。

3. 甲状腺危象的辅助治疗　甲状腺危象时有大量甲状腺激素释放入血，除消除诱因、对症治疗外，在应用大剂量碘剂抑制甲状腺激素释放时，可立即应用大剂量硫脲类阻断甲状腺激素的合成。用量约为治疗量的 2 倍，一般不超过 1 周。

【不良反应】

1. 变态反应　最为常见，多见皮疹、瘙痒、药疹等，少数伴有发热，大多停药可消除。严重者，如出现剥脱性皮炎、红斑狼疮样反应等，需立即停药并应用糖皮质激素治疗。

2. 胃肠道反应　表现为厌食、呕吐、腹痛、腹泻、晕眩等，在进餐时服用可减轻。

3. 粒细胞减少　为最严重的不良反应，发生率低，具有潜在致死性，多于用药后 2 ～ 3 个月出现，老年人较易发生，应定期检查血象。检查血象时应与甲亢所致白细胞减少进行区别。

4. 甲状腺肿及甲状腺功能减退　长期用药可使甲状腺激素水平显著下降，TSH 反馈性分泌增加，引起腺体代偿性增生。

二、碘和碘化物

碘为人体必需的微量元素之一，正常人每日摄碘 100 ～ 150μg。临床常用的碘和碘化物制剂有复方碘口服液（Compound iodine oral solution）、碘化钾（potassium iodide）、碘化钠（sodium iodide）。《神农本草经》最早记载用含碘食物治疗甲状腺疾病。

【药理作用】不同剂量的碘和碘化物对甲状腺功能产生的作用不同。①小剂量碘是合成甲状腺激素的原料，适用于单纯性甲状腺肿。②大剂量碘则抑制甲状腺。主要通过抑制蛋白水解酶，使 T_3、T_4 与 TG 分子的结合体水解减少，导致甲状腺激素释放减少；其次，通过抑制过氧化物酶，酪氨酸碘化，MIT 与 DIT 的偶联减少，使 T_3、T_4 合成减少；此外，大剂量碘剂还能抑制 TSH 的分泌，使腺体缩小变硬，血管减少，利于手术。

【临床应用】

1. 单纯性甲状腺肿　采用小剂量碘。碘化钾或碘化钠加入食盐中，可有效预防单纯性甲状腺肿。疾病早期采用复方碘溶液或碘化钾，必要时可加用甲状腺激素以抑制腺体增生，如腺体太大，应考虑手术治疗。

2. 甲亢术前准备　在硫脲类药物控制症状的基础上，术前两周加用大剂量碘，可使腺体缩小变硬，减少出血，利于手术。

3. 甲状腺危象　大剂量碘可阻止甲状腺激素的释放，静脉滴注或口服，需联用大剂量硫脲类阻断甲状腺激素的合成。

【不良反应】少数患者可见急性变态反应，表现为皮疹、药热、血管神经性水肿等，严重者可因上呼吸道水肿、严重喉头水肿而窒息。长期应用可引起慢性碘中毒，出现口中金属味、咽喉部灼烧感、唾液分泌增加、结膜刺激、鼻窦炎、胃部不适等。久用可诱发甲状腺功能紊乱。碘和碘化物可透过胎盘屏障，随乳汁分泌，引起新生儿甲状腺肿，故孕妇及哺乳期妇女应慎用。

三、放射性碘

临床常用的放射性碘为 ^{131}I。其 $t_{1/2}$ 为 8.1 天，56 天内其放射性可消除 99% 以上。^{131}I 可通过摄碘被甲状腺摄取，在腺泡中产生 β 射线（占 99%）和 γ 射线（占 1%），β 射线在组织内的射程约 2mm，辐射只损伤甲状腺实质，对周围组织几乎无损伤。γ 射线，射程远，可在体外测得，故小剂量 ^{131}I 可用于甲状腺摄碘功能测定。^{131}I 作用类似于手术切除部分甲状腺，适用于不宜手术、手术后复发及其他药物治疗无效或过敏者。

四、β 受体阻断药

β 受体阻断药（如普萘洛尔、阿替洛尔、美托洛尔等）可用于甲亢及甲状腺危象的辅助治疗。通过阻断心脏 $β_1$ 受体，减慢心率；阻断中枢 β 受体，减轻焦虑；此外，减少外周 T_4 脱碘转变为 T_3，减少 T_3 的生成。适用甲亢的辅助治疗和甲状腺部分切除术术前给药，单用效果不佳，与硫脲类药物合用产生协同作用，则疗效迅速而显著。

复习思考题

1. 请以碘剂对甲状腺功能的影响为例，说明药物剂量对药物作用的影响。

2. 简述硫脲类的药理作用、临床应用及不良反应。

扫一扫，知答案

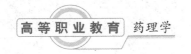

常用制剂及其用法

甲状腺素　片剂：0.1mg，注射剂：1mg/10mL。口服，0.1～0.2mg/d；静脉注射，0.3～0.5mg/d。

三碘甲状腺原氨酸钠　片剂：20μg、25μg、50μg。口服，开始10～20μg/d，渐增至80～100μg/d，2～3次/d。

丙硫氧嘧啶　片剂：50mg、100mg。口服，开始300～600mg/d，3～4次/d，维持量：25～100mg/d，1～2次/d。

甲巯咪唑　片剂：5mg、10mg。口服，开始30～60mg/d，3次/d，维持量：5～10mg/d。

碘化钾　溶液剂：10%。口服，单纯性甲状腺肿，0.1mL/d，20d为1个疗程，连用2个疗程，疗程间隔30～40d，1～2个月后，剂量渐增至0.2～0.25mL/d，总疗程3～6个月。

扫一扫，看课件

第二十九章
胰岛素及其他降血糖药

【学习目标】

掌握：口服降血糖药的分类及代表药物名称；胰岛素的药理作用、临床应用及不良反应。

熟悉：磺酰脲类、双胍类降血糖的药理作用、临床应用及不良反应。

了解：其他口服降糖药的作用特点及临床应用。

糖尿病是以高血糖为特征的代谢性疾病。高血糖是胰岛素分泌缺陷或其生物作用受损，或两者兼有引起的。糖尿病因高血糖长期存在，导致各种组织出现慢性损害、功能障碍。糖尿病包括1型糖尿病、2型糖尿病、妊娠糖尿病以及特殊类型的糖尿病等4种类型。

治疗糖尿病的药物主要为胰岛素类和口服降血糖药。其治疗采取综合治疗的原则，即在体育锻炼、饮食治疗基础上应用降血糖药物，从而降低血糖，纠正代谢紊乱，防止并发症产生。1型糖尿病主要使用胰岛素治疗，2型糖尿病可采用口服降糖药或胰岛素治疗。

第一节　胰岛素

胰岛素（insulin）是胰岛 β 细胞合成和分泌的多肽类激素，为两条肽链联结而成的小分子蛋白质。药用胰岛素多由猪、牛等动物胰腺提取，目前可通过重组 DNA 技术，经大肠杆菌合成胰岛素。

【体内过程】口服易破坏，必须注射给药。常采用皮下注射，吸收快，作用可维持数小时。主要在肝、肾水解灭活。胰岛素中加入碱性蛋白质和微量锌可成盐，使其等电点提高，接近体液 pH，溶解度降低，制成中、长效制剂；制剂皮下或肌内注射后，缓慢释放，作用时间延长。中、长效制剂均为混悬剂，不可静脉注射（表 29-1）。

表 29-1 常用胰岛素（含类似物）制剂分类及特点

类型	药物	给药途径	作用时间（h）			给药时间和次数
			起效	达峰	维持	
超短效	门冬胰岛素（类似物）	皮下	0.16～0.3	1～3	3～5	餐前10min/餐后立即，3～4次/d
	赖脯胰岛素（类似物）	皮下	0.25	0.5～1.2	2～5	餐前15min/餐后立即，3～4次/d
短效	普通胰岛素	静脉	立即	0.5	2	急救时
		皮下	0.5～1	2～4	6～8	餐前0.5h，3～4次/d
中效	低精蛋白锌胰岛素	皮下	1.5～4	4～12	18～24	早/晚餐前5h，1～2次/d
	珠蛋白锌胰岛素	皮下	2～4	6～10	12～18	早、晚餐前0.5h各1次，2次/d
长效	精蛋白锌胰岛素	皮下	3～4	12～20	24～36	早餐前0.5～1h，1次/d
超长效	甘精胰岛素（类似物）	皮下	1.5	－	22	定时，1次/d

【药理作用】胰岛素可调节机体糖、脂肪和蛋白质的代谢。胰岛素作用于胰岛素受体的 α 亚基和 β 亚基，激活络氨酸蛋白激酶，导致蛋白质磷酸化，激活多种酶活性，进而产生生物学效应。主要产生 4 个方面的作用：

（1）糖代谢　促进葡萄糖的转运，加速葡萄糖的有氧氧化和无氧酵解，促进糖原合成和贮存，抑制糖原分解和糖异生，使血糖来源减少、去路增加，降低血糖。

（2）脂肪代谢　增强脂肪合成酶活性，促进脂肪合成并抑制其分解，减少游离脂肪酸及其代谢产物酮体的合成。

（3）蛋白质代谢　促进氨基酸由细胞外转运到细胞内，加速其合成并抑制其分解。

（4）促进 K^+ 转运　促进 K^+ 内流，使细胞内 K^+ 浓度升高。

【临床应用】

1. 糖尿病　适用于胰岛素缺乏所致的各型糖尿病。包括：①1 型糖尿病，目前为唯一治疗药物；②口服降糖药治疗无效或口服降糖药不能耐受的 2 型糖尿病；③糖尿病出现各种急性或严重并发症者，如酮症酸中毒或高渗性糖尿病昏迷者；④各型糖尿病合并创伤、手术、高热、重度感染、消耗性疾病、妊娠者。

2. 细胞内缺钾　与葡萄糖等联用可促进 K^+ 内流，纠正细胞内缺钾。

3. 危重症的辅助治疗　用于心衰、肝炎、肾炎等，胰岛素与 ATP、辅酶 A 等联用，以增加食欲，恢复体力。

知 识 链 接

酮症酸中毒

肝脏中脂肪分解成脂肪酸的中间代谢产物即为酮体，包括乙酰乙酸、β－羟丁酸和丙酮。正常情况下，机体产生少量酮体，随着血液运送到心脏、肾脏和骨骼肌等组织，作为能量被利用，血中酮体浓度很低，一般不超过 1.0mg/dL，尿中检测不到酮体。当体内胰岛素不足或缺乏糖时，如饥饿、禁食、严重妊娠反应等，脂肪分解过多，酮体浓度增高，一部分酮体通过尿液排出体外，形成酮尿。当肝内酮体生成的量超过肝外组织的利用能力，血酮体浓度过高，酮体中的乙酰乙酸和 β－羟丁酸均为酸性物质，在血液中积蓄过多时，可使血液变酸而引起酸中毒。治疗目的在于纠正水和电解质失衡，纠正酸中毒，补充胰岛素促进葡萄糖利用，并寻找和去除诱发酮症酸中毒的应激因素。

【不良反应】

1.低血糖　用胰岛素后未及时进食或使用过量者多见，也是最常见的不良反应。常表现为饥饿感、出汗、心跳加快，严重者出现惊厥、休克、昏迷，甚者脑损伤及死亡。一经发现需立即进食或饮用糖水，重者立即输注 50% 葡萄糖。

2.变态反应　不常见，反应较轻，常见局部皮疹反应，可进行抗过敏治疗。偶见过敏性休克。

3.胰岛素抵抗性　即机体对胰岛素的敏感性降低。可分为两型：①急性型：在应激状态下可致胰岛素与受体结合减少，如情绪激动、感染、创伤、手术、酮症酸中毒等，寻找并消除诱因后可恢复；②慢性型：无并发症的糖尿病患者每日胰岛素用量需在 200U 以上时产生，可能与产生胰岛素抗体、胰岛素受体数目减少、靶细胞葡萄糖转运系统失常、注射部位脂肪萎缩等有关。

4.脂肪萎缩　皮下注射可出现局部红肿、硬结和皮下脂肪萎缩。女性多于男性，常更换注射部位可避免。

第二节　其他降血糖药

以非胰岛素类口服降糖药为主，可通过促进胰岛素分泌、胰岛素增敏、抑制糖吸收等途径降低血糖，常用于 2 型糖尿病的治疗。常分为：磺酰脲类、双胍类、胰岛素增敏剂、α－葡萄糖苷酶抑制剂、餐时血糖调节剂及其他新型降血糖药。

一、磺酰脲类

第一代常用药物有甲苯磺丁脲（tolbutamide，D860）和氯磺丙脲（chlorpropamide）等。第二代降血糖作用较第一代明显增强，常用药物有格列本脲（glibenclamide）、格列吡嗪（glipizide）、格列喹酮（gliquidone）、格列齐特（gliclazide）、格列波脲（glibornuride）等。

【体内过程】口服吸收快而完全，血浆蛋白结合率达90%以上。多数药物在肝脏代谢，经肾迅速排出。甲苯磺丁脲维持时间最短、作用最弱，氯磺丙脲维持时间最长。本类药物可透过胎盘，促进胎儿胰腺分泌胰岛素，易致出生时严重低血糖。

【药理作用】

1. 降血糖作用　对正常人及胰岛功能尚存的糖尿病患者均有降血糖作用，对胰岛功能完全丧失者无效。作用机制主要有：①与胰岛 β 细胞膜上的磺酰脲受体结合，刺激胰岛 β 细胞释放胰岛素；②抑制胰高血糖素分泌；③提高靶细胞对胰岛素的敏感性，增加胰岛素受体的数目和亲和力等。

2. 抗利尿作用　氯磺丙脲和格列本脲可促进抗利尿激素分泌，减少尿量。

3. 影响凝血功能　二代磺酰脲类可减少血小板数量，抑制血小板黏附和聚集；还可促进纤溶酶原的合成，恢复纤溶酶活性，使血管对活性胺类的敏感性降低，改善微循环，可预防或缓解糖尿病微血管并发症。

【临床应用】

1. 糖尿病　用于胰岛功能尚存，饮食控制无效的 2 型糖尿病。可刺激胰岛素分泌，减少胰岛素耐受者胰岛素的用量。

2. 尿崩症　氯磺丙脲、格列本脲可使患者尿量减少，与噻嗪类药物联用产生协同作用。

【不良反应】常见胃肠道反应，表现为恶心、呕吐、腹泻等，餐后服用可减轻。少数患者可见变态反应。亦可见粒细胞减少、肝损伤和胆汁淤积型黄疸，可能出现持久性低血糖。氯磺丙脲大剂量使用可引起精神错乱、晕眩、嗜睡、共济失调等中枢症状。

二、双胍类

临床常用的为二甲双胍（metformin，甲福明）、苯乙双胍（phenformin，苯乙福明）。在无禁忌证且能够耐受的基础上，常将二甲双胍作为治疗 2 型糖尿病起始治疗的首选药物和联合用药的基础药。

【体内过程】口服易吸收，生物利用度约50%，血药浓度2h达峰值，结构稳定，不与血浆蛋白结合，大多以原形随尿排出。

【药理作用】可明显降低糖尿病患者血糖，对正常人血糖无影响。主要是通过以下五个方面降低血糖：①增加周围组织对糖的无氧酵解和利用；②减少葡萄糖经肠道吸收；③抑制肝糖异生；④增强胰岛素与其受体结合的能力；⑤减少胰高血糖素释放。此外，药物还有轻度降低血胆固醇、抗动脉粥样硬化等作用，使用过程中不刺激胰岛素分泌，可减少胰岛素抵抗。

【临床应用】用于轻症 2 型糖尿病，尤其是肥胖、超重及单用饮食控制无效者；与磺酰脲类联用产生协同作用。

【不良反应】多见胃肠道反应，部分患者可见口臭、口中金属味等。乳酸性酸中毒，为危及生命的严重不良反应。是双胍类药物促进葡萄糖的无氧酵解，乳酸产生增加所致，尤以苯乙双胍发生率高，故目前已少用。二甲双胍较少引起乳酸性酸中毒。

三、胰岛素增敏剂

本类药物属噻唑烷二酮（thiazolidinedione，TZDs）的衍生物，又称"胰岛素增敏因子"。常用的有罗格列酮（rosiglitazone）、吡格列酮（pioglitazone）、环格列酮（ciglitazone）、恩格列酮（englitazone）等。

【药理作用】

1.降血糖 可激动过氧化物酶增值活化受体 γ（PPAR γ），增加肌肉、脂肪、肝脏等组织细胞上胰岛素受体对胰岛素的敏感性，改善胰岛素耐受，增加葡萄糖利用，降低血糖。

2.改善脂肪代谢紊乱 激活外周游离脂肪酸代谢调节机制，提高 HDL 水平，降低游离脂肪酸、甘油三酯等，改善胰岛素耐受所致的脂肪代谢紊乱。还可抑制炎症反应、血小板聚集和内皮细胞增生，具有抗动脉粥样硬化的作用。

3.改善胰岛功能 可增加胰腺胰岛的密度、面积和胰岛中胰岛素的含量，通过减少细胞死亡而阻止胰岛 β 细胞的衰退。

【临床应用】适用于其他降糖药无效，特别是胰岛素耐受的 2 型糖尿病患者。

【不良反应】不良反应较少，常见体重增加、水肿、嗜睡、头痛、血容量增加等，可增加骨折与心力衰竭的风险。

四、α- 葡萄糖苷酶抑制剂

临床常用的 α- 葡萄糖苷酶抑制剂有阿卡波糖（acarbose）、伏格列波糖（voglibose）等。α- 葡萄糖苷酶存在于小肠内，将食物中的多种糖类在小肠中分解为葡萄糖，进而吸收；抑制其活性，可减少和延缓糖在小肠的吸收，降低餐后血糖。

主要用于轻、中度 2 型糖尿病，尤以老年患者或空腹血糖正常而餐后血糖明显升高者。不良反应较轻，常见嗳气、腹胀、排气增加、腹泻等。服药期间减少单糖摄入，可提高疗效。

五、餐时血糖调节剂

瑞格列奈（repaglinide）

瑞格列奈属苯甲酸类衍生物，口服吸收快，主要通过与胰岛 β 细胞膜上的磺酰脲受体结合，刺激胰岛 β 细胞释放胰岛素，实现降血糖作用。能快速降低餐后血糖，适用于降低 2 型糖尿病的餐后血糖。不良反应较轻而短暂，常见头痛、腹泻和低血糖等。同类药物尚有那格列奈和米那格列奈等。

六、其他新型降血糖药

（一）GLP-1 受体激动剂

胰高血糖素样肽 -1（glucagon-like peptide-1，GLP-1），是由肠道上皮的内分泌细胞所分泌的一种肠促胰素，通过激动 GLP-1 受体产生以下作用：①刺激胰岛素的分泌和合成，低剂量持续使用可恢复胰岛 β 细胞对葡萄糖的反应性；②可诱导胰岛 β 细胞分化和增值，抑制凋亡；③可直接或间接抑制胰高血糖素的分泌；④减缓胃排空，抑制中枢性食欲而减少进食。

GLP-1 受体激动剂是与天然 GLP-1 结构相似的多肽类，通过激动 GLP-1 受体发挥显著的降血糖作用。此外，GLP-1 受体激动剂还能降低体重、甘油三酯和血压。常用于口服降糖药单用或联用无效的 2 型糖尿病。常见胃肠道等不良反应，可随用药时间延长而减轻。目前国内使用的本类药物主要为短效类艾塞那肽（exenatide）和长效类利拉鲁肽（liragutide），均需皮下注射。

（二）DPP-4 抑制剂

二肽基肽酶 -4（dipeptidyl peptidase-4，DPP-4）易降解天然 GLP-1，使其 $t_{1/2}$ 不足 2 分钟。因此，抑制 DPP-4 活性可减少 GLP-1 失活，延长内源性 GLP-1 作用时间。本类药物单独使用不增加低血糖发生的风险，适用于已接受体育锻炼和饮食控制的 2 型糖尿病。常用的 DPP-4 抑制剂有西格列汀（sitagliptin）、沙格列汀（saxagliptin）、利格列汀（linagliptin）、维格列汀（vildagliptin）和阿格列汀（alogliptin）。

复习思考题

1. 简述胰岛素的药理作用、临床应用及不良反应。

2.口服降血糖药物分哪几类？比较磺酰脲类、双胍类药物降血糖的特点。

扫一扫，知答案

常用制剂及其用法

正规胰岛素　注射剂：400U/10mL、800U/10mL。内含防腐剂，不宜静脉注射。粉针剂：40U、100U、200U。不含防腐剂，可静脉注射。剂量视病情而定，通常每24小时内，排尿糖2～4g给胰岛素1U。中型糖尿病需给5～10U/d；重型患者用量40U/d以上。一般于饭前30分钟皮下注射，3～4次/d，必要时可作静脉注射。

珠蛋白锌胰岛素　注射剂：400U/10mL、800U/10mL。皮下注射，2～4次/d，剂量按病情而定，早饭或晚饭前给药。

精蛋白锌胰岛素　注射剂：400U/10mL、800U/10mL。早饭前30分钟皮下注射，1次/d，剂量视病情而定。

低精蛋白锌胰岛素　注射剂：400U/10mL、800U/10mL、1000U/10mL。早饭或晚饭前30分钟皮下注射，剂量视病情而定。

甲苯磺丁脲　片剂：0.5g。口服，早餐前服0.5g或早餐及午餐前0.5h各服0.5g，常用量0.5g/次，1～2g/d。根据病情需要逐渐加量，一般用量为1.5g/d。

格列本脲　片剂：2.5mg。口服，开始餐前或早餐及午餐前各一次，2.5mg/次，轻症者三餐前服，1.25mg/次，3次/d，7d后递增2.5mg/d。一般用量为5～10mg/d，最大用量不超过15mg/d。

二甲双胍　片剂：0.5g。口服，起始剂量为0.5g/次，2次/d；或0.85g/次，1次/d；随餐服用；可增加0.5g/w，或增加0.85g/2w，逐渐加至2g/d，分次服用。

瑞格列奈　片剂：1mg。口服，餐前15min内服用，0.5mg/d。

阿卡波糖　片剂：50mg。口服，起始剂量为50mg/次，3次/d，逐渐增加至0.1g/次，3次/d。

扫一扫，看课件

第 三 十 章

性激素类药与避孕药

【学习目标】

熟悉：性激素类药的分类及代表药物名称；性激素类药的药理作用、临床应用和不良反应。

了解：避孕药的药理作用与临床应用。

性激素是由性腺所分泌的类固醇激素，包括雌激素、雄激素和孕激素，其合成和分泌受下丘脑－垂体调节。下丘脑分泌促性腺激素释放激素（GnRH），促使垂体分泌促卵泡素（FSH）和黄体生成素（LH）。对女性，FSH 促进卵泡的生长发育，LH 促进卵黄体形成；FSH 和 LH 共同作用，促进雌激素和孕激素分泌。对男性，FSH 促进精子生成；LH 促进睾丸间质细胞分泌雄激素。性激素对下丘脑和垂体的分泌功能具有正、负两方面的反馈调节作用，正、负反馈调节作用取决于机体的性周期。排卵前，雌激素水平较高，致下丘脑促进垂体分泌 LH，促排卵，为正反馈调节；黄体期时，雌激素、孕激素水平较高，GnRH 分泌减少，抑制排卵，为负反馈调节。根据这一负反馈机制设计得到常用的甾体避孕药。

第一节　雌激素类药与抗雌激素类药

一、雌激素类药

雌激素对维持女性性器官的发育与成熟、维持第二性征、形成月经周期等起到重要作用，较大剂量时，可抑制排卵、泌乳并产生抗雄性激素作用。雌二醇（estradiol，E_2）、雌酮（estrone，E_1）、雌三醇（estriol，E_3）等为卵巢分泌的天然雌激素。天然雌激素活性较低，临床常用的雌激素类药物多以雌二醇为母体进行人工合成，如炔雌醇

（ethinylestradiol）、炔雌醚（quinestrol）、戊酸雌二醇（estradiol）等，均具类固醇结构，属甾体激素。此外，己烯雌酚（diethylstilbestrol，乙蔗酚）等具有雌激素样作用的药物，结构简单属非甾体类化合物。

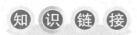

植物雌激素

植物雌激素是植物中具有类人体雌激素作用的化合物，分子结构与哺乳动物雌激素结构相似。对激素相关疾病如绝经期综合征、乳腺癌、前列腺癌、心血管病和骨质疏松等有一定的预防作用。

虽然被称为植物性雌激素，其实它们本身不是激素，其结构与女性体内的雌激素相似，可以起到模拟、干扰、双向调节内分泌水平的生理化作用，给广大女性追求健康、远离烦恼带来了新的希望。含植物雌激素的植物主要有：大豆（大豆异黄酮）、葛根、亚麻籽等。

【体内过程】雌二醇等天然雌激素，首过消除明显，常注射给药。人工合成品肝脏代谢慢，口服给药效果好，作用时间长，其油溶液或成酯进行肌内注射，可延缓吸收。大多雌激素可透皮吸收，亦作外用。

【药理作用】

1. **促进女性性成熟，维持第二性征** 促进未成年女性子宫、乳腺等性器官的发育和成熟；于成年女性，形成月经周期，促子宫内膜增生、变厚，使阴道上皮增生、浅表层细胞角化，增强子宫平滑肌对缩宫素的敏感性，维持性器官正常功能和女性第二性征。

2. **抑制排卵和泌乳** 大剂量时，GnRH分泌减少，抑制排卵。还可干扰催乳素对乳腺的作用，乳汁分泌减少。

3. **影响代谢** 可激活肾素－血管紧张素系统，产生轻度水肿、血压升高等；钙盐在骨骼中的沉积增加，促进长骨骨骺闭合；大剂量可降低低密度脂蛋白和血清胆固醇，增加高密度脂蛋白；降低糖耐量。此外，还具有抗雄激素作用。

【临床应用】

1. **绝经期综合征** 可缓解绝经期由于雌激素分泌不足、卵巢功能降低、促性腺激素分泌增多、内分泌失调所致的如面颈红热、恶心、失眠、情绪不安等症状，也能防止雌激素不足所致的病理改变。雌激素可促进钙盐在骨骼中沉积，对围绝经期和老年性骨质疏松症有一定疗效。此外，可局部应用于老年性阴道炎及女阴干燥症。

2. **卵巢功能不全及闭经** 用于原发性或继发性卵巢功能低下或不全所引起的第二性

征、外生殖器、子宫等发育迟缓、闭经等。

3.功能性子宫出血 促进子宫内膜增生、变厚，阴道上皮增生、浅表层细胞角化，修复雌激素水平低所致出血的创面而止血。

4.乳房胀痛及回乳 大剂量可干扰催乳素对乳腺的作用，使乳汁分泌减少。用于乳汁持续分泌引起的乳房胀痛。

5.绝经后乳腺癌 大剂量可缓解绝经5年以上的乳腺癌晚期患者症状。为防雌激素促进肿瘤生长，绝经前或绝经不足5年者禁用。

6.前列腺癌 大剂量雌激素可抑制促性腺激素分泌，使雄激素分泌减少、睾丸萎缩，兼能拮抗雄激素作用，可治疗前列腺癌。

7.青春期痤疮 青春期痤疮多因雄激素水平高，使皮脂腺大量分泌所致；可用雌激素对抗治疗。

8.避孕 大剂量使用可致FSH分泌减少，卵泡的生长发育受限。

【不良反应】早晨常见厌食、恶心、呕吐及头晕等早孕现象。为减轻症状应由小剂量逐渐增量。长期大量使用可引起子宫内膜过度增生及子宫出血，子宫癌发生率升高；尚可引起水肿、高血压等。

二、抗雌激素类药

本类药物能与雌激素竞争受体，形成竞争性拮抗作用。

氯米芬（clomiphene）

氯米芬有较弱的雌激素活性和较强的抗雌激素作用。剂量较小时，可促进促性腺激素分泌，诱发排卵。这可能与其阻断雌激素受体，雌二醇的负反馈作用受阻有关，大剂量时明显抑制促性腺激素分泌，用于无排卵型不孕症、功能性子宫出血、避孕药所致月经不调或闭经、晚期乳腺癌等。连续大剂量使用可引起卵巢肥大，故禁用于卵巢囊肿患者。

同类药物还有他莫昔芬（tamoxifen）、雷诺昔芬（raloxifene）等。他莫西芬主要用于绝经后晚期乳腺癌，雷诺昔芬主要用于绝经妇女的骨质疏松。

第二节 孕激素类药与抗孕激素类药

一、孕激素类药

孕激素包括机体分泌的天然孕激素黄体酮（progesterone，孕酮）和人工合成孕激素类药。多用人工合成品，如乙酸甲羟孕酮（medroxyprogesterone acetate，安宫黄体酮）、乙酸甲地孕酮（megestrol acetate）、氯地孕酮（chlormadinone）、己酸孕酮

（17-hydroxyprogesterone caproate）、炔诺酮（norethisterone）、双醋炔诺酮（ethynodiol diacetate）、炔诺孕酮（norgestrel，甲炔诺酮）等。

黄体酮（progesterone，孕酮）

【药理作用】

1. 对生殖系统的作用　①月经后期，在雌激素促进子宫内膜增厚、充血、腺体增生等基础上，与其共同作用，使子宫内膜由增殖期转化为分泌期，促进受精卵着床和胚胎发育；②能降低妊娠期子宫对缩宫素的敏感性，抑制子宫收缩，发挥保胎作用；③与雌激素共同促进乳腺腺泡发育，为哺乳做准备；④促进宫颈口闭合，减少黏液并使之变稠，限制精子穿透；⑤大剂量可抑制垂体分泌 LH，抑制排卵，有避孕作用。

2. 升高体温　影响下丘脑体温调节中枢散热过程，使月经周期体温轻度升高。

3. 影响代谢　孕激素与醛固酮结构相似，可竞争性拮抗醛固酮，促进 Na^+、Cl^- 排出而利尿。此外，孕激素可诱导肝药酶活性，部分药物代谢加快；孕激素还可促进蛋白分解，增加尿素氮的排泄。

【临床应用】

1. 功能性子宫出血　用于黄体功能不足引起的子宫内膜不规则成熟与脱落所致的子宫持续性出血；可促进内膜进一步发育成熟，使子宫内膜同步转化为分泌期，维持正常月经。

2. 痛经及子宫内膜异位症　与雌激素联用，可抑制排卵、子宫痉挛收缩而止痛；长时间、大剂量应用，可使异位子宫内膜腺体萎缩退化，用于子宫内膜异位症。

3. 子宫内膜腺癌　大剂量应用促进子宫内膜瘤体细胞分泌耗竭而萎缩，缓解部分患者病情、改善症状。

4. 前列腺肥大及前列腺癌　大剂量抑制垂体分泌 LH，睾酮分泌减少，促使前列腺细胞萎缩退化。

5. 先兆流产及习惯性流产　大剂量用于黄体功能不足所致流产，但疗效不确切。

【不良反应】不良反应轻，偶见头痛、恶心、呕吐、乳房胀痛等。长时间使用，可致子宫内膜萎缩、经量减少，易诱发真菌感染，偶见胎儿生殖器畸形。

二、抗孕激素类药

抗孕激素类药主要通过干扰孕酮合成和代谢发挥作用，常见的有米非司酮（mifepristone）、孕三烯酮（gestrinone）、曲洛司坦（trilostane）、环氧司坦（epostane）、阿扎斯丁（azastene）等。

米非司酮（mifepristone）

米非司酮为诺炔酮衍生物，通过阻断孕激素受体而起效，兼具抗皮质激素及较弱的拟雄激素作用。通过对抗黄体酮对子宫内膜的作用，抗受精卵着床，常用于房事后紧急避孕；可收缩及软化子宫、扩张宫颈，用于终止早期妊娠。常引起子宫出血时间延长。

第三节　雄激素类药与同化激素类药

一、雄激素类药

天然雄激素类主要为睾丸间质细胞所分泌的睾酮（testosterone），临床多用睾酮的衍生物，为人工合成品，如甲睾酮（methyltestosterone）、丙酸睾酮（testosterone proionate）及苯乙酸睾酮（testosterone phenylacetate）等。

睾酮（testosterone）

【药理作用】

1.生殖系统作用　①促进男性性器官、副性器官的发育和成熟，维持男性第二性征，促进精子的生成及成熟；②大剂量抑制促性腺激素分泌，减少雌激素分泌，产生抗雌激素作用。

2.同化作用　能明显促进蛋白质合成（同化作用），减少蛋白质分解（异化作用），使肌肉发达，体重增加，促进生长发育，减少尿素生成及排泄，形成正氮平衡；水、钠、钙、磷排泄减少，易形成潴留。

3.提高骨髓造血功能　较大剂量可直接刺激骨髓造血，合成亚铁血红素，刺激肾分泌红细胞生成素，红细胞生成增加。

4.其他　促进免疫球蛋白合成，增强机体免疫功能，尚有糖皮质激素样抗炎作用。

【临床应用】

1.替代治疗　无睾症或类无睾症（睾丸功能不足），男子性功能低下等。

2.妇科疾病　大剂量抑制促性腺激素分泌，产生抗雌激素、抗催乳素等作用，用于围绝经期综合征及功能性子宫出血、晚期乳腺癌及卵巢癌等。

3.再生障碍性贫血　促进红细胞生成，改善骨髓造血功能。现已用重组红细胞生成素替代。

【不良反应】雄激素过量可引起女性多毛、痤疮、声音变粗、闭经等男性化现象，亦可干扰胆管排泄功能，引起胆汁淤积性黄疸等。

二、同化激素类药

同化激素多为睾酮衍生物，对蛋白的同化作用较强、男性化作用较弱，可有效避免雄激素所致女性男性化现象。常见的有苯丙酸诺龙（nandrolone phenylpropionate）、司坦唑醇（stanozolol）等。

同化激素类药物常用于蛋白同化不足、吸收不足、分解亢进或损失过多等，如营养不良、儿童生长发育迟缓、严重烧伤、老年骨质疏松、术后恢复等；用药时，需补充蛋白质。

第四节　避孕药

避孕药是指能防止妊娠，阻止受孕或终止妊娠的药物，现临床使用的避孕药多为女用药，男用药较少。

一、主要抑制排卵的药物

本类药物为最常用的女用避孕药，常由孕激素和雌激素类配伍制成抑制排卵的复方制剂。主要分两类：①短效口服避孕药，如复方炔诺孕酮片、复方甲地孕酮片等；②长效口服避孕药，如复方炔诺孕酮乙片、复方氯地孕酮片等。现亦有缓释口服制剂、长效注射制剂、多相片剂等，如复方己酸孕酮注射液等。

【药理作用和临床应用】本类药物通过负反馈机制，抑制 GnRH 的释放，从而减少 FSH 和 LH 的分泌；增加宫颈黏膜黏稠度，精子运行受阻，影响受精；还可影响输卵管和子宫平滑肌的正常活动，使受精卵不能及时输送到子宫内着床；亦可干扰子宫内膜正常发育，不利于受精卵着床。不受限于月经周期，排卵期、排卵后均可影响受精卵着床，停药后生殖能力恢复快。

【不良反应】可见类早孕反应，如头晕、恶心、厌食及乳房胀痛等，用药 2～3 个月后症状减轻或消失；少数用药者初期可见子宫不规则出血，可加服炔雌醇；如连续两个周期闭经，应停药。可诱发栓塞性疾病，如血栓性静脉炎、肺栓塞或脑血栓等，偶见血压升高；少数哺乳期妇女用药可见乳汁分泌减少。肝炎、肾炎、乳房肿块及宫颈癌患者禁用。

二、干扰孕卵着床药

干扰孕卵着床药也称探亲避孕药或事后避孕药，排卵前、排卵期或排卵后均有效，能快速抑制子宫内膜的发育和分泌功能，干扰孕卵着床，产生抗着床作用。如甲地孕酮、炔诺孕酮、左炔诺孕酮等。本类药为紧急避孕措施，禁用于常规避孕。

三、抗早孕药

抗早孕药是在妊娠 12 周内产生完全流产作用，终止妊娠的药物。如早期应用，相当于一次正常月经，又称催经止孕药，如米非司酮、米索前列醇等。可使子宫平滑肌收缩、

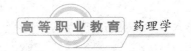

软化、扩张宫颈等而终止早孕。

四、男用避孕药

棉酚（gossypol）是从棉花的根、茎、种子提取的酚类化合物，主要通过抑制精子生成，减少精子数量，达到抗生育作用，停药后可逐渐恢复。有恶心、呕吐等胃肠道刺激症状，亦可见心悸及肝功能改变等。少数用药者发生低血钾等。从阴道给药，棉酚亦有较强杀精作用。

五、外用避孕药

外用避孕药是将药物放入阴道内使其自行溶解，散布于阴道壁和子宫颈表面，发挥杀精作用。常制成片剂、栓剂或胶浆等，如壬苯醇醚（nonoxynol）、孟苯醇醚（menfegol）等。

复习思考题

1. 为什么孕激素既可以促进受精卵着床和胚胎发育，又有抑制排卵的作用？
2. 为什么雌激素、孕激素和雄激素都能用于功能性子宫出血？

扫一扫，知答案

常用制剂及其用法

炔雌醇　片剂：0.005mg、0.0125mg、0.5mg。口服，避孕：月经周期第 5 天起，每天固定时间服 1 片，连续 22 天；妇女更年期综合征：0.02～0.05mg/ 次，1～3 次 /d；前列腺肥大：每次 0.05～0.5mg/ 次，3～6 次 /d。

氯米芬　片剂：50mg。口服，促排卵：50mg/d，连服 5d。

黄体酮　注射剂：10mg/1mL、20mg/1mL。肌内注射，先兆或习惯性流产：10～20mg/ 次，1 次 /d 或 2～3 次 /w。

米非司酮　片剂：25mg、200mg。口服，紧急避孕：性交后 72h 内服 25mg；终止早孕：200mg 一次顿服，或 25mg/ 次，2 次 /d，连服 3d。

甲睾酮　片剂：5mg、10mg。口服或舌下含服，5～10mg/ 次，1～2 次 /d。

司坦唑醇　片剂：2mg。口服，2mg/ 次，3 次 /d，3～6 月一疗程。

扫一扫，看课件

第三十一章
抗菌药概论

【学习目标】

掌握：抗菌药物的基本概念；抗菌药物合理应用的基本原则。

熟悉：抗菌药物的作用机制。

了解：细菌的耐药机制。

化学治疗药是指抗微生物药、抗寄生虫药和抗恶性肿瘤药的统称，临床将该治疗方法称为化学治疗（简称化疗）。抗微生物药是指能抑制或杀灭病原微生物（细菌、真菌、病毒、立克次体、支原体、衣原体、螺旋体、放线菌），用于防治感染性疾病的药物，包括抗菌药、抗真菌药、抗病毒药，其中抗菌药又包括抗生素和人工合成抗菌药，此类药物在化疗药物中占重要地位。

在应用化学治疗药时，需注意机体、抗菌药物和病原微生物三者之间的相互作用关系（图31-1）。病原微生物对机体具有致病作用，同时机体对病原微生物也具有一定的抗病能力，对疾病的发生发展产生重要影响；而抗菌药物进入体内后，一方面是抗菌药物通过抑制或杀灭病原微生物发挥治疗作用，另一方面药物在机体内的过程也影响药物的作用，抗菌药物所引发的不良反应甚至可以危及患者的生命。因此，在化学治疗中既要注重调动机体的防御功能，又要减少或避免药物的不良反应，有效控制病原体的耐药性，充分发挥药物的治疗作用。

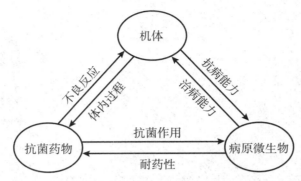

图 31-1 机体、抗菌药物和病原微生物的相互作用关系

第一节 抗菌药物的基本概念

1.抗生素（antibiotics） 是指由某些微生物（如真菌、细菌、放线菌）在代谢过程中产生的具有抑制或杀灭其他微生物的化学物质。根据来源可分为两大类：一类是直接从微生物培养液中提取的称天然抗生素，如青霉素 G；另一类是保留天然抗生素的主要结构（母核），采用人工方法改变其侧链后所获得的抗生素称半合成抗生素，如阿莫西林。

2.抗菌谱 是指抗菌药物的抗菌范围。药物对细菌的作用是具有选择性的，有些药物仅作用于某一菌种或局限于某一菌属，称为窄谱抗菌药，如异烟肼只对结核分枝杆菌有作用；有些药物不仅对革兰阳性菌和革兰阴性菌有作用，而且对立克次体、支原体、衣原体等病原体也有效，抗菌谱广，称为广谱抗菌药，如四环素类抗生素。

3.抗菌活性 是指抗菌药抑制或杀灭细菌的能力。临床常用体外试验中最低抑菌浓度和最低杀菌浓度表示，能够抑制培养基内细菌生长的最低浓度称为最低抑菌浓度（MIC）；能够杀灭培养基内细菌的最低浓度称为最低杀菌浓度（MBC）。仅有抑制细菌生长繁殖而无杀灭作用的药物称为抑菌药，如红霉素等；不仅能抑制细菌生长繁殖，且具有杀灭作用的药物称为杀菌药，如青霉素等。

4.化疗指数（chemotherapeutic index，CI） 是评价化疗药安全性的重要指标，一般可用动物半数致死量（LD_{50}）与半数有效量（ED_{50}）的比值来表示。通常化疗指数愈大表示药物毒性越小，安全性越高。但化疗指数不是评价药物安全性的唯一指标，化疗指数高的药物并非绝对安全，如化疗指数较大的青霉素，毒性非常小，但仍有发生过敏性休克甚至死亡的危险。

5.抗生素后效应（post-antibiotic effect，PAE） 是指抗生素撤药后，血药浓度低于最低抑菌浓度或被消除之后，仍然存在的抗菌效应。PAE 长的药物，可延长给药间隔时间，疗效不减。

第二节 抗菌药物的作用机制

抗菌药物主要是通过干扰细菌的生化代谢过程，从而影响其结构与功能，致使细菌失去生长繁殖的能力，呈现抑菌或杀菌作用（图31-2）。根据药物干扰的环节不同，药物作用机制可分为：

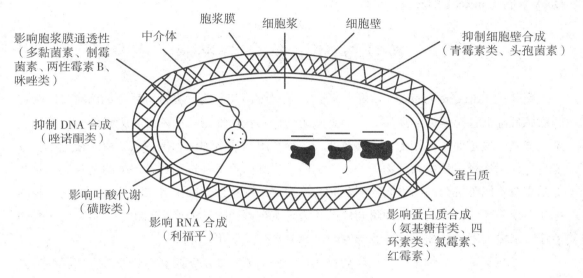

图31-2　细菌结构与抗菌药作用部位示意图

1. **抑制细菌细胞壁的合成**　细菌细胞壁具有维持细菌正常形态及抵抗菌体内强大渗透压的作用，其主要成分是肽聚糖（亦称黏肽）。不同种类细菌细胞壁肽聚糖含量不同，革兰氏染色阳性菌细胞壁肽聚糖含量高，占50%~80%，革兰氏染色阴性菌细胞壁肽聚糖含量较低，仅占1%~10%。β-内酰胺类抗生素通过抑制转肽酶，抑制肽聚糖的交叉连接，使细菌细胞壁缺损，最终导致细菌破裂溶解而死亡。

2. **影响细菌胞浆膜的通透性**　细菌胞浆膜是由类脂质和蛋白质构成的一种半透膜，具有渗透屏障、运输物质和合成肽聚糖等功能。多黏菌素、两性霉素B、制霉菌素、咪唑类抗真菌药等可选择性地与病原菌胞浆膜中的磷脂或麦角固醇类物质结合，使胞浆膜通透性增加，导致菌体内重要物质如氨基酸、蛋白质、核苷酸等的外漏，造成病原菌死亡。

3. **抑制细菌蛋白质合成**　核糖体是细菌蛋白质合成的主要场所。细菌的核糖体为70S，由30S和50S亚基构成。氨基糖苷类、四环素类、大环内酯类、林可霉素类等抗菌药物均可作用于细菌的核糖体，有效抑制菌体蛋白质合成的不同环节而呈现抗菌作用。哺乳动物细胞核糖体为80S，是由40S和60S亚基构成，因此抗菌药物一般对哺乳动物细胞的蛋白质合成没有明显不良影响。

4. 影响细菌叶酸代谢　与哺乳动物不同，大多数细菌不能直接利用环境中的叶酸，必须自身合成叶酸供菌体使用。叶酸是合成核酸的前体物质，叶酸缺乏将导致核酸合成障碍，抑制细菌的生长繁殖。磺胺类药物、甲氧苄啶可分别抑制二氢叶酸合成酶和二氢叶酸还原酶，阻碍叶酸代谢，进而导致核酸合成受阻而产生抗菌作用。

5. 影响细菌核酸代谢　喹诺酮类抗菌药物通过抑制细菌 DNA 回旋酶，抑制细菌的 DNA 复制和 mRNA 的转录，呈现抗菌作用。

第三节　细菌的耐药性

耐药性（drug resistance）又称抗药性，是指细菌与药物反复接触后，细菌对抗菌药物的敏感性降低甚至消失的现象。分为天然耐药性和获得性耐药性两种，天然耐药性由细菌染色体基因决定而代代相传，不会改变；获得性耐药性由细菌和抗菌药物反复接触后，改变自身代谢途径，使抗菌药物无法杀灭细菌。当细菌对某种抗菌药物产生耐药性后，对其他同类或不同类抗菌药物也同样耐药时，称为交叉耐药性。细菌对多种抗菌药物均耐药的称为多重耐药性。目前，细菌耐药性已成为影响抗菌药疗效的严重问题，给感染性疾病的治疗带来极大困难。细菌耐药性产生的机制主要有以下几种方式：

1. 产生灭活酶　细菌产生改变药物化学结构的酶，如水解酶和钝化酶等，使药物失去抗菌作用。水解酶如 β-内酰胺酶，可水解青霉素和头孢菌素；钝化酶如乙酰化酶，可改变氨基糖苷类抗菌药的结构，使其失去抗菌活性。

2. 降低细菌胞浆膜通透性　细菌可通过多种方式阻止抗菌药物透过胞浆膜进入菌体内而产生耐药性，如铜绿假单胞菌可改变胞壁、胞膜非特异性的功能，使广谱青霉素类、头孢菌素类产生耐药性；耐喹诺酮类细菌即通过基因突变，使喹诺酮进入菌体的特异性通道蛋白表达减少，阻止喹诺酮类药物进入菌体，从而导致药物失去抗菌活性。

3. 细菌改变药物作用的靶位　靶位是指抗菌药物影响细菌生化代谢过程的作用部位。细菌通过改变靶位蛋白的结构，降低与抗菌药的亲和力，使抗菌药物不能与其结合，如利福霉素类耐药菌株，就是通过改变抗生素作用靶位 RNA 多聚酶的 β 亚基结构而产生耐药性；细菌与抗生素接触之后产生一种新的原来敏感菌没有的靶蛋白，使抗生素不能与新的靶蛋白结合，产生高度耐药；通过增加靶蛋白数量，使未结合的靶位蛋白仍能维持细菌的正常结构和功能。

4. 药物主动外排系统活性增强　由于外排系统的作用，使菌体内抗菌药物浓度降低而产生耐药性。通常受外排系统影响的药物有 β-内酰胺类、喹诺酮类和大环内酯类等。

5. 细菌改变自身代谢途径　细菌通过改变自身代谢途径而改变对营养物质的需要，如对耐磺胺类药的菌株，可直接利用外源性叶酸或产生较多的磺胺药拮抗物对氨基苯甲酸而使磺胺药失去抗菌活性。

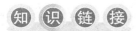

第四节 抗菌药物合理应用的基本原则

细菌是导致感染性疾病最常见的病原微生物，因此，抗菌药是临床应用最为广泛的药物之一。抗菌药物的出现和应用，使很多感染性疾病得以治愈，但随着抗菌药物的广泛应用，不合理用药、滥用药物等现象的发生，导致药物不良反应发生率增加，耐药菌株增多，这为感染性疾病的治疗带来了极大困难。因此，临床必须重视抗菌药物的合理应用，正确使用抗菌药物，减少不良反应，延缓细菌耐药性的产生。

一、合理选用抗菌药物

不同的致病菌对药物的敏感性不同，各种抗菌药均有特定的抗菌谱与适应证，要根据临床诊断、细菌学检查、体外药敏试验、药物的药效学及药动学特点，选择有效的抗菌药物。

细菌学诊断是合理选药的基础，因此，应尽早从患者的感染部位、血液、尿液、痰液等标本里培养分离致病菌，并进行体外药物敏感试验。

抗菌药物在体内要发挥抑菌或杀菌作用，还需在靶器官或组织内达到有效浓度，因此，在临床选择抗菌药物时还需考虑药物的药代动力学特点，如防治流行性脑脊髓膜炎选择抗菌药物要考虑药物的血脑屏障通过率，在脑脊液中的浓度。

二、防止不合理应用

抗菌药物使用应注意选择合适的剂量、给药途径和疗程，避免不必要的联合用药等。临床多数病例使用抗菌药物剂量偏小，导致疗效降低，且易产生耐药性。抗菌药物还应注意根据感染部位、病情轻重选择合适的给药途径。抗菌药物的疗程一般应用至体温正常，症状缓解后 3 天即可，疗程太短不能有效控制感染，疗程过长易导致不良反应如菌群失调等发生率增多，治疗费用增加。

三、注意患者因素

临床选药应依据患者的年龄、性别、生理、病理、免疫、肝肾功能、患者的经济承受能力等不同情况，制定合理的用药方案。女性患者在妊娠、哺乳期要避免使用致畸和影响婴幼儿生长发育的药物；新生儿肝肾功能尚未发育完全、老年患者肝肾功能减退，要减少或避免使用对肝肾有损害作用的药物，或减少给药剂量，延长给药间隔时间；肝肾功能不全的患者，既要考虑药物对肝肾的损害，又要避免药物蓄积中毒。同时选药时还应考虑药物经济学原则，确定合理费用－效应比，减轻患者的经济负担。

四、严格控制预防用药

目前抗菌药物的预防性用药存在明显滥用现象，易导致耐药菌发生或产生不良反应，因此，应严格控制抗菌药的预防性应用。预防性使用抗菌药物仅限于临床实践证明有效的以下情况：

1. 预防结肠或直肠术后的多种需氧与厌氧菌感染。

2. 复杂的外伤、战伤、闭塞性脉管炎患者需进行截肢术等时，可用青霉素防止气性坏疽的发生。

3. 青霉素或氨苄西林可用于风湿性心脏病、先天性心脏病、冠状动脉硬化性心脏病患者进行口腔、尿路、心脏手术（人工瓣膜置换术）之前。

4. 风湿性心脏病患者及链球菌所致咽峡炎或风湿热的儿童及成人，苄星青霉素或普鲁卡因青霉素可用以防止风湿热发作。

5. 密切接触流行性脑膜炎、结核病、白喉的人群，可采用相应药物预防接触性感染。对不明原因的发热或单纯病毒性感染，一般不宜应用抗菌药。

五、抗菌药的联合应用

（一）联合用药的目的

发挥药物间的协同作用而提高疗效，降低毒性反应，延迟或减少耐药性的发生。临床多数细菌感染性疾病仅用一种抗菌药就可控制，联合用药需掌握使用指征，仅适用于少数情况。

（二）联合用药的方案

抗菌药根据其作用性质可分为四类：一类为繁殖期杀菌药，如青霉素类、头孢菌素类抗生素等；二类为静止期杀菌药，如氨基糖苷类、多黏菌素类抗生素等；三类为快效抑菌药，如四环素类、大环内酯类抗生素等；四类为慢效抑菌药，如磺胺药等。各类抗菌药物联合应用的效果为：

1.一类和二类合用常可获得增强作用，如青霉素和庆大霉素联用治疗溶血性链球菌性心内膜炎。

2.一类与三类合用可产生拮抗作用而降低抗菌活性，不宜联用。

3.四类和一类合用，不会影响一类抗菌药的作用，可能有时还能产生增强作用，如青霉素与磺胺嘧啶合用治疗流行性脑脊髓膜炎时可提高疗效。

4.二类与三类合用、三类与四类合用也均可使抗菌作用增强。

（三）联合用药的指征

1.病因未明的严重感染。

2.单一抗菌药物不易控制的混合感染或严重感染，如感染性心内膜炎或败血症等。

3.长期用药易致细菌产生耐药性的慢性感染，如结核病。

4.抗菌药物不易渗入的特殊部位感染，如脑膜炎、关节炎。

5.为增强疗效或减少不良反应的必要联合等。

复习思考题

1.抑菌药与杀菌药有何不同？

2.何谓抗生素后效应？

3.抗菌药物的作用机制有哪些？

扫一扫，知答案

扫一扫，看课件

第三十二章

β-内酰胺类抗生素

【学习目标】

掌握：β-内酰胺类抗生素的分类及各类常用药物名称；青霉素、头孢菌素类的药理作用、临床应用、不良反应及防治措施。

熟悉：半合成青霉素的作用特点。

了解：其他 β-内酰胺类抗生素的抗菌特点。

β-内酰胺类抗生素是指其化学结构中含有 β-内酰胺环的一类抗生素，包括青霉素类、头孢菌素类及其他 β-内酰胺类（图 32-1）。该类抗生素具有疗效好、毒性低等特点，临床应用广泛。

β-内酰胺类抗生素的作用机制是通过 β-内酰胺环与细菌胞浆膜上的青霉素结合蛋白（penicillin binding proteins，PBPs）结合，抑制转肽酶的活性，阻碍黏肽合成，使细菌细胞壁缺损，菌体膨胀裂解而死亡。

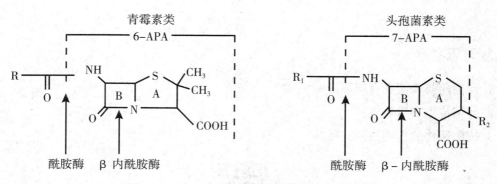

图 32-1　β-内酰胺类抗生素的基本化学结构

第一节 青霉素类

青霉素类的基本结构是由母核6-氨基青霉烷酸（6-aminopenicillinic acid，6-APA）和侧链组成（图32-1）。抗菌活性的重要成分是母核中的 β－内酰胺环，β－内酰胺环一旦被破坏，药物的抗菌活性随即消失；药物的抗菌谱和药理特性主要与侧链有关，改变侧链即可得到半合成青霉素类药物。本类药物按其来源不同，分为天然青霉素和半合成青霉素两类。

一、天然青霉素类

青霉素 G（penicillin G，苄青霉素）

青霉素是从青霉菌培养液中提取得到的，以青霉素 G 性质稳定，含量高，作用强，最为常用，临床常用其钠盐或钾盐，易溶于水，但水溶液不稳定，在室温中放置24小时即可分解失效，且其降解产物具有抗原性，故临床使用时应临时配制。青霉素易被酸、碱、醇、氧化剂、重金属及青霉素酶（β－内酰胺酶）所破坏。

【体内过程】不耐酸，口服易被胃酸及消化酶破坏，故不宜口服；肌内注射吸收迅速且完全，约30分钟血药浓度达峰值。$t_{1/2}$ 0.5～1小时。有效血药浓度可维持4～6小时。广泛分布于细胞外液，因药物脂溶性低故不易通过血脑屏障，但脑膜炎时，透入量增加，脑脊液中可达有效浓度。约90%由肾小管分泌排出，10%由肾小球滤过。

【抗菌作用】青霉素主要用于大多数革兰阳性菌、革兰阴性球菌、螺旋体和放线菌感染。敏感菌主要包括溶血性链球菌、肺炎链球菌、草绿色链球菌、脑膜炎奈瑟菌、白喉棒状杆菌、炭疽芽孢杆菌及不产酶的金黄色葡萄球菌和表皮葡萄球菌；厌氧菌中的产气荚膜芽胞梭菌、破伤风芽胞梭菌等；脑膜炎奈瑟菌和淋病奈瑟菌；梅毒螺旋体、钩端螺旋体及放线菌等。对阿米巴原虫、立克次体、真菌、病毒无效。

【抗菌特点】青霉素的主要抗菌特点有：①属于繁殖期杀菌药，由于细菌在繁殖期需要合成大量的细胞壁黏肽，故青霉素对繁殖期细菌作用强，对静止期细菌作用弱；②对革兰阳性菌作用强（黏肽含量多），对革兰阴性菌作用弱；③对人和动物毒性小，因哺乳动物细胞无细胞壁；④青霉素降解产物具有抗原性，使用前要先做皮肤过敏试验。

【耐药性】青霉素耐药的主要机制是细菌可产生破坏 β－内酰胺环的青霉素酶（β－内酰胺酶），使青霉素的 β－内酰胺环裂解而失去抗菌活性。多数细菌如金黄色葡萄球菌等对青霉素可产生耐药性。

【临床应用】青霉素类抗生素因其高效、低毒、价廉等优点，目前仍是治疗敏感菌感染的首选药。

1. 革兰阳性球菌感染　①肺炎链球菌感染，如肺炎球菌肺炎、急性支气管炎、支气管肺炎、脓胸等；②溶血性链球菌感染，如化脓性扁桃体炎、中耳炎、丹毒、猩红热、蜂窝组织炎等；③草绿色链球菌引起的感染性心内膜炎；④金黄色葡萄球菌感染，如败血症、疖、痈、脓肿等，但目前金葡菌感染耐药现象比较严重。

2. 革兰阳性杆菌感染　如破伤风杆菌、气性坏疽杆菌、白喉杆菌等感染，治疗时应注意配合相应的抗毒素。

3. 革兰阴性球菌感染　淋病奈瑟菌引起的淋病和脑膜炎奈瑟菌引起的流行性脑脊髓膜炎亦可选用。

4. 其他　如螺旋体感染，治疗梅毒螺旋体应大剂量应用，治疗钩端螺旋体病须早期应用。治疗放线菌病宜大剂量、长疗程。

【不良反应及防治措施】

1. 变态反应　为青霉素最常见的不良反应。可出现各种类型轻重不等的变态反应，轻者如药疹、药热、血清病样反应等，停药后可消失，严重者出现过敏性休克，若抢救不及时，可死于呼吸困难和循环衰竭，死亡率高达 0.1/ 万。变态反应多为青霉素的降解产物青霉噻唑蛋白、青霉烯酸等所致，大多在用药后立即发生，一般不超过 30 分钟。变态反应的发生与药物剂量无关。

为防止过敏性休克的发生，应用青霉素时应采取以下防治措施：①详细询问患者的药物过敏史，对青霉素过敏者禁用；有其他药物过敏史者应慎用。②皮肤过敏试验：凡初次应用、用药间隔 72 小时以上、用药过程中更换不同厂家或批号者均需作皮肤过敏试验（皮试）；皮试阳性者应禁用；皮试阴性者注射药物后也偶可发生过敏性休克，故注射后须观察 30 分钟，无反应者方可离去。③避免空腹给药，避免滥用和局部用药。④一旦发生过敏性休克，必须立即抢救，可皮下或肌内注射 0.1% 肾上腺素 0.5 ～ 1mL，严重者可稀释后静脉注射或静脉滴注；必要时可加用糖皮质激素类药物、H_1 受体阻断药，以增强疗效；喉头水肿、呼吸困难者给予吸氧或人工呼吸，必要时作气管切开。

2. 青霉素脑病　静脉快速滴注大剂量青霉素时，可引起青霉素脑病，出现肌肉痉挛、抽搐、昏迷等反应，偶可引起精神失常。

3. 赫氏反应　是指青霉素在用于治疗梅毒、钩端螺旋体、鼠咬热或炭疽感染时会出现症状加重的现象。一般发生于开始治疗后的 6 ～ 8 小时，12 ～ 24 小时后消失，表现为寒战、发热、咽痛、肌肉酸痛、心跳加快等，可能是由大量病原体被杀死后释放出的某种物质引起的。

4. 其他　肌内注射时可出现局部红肿、疼痛、硬结，甚至引起周围神经炎，钾盐尤甚；大剂量静脉给予青霉素钾盐和钠盐时，尤其存在肾功能不全或心功能不全时，可引起高钾、高钠血症。

二、半合成青霉素类

天然青霉素具有杀菌力强、毒性低等优点，但是也存在抗菌谱窄、不耐酸（胃酸）、不耐酶（β - 内酰胺酶）等缺点，因此，在青霉素母核 6-APA 上引入不同侧链，分别得到具有耐酸、耐酶、广谱、抗铜绿假单胞菌、抗革兰阴性菌等特点的半合成青霉素。其抗菌机制、不良反应与天然青霉素相同，并与天然青霉素具有交叉过敏反应，有青霉素过敏史不用半合成青霉素类抗生素，注射用半合成青霉素用药前需做皮肤过敏试验。

1. 耐酸青霉素类　以青霉素 V（penicillin V）为代表。抗菌谱与青霉素相似，耐酸，口服吸收好，不耐酶，耐药菌感染无效。因其抗菌活性弱仅用于轻度敏感菌感染、恢复期的巩固治疗和防止感染复发的预防用药。

2. 耐酶青霉素类　主要有苯唑西林（oxacillin，新青霉素 Ⅱ）、甲氧西林（methicillin，新青霉素 Ⅰ）、氯唑西林（cloxacillin，邻氯青霉素）、双氯西林（dicloxacillin，双氯青霉素）和氟氯西林（flucloxacillin）等。本类药物的特点是：①对革兰阳性菌作用不如青霉素，对革兰阴性菌无效；②耐酸，可口服；③不易通过血脑屏障；④耐酶，对产青霉素酶的耐药金黄色葡萄球菌有效。目前主要用于耐青霉素的金黄色葡萄球菌感染，如肺炎、心内膜炎、败血症等。

3. 广谱青霉素类　主要有氨苄西林（ampicillin，氨苄青霉素）、阿莫西林（amoxicillin，羟氨苄青霉素）等。本类药物的特点是：①抗菌谱广，对革兰阳性菌、革兰阴性菌均有杀灭作用，但对铜绿假单胞菌无效；②耐酸，可口服；③不耐酶，对青霉素耐药的金黄色葡萄球菌感染无效。主要用于敏感菌所致的伤寒、副伤寒、呼吸道、泌尿道和胆道感染等。阿莫西林对幽门螺杆菌有效，常用于配合治疗慢性胃炎、消化道溃疡等疾病。

4. 抗铜绿假单胞菌青霉素类　包括羧苄西林（carbenicillin，羧苄青霉素）、磺苄西林（sulbenicillin，磺苄青霉素）、替卡西林（ticarcillin，羧噻吩青霉素）、呋苄西林（furbenicillin，呋苄青霉素）、哌拉西林（piperacillin，氧哌嗪青霉素）、阿洛西林（azlocillin）、美洛西林（mezlocillin）等。本类药物的特点是：①抗菌谱广，对革兰阳性和革兰阴性菌均有作用，对铜绿假单胞菌作用强；②不耐酸，均需注射给药；③不耐酶，对耐青霉素的金黄色葡萄球菌无效。主要用于铜绿假单胞菌、奇异变形杆菌、大肠埃希菌及其他肠杆菌引起的感染，如腹腔感染、泌尿道感染、肺部感染及败血症等。

5. 抗革兰阴性菌青霉素类　包括美西林（mecillinam）、匹美西林（pivmecillinam）、替莫西林（temocillin）等。本类药物的作用特点是对革兰阴性菌产生的 β - 内酰胺酶稳定，主要用于革兰阴性菌所致的泌尿道感染、软组织感染等。

第二节　头孢菌素类

头孢菌素类抗生素是由母核 7-氨基头孢烷酸（7-ACA）通过连接不同侧链而得的半合成广谱抗生素。其化学结构中含有与青霉素相同的 β-内酰胺环（图 32-1）。

【抗菌作用】本类药物具有抗菌谱广、杀菌力强、对 β-内酰胺酶稳定、变态反应少等优点。目前临床应用的头孢菌素类药物可分为四代（表 32-1）。

细菌对头孢菌素可产生耐药性，耐药机制同青霉素类。

表 32-1　头孢菌素类药物作用特点及临床用途比较

名称	作用特点	临床应用
第一代 头孢噻吩（cefalotin，先锋霉素Ⅰ） 头孢氨苄（cefalexin，先锋霉素Ⅳ） 头孢唑啉（cefazolin，先锋霉素Ⅴ） 头孢拉定（cefradine，先锋霉素Ⅵ） 头孢羟氨苄（cefadroxil）	①革兰阳性菌（包括耐青霉素的金黄色葡萄球菌）作用强，对革兰阴性菌作用弱，对铜绿假单胞菌无效；②对 β-内酰胺酶稳定，但不及第二、三、四代；③肾毒性较第二、三、四代大	主要用于革兰阳性菌及耐青霉素的金黄色葡萄球菌引起的呼吸道、泌尿道及皮肤软组织感染
第二代 头孢孟多（cefamandole，头孢羟唑） 头孢呋辛（cefuroxime，西力欣） 头孢克洛（cefaclor，头孢氯氨苄） 头孢替安（cefotiam） 头孢尼西（cefonicid） 头孢雷特（ceforanide）	①革兰阳性菌作用较第一代稍差，对革兰阴性菌作用较第一代强，部分药物对厌氧菌有效，但对铜绿假单胞菌无效；② β-内酰胺酶比较稳定，但不及第三、四代；③肾毒性较第一代小	主要用于敏感菌所致的呼吸道、胆道、皮肤等软组织感染、妇产科感染、泌尿道及耐青霉素的淋病奈瑟菌感染
第三代 头孢噻肟（cefotaxime） 头孢曲松（ceftriaxone，菌必治） 头孢他定（ceftazidime，复达欣） 头孢哌酮（cefoperazone，先锋必素） 头孢唑肟（ceftizoxime） 头孢克肟（cefixime）	①对厌氧菌及革兰阴性菌作用较强（包括铜绿假单胞菌），对革兰阳性菌作用不及第一、二代；②多种 β-内酰胺酶更稳定；③对肾脏基本无毒性	主要用于严重耐药革兰阴性杆菌感染及兼有厌氧菌或革兰阳性菌的混合感染
第四代 头孢匹罗（cefpirome） 头孢吡肟（cefepime） 头孢利定（cefelidin）	①抗菌谱和抗菌活性与第三代相似，但对葡萄球菌属等革兰阳性球菌的作用增强；②对 β-内酰胺酶高度稳定；③无肾毒性；④药物 $t_{1/2}$ 趋向延长	主要用于对第三代耐药的细菌感染

【不良反应与注意事项】

1.变态反应 可出现药热、皮疹、荨麻疹等，严重者可发生过敏性休克，但发生率较青霉素低，5%～10%与青霉素有交叉过敏现象，故对青霉素过敏者慎用或禁用，注射用头孢菌素类抗生素用药前需做皮试，并密切观察，及时处置。

2.肾毒性 第一代头孢菌素类药物肾毒性较明显，大剂量应用可损害肾近曲小管细胞，出现肾毒性，表现为蛋白尿、血尿、血中尿素氮升高，甚至肾衰竭。避免与其他有肾毒性的药物（如氨基糖苷类抗生素、强效利尿药等）联用，肾功能不全者禁用。第二代头孢菌素类药物肾毒性较第一代明显减轻，第三代、第四代头孢菌素类药物基本无肾毒性。

3.胃肠道反应 可引起恶心、呕吐、食欲不振等胃肠道反应。

4.菌群失调症 长期应用第三、四代头孢菌素类药物可引起肠道菌群失调，导致二重感染，如肠球菌、铜绿假单胞菌和念珠菌的增殖现象。

5.其他 长期大量应用头孢哌酮、头孢孟多可致低凝血酶原血症，与抗凝药、水杨酸制剂等合用时，可致出血倾向，可用维生素 K 防治；肌内注射局部有疼痛、硬结等，静脉注射时可见静脉炎；与乙醇同时应用可产生"醉酒样"反应，故用本类药物期间或停药3 天内应忌酒。

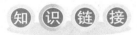

双硫仑反应

双硫仑反应又称"醉酒样"反应，是指服用某些药物后若饮酒，会出现面部潮红、眼结膜充血、视觉模糊、头颈部血管剧烈搏动、头痛头晕、恶心呕吐、出汗、口干、胸痛，甚至引起急性心衰、呼吸困难、惊厥及死亡等反应。

双硫仑（disulfiram）是一种戒酒药物，服用该药后即使饮用少量的酒，身体也会产生严重不适，从而达到戒酒的目的。乙醇（酒精）进入体内后，先在肝脏经乙醇脱氢酶作用转化为乙醛，乙醛再经乙醛脱氢酶作用转化为乙酸，乙酸进入枸橼酸循环，最后转变为水和二氧化碳排出。双硫仑的作用是抑制乙醛脱氢酶，使乙醛不能氧化为乙酸，致使乙醛在体内蓄积而引起醉酒样反应。

能引起双硫仑反应的药物有头孢菌素类药物、硝基咪唑类药物和其他抗菌药如呋喃唑酮（痢特灵）、氯霉素、酮康唑等。

第三节 其他 β- 内酰胺类

包括碳青霉烯类、头霉素类、氧头孢烯类、单环 β-内酰胺类和 β-内酰胺酶抑制药。

一、碳青霉烯类

主要包括亚胺培南（imipenem，亚胺硫霉素）、美罗培南、法罗培南等。碳青霉烯类抗菌药的化学结构与青霉素相似，具有广谱、高效、耐酶、低毒等特点。该类药物可由特殊的外膜通道快速进入靶位，有强大的杀菌作用，作用机制与青霉素相似。亚胺培南在体内可被肾脱氢肽酶灭活而失效，故临床常与肾脱氢肽酶抑制剂西司他丁（cilastatin）1∶1组成复方注射剂，称为泰能，用于多重耐药菌引起的严重感染、医院内感染、严重需氧菌与厌氧菌混合感染。常见不良反应有恶心、呕吐、药疹、静脉炎、一过性转氨酶升高，大剂量应用可致惊厥、意识障碍等中枢神经系统反应及肾损害。美罗培南对肾脱氢肽酶稳定，不需组成复方使用。

二、头霉素类

主要包括头霉素（cephamycin）、头孢西丁（cefoxitin）等，目前临床广泛应用的是头孢西丁。本类药物化学结构与头孢菌素类相似，抗菌谱与抗菌活性与第二代头孢相似，但对 β-内酰胺酶的稳定性较头孢菌素类高，对厌氧菌有效，对耐青霉素的金黄色葡萄球菌及头孢菌素的耐药菌有较强活性。临床主要用于厌氧菌和需氧菌所致的盆腔、腹腔及妇科的混合感染。不良反应有皮疹、静脉炎、蛋白尿、嗜酸性粒细胞增多等。

三、氧头孢烯类

主要包括拉氧头孢（latamoxef）和氟氧头孢（flomoxef）。本类药物为广谱抗菌药，抗菌谱与抗菌活性与第三代头孢相似，对革兰阳性球菌、革兰阴性杆菌、厌氧菌和脆弱类杆菌均有较强的抗菌活性，对 β-内酰胺酶极敏感，体内分布广泛。临床主要用于敏感菌所致的泌尿道、呼吸道、胆道、妇科感染及脑膜炎、败血症。不良反应以皮疹多见，偶见低凝血酶原血症和出血症状，可用维生素 K 预防。忌与呋塞米合用，以免增加肾毒性。

四、单环 β-内酰胺类

主要包括氨曲南（aztreonam）、卡芦莫南（carumonan）等。此类药物抗菌谱窄，主要对革兰阴性菌如大肠埃希菌、肺炎克雷伯菌、流感嗜血杆菌、铜绿假单胞菌、淋病奈瑟菌等具有强大抗菌活性，对革兰阳性菌和厌氧菌作用差，体内分布广泛，具有耐酶、低毒、与青霉素、头孢菌素无交叉过敏反应等优点，故可用于青霉素过敏的患者。临床常用于革兰阴性杆菌所致的下呼吸道、尿路、软组织感染及脑膜炎、败血症等，尤其是常用药物耐药菌株所致的各种感染。不良反应少而轻，主要为皮疹、转氨酶升高、胃肠道不适等。

五、β－内酰胺酶抑制药

主要包括克拉维酸（clavulanic acid，棒酸）、舒巴坦（sulbactam，青霉烷砜）、他唑巴坦（tazobactam，三唑巴坦）等。此类药物本身没有或只有很弱的抗菌活性，但能与其他 β－内酰胺类联合应用，通过抑制 β－内酰胺酶而发挥增效作用。对 β－内酰胺酶不稳定的青霉素类和头孢菌素类与本类药物配伍，可扩大抗菌谱，增强抗菌作用。临床应用的 β－内酰胺类与酶抑制药的复方制剂有：氨苄西林－舒巴坦（sultamicillin，舒它西林）、阿莫西林/克拉维酸钾（augmentin，奥格门汀）、哌拉西林－他唑巴坦（tazocin，特治星）等。

复习思考题

1. 为什么革兰阴性杆菌对青霉素不敏感？青霉素的主要不良反应是什么？如何防治？
2. 请分别举例说明半合成青霉素类与天然青霉素相比有何优点？
3. 头孢菌素类与青霉素类抗生素相比，有哪些优点？头孢菌素类主要有哪些不良反应？

扫一扫，知答案

常用制剂及其用法

青霉素 G 钠盐或钾盐　注射剂：40 万 U、80 万 U、100 万 U。临用前配成溶液，一般 40 万～80 万 U/次，2 次/d，肌内注射；小儿 2.5 万～5 万 U/（kg·d），分 2～4 次肌内注射。严重感染 4 次/d 肌内注射或静脉给药，静脉滴注时，160 万～400 万 U/d；小儿 5 万～20 万 U/（kg·d）。

青霉素 V　片剂：0.25g（相当于 40 万 U）。口服，0.5g/次，小儿 0.25g/次，3～4 次/d。

苯唑西林钠　胶囊剂：0.25g。0.5～1g/次，4～6 次/d；小儿 50～100mg/（kg·d），

分 4 ～ 6 次服。宜在饭前 1h 或饭后 2h 服用，以免食物影响其吸收。注射剂：0.5g、1g。肌内注射 1g/ 次，3 ～ 4 次 /d；或 1 ～ 2g/ 次溶于 100mL 输液内静脉滴注 0.5 ～ 1h，3 ～ 4 次 /d；小儿 50 ～ 100mg/（kg·d），分 3 ～ 4 次静脉滴注。

氯唑西林钠　胶囊剂：0.25g。口服，0.25 ～ 0.5g/ 次，2 ～ 3 次 /d；小儿 30 ～ 60mg/（kg·d），分 2 ～ 4 次服。注射剂：0.25g、0.5g。肌内注射或静脉滴注，0.5 ～ 1g/ 次，3 ～ 4 次 /d。

双氯西林钠　片剂：口服，0.25g。0.25 ～ 0.5g/ 次，4 次 /d；小儿 30 ～ 50mg/（kg·d），分 4 ～ 6 次服。

氟氯西林钠　胶囊剂：口服，0.125g、0.25g。口服，0.125g/ 次，4 次 /d；或 0.5 ～ 1.0g/ 次，3 次 /d。

氨苄西林钠　片剂：0.25g。0.25 ～ 0.5g/ 次，4 次 /d；小儿 50 ～ 80mg/（kg·d），分 4 次服。注射剂：0.5g、1g。肌内注射，0.5 ～ 1g/ 次，4 次 /d；或 1 ～ 2g/ 次溶于 100mL 输液中滴注，3 ～ 4 次 /d，必要时 1 次 /4h。小儿 100 ～ 150mg/（kg·d），分次给予。

阿莫西林钠　胶囊剂：0.25g。口服，0.5 ～ 1g/ 次，3 ～ 4 次 /d；小儿 50 ～ 100mg/（kg·d），分 3 ～ 4 次服。片剂的剂量、用法同胶囊剂。

羧苄西林钠　注射剂：0.5g、1g。肌内注射，1g/ 次，4 次 /d。严重铜绿假单胞菌感染时，静脉注射，10 ～ 20g/d。小儿 100mg/（kg·d），分 4 次肌内注射或 100 ～ 400mg/（kg·d）静脉注射。

磺苄西林钠　注射剂：1g、2g。4 ～ 8g/d，分 4 次肌内注射或静脉注射，亦可静脉滴注。肌内注射时需加利多卡因 3ml 以减轻疼痛。小儿 40 ～ 160mg/（kg·d），分 4 次注射。

替卡西林钠　注射剂：0.5g、1g。肌内注射或静脉注射，剂量同羧苄西林。

呋苄西林钠　注射剂：0.5g。4 ～ 8g/d，小儿 50 ～ 150mg/（kg·d），分 4 次静脉注射或静脉滴注。

哌拉西林钠　注射剂：1g、2g。4 ～ 5g/d，小儿 80 ～ 100mg/（kg·d），分 3 ～ 4 次肌内注射。8 ～ 16g/d，小儿 100 ～ 300mg/（kg·d），分 3 ～ 4 次静脉注射或静脉滴注。

阿洛西林钠　粉针剂：2g、3g、4g。150 ～ 200mg/（kg·d），重症感染 200 ～ 300mg/（kg·d），小儿 50 ～ 150mg/（kg·d），分 4 次肌内注射、静脉注射或静脉滴注。

美洛西林钠　粉针剂：1g。50 ～ 100mg/（kg·d）或 3g/ 次，4 次 /d；重症感染 50 ～ 100mg/（kg·d）或 3g/ 次，6 次 /d，肌内注射、静脉注射或静脉滴注。

美西林钠　注射剂：0.5g、1g。1.6 ～ 2.4g/d，小儿 30 ～ 50mg/（kg·d），分 4 次静脉注射或肌内注射。

匹美西林　片剂或胶囊剂：0.25g。口服，轻症：0.25g/ 次，2 次 /d，必要时可用 4 次，重症加倍。

替莫西林钠　注射剂：0.5g、1g。0.5 ~ 2g/ 次，2 次 /d，肌内注射，为减轻疼痛，可用 0.25% ~ 0.5% 利多卡因注射液作溶剂。

头孢噻吩钠　注射剂：0.5g、1g。肌内注射或静脉注射，0.5 ~ 1g/ 次，4 次 /d。严重感染时，2 ~ 6g/d，分 2 ~ 3 次稀释后静脉滴注。

头孢氨苄　片剂或胶囊剂：0.25g。1 ~ 2g/d，分 3 ~ 4 次服；小儿 25 ~ 50mg/（kg·d），分 3 ~ 4 次服。

头孢唑啉钠　注射剂：0.5g。肌内注射或静脉注射，0.5 ~ 1g/ 次，3 ~ 4 次 /d。小儿 20 ~ 40mg/（kg·d），分 3 ~ 4 次给药。

头孢拉定　胶囊剂：0.25g、0.5g。1 ~ 2g/d，分 4 次服。小儿 25 ~ 50mg/（kg·d），分 3 ~ 4 次服。注射剂：0.5g、1g。2 ~ 4g/d，分 4 次肌内注射、静脉注射或静脉滴注；小儿 50 ~ 100mg/（kg·d），分 4 次注射。

头孢羟氨苄　胶囊剂：0.125g、0.25g。口服，1g/ 次，2 次 /d；小儿 30 ~ 60mg/（kg·d），分 2 ~ 3 次服。

头孢孟多　注射剂：0.5g、1g、2g。2 ~ 6g/d，小儿 50 ~ 100mg/（kg·d），分 3 ~ 4 次肌内注射。严重感染时 8 ~ 12g/d，小儿 100 ~ 200mg/（kg·d），分 2 ~ 4 次静脉注射或静脉滴注。

头孢呋辛钠　注射剂：0.25g、0.5g、0.75g、1.5g。肌内注射，0.75g/ 次，3 次 /d。小儿 30 ~ 60mg/（kg·d），分 3 ~ 4 次肌内注射。严重感染时 4.5 ~ 6g/d，小儿 50 ~ 100mg/（kg·d），分 2 ~ 4 次，静脉注射。

头孢克洛　胶囊剂：0.25g。2 ~ 4g/d，分 4 次服；小儿 20mg/（kg·d），分 3 次服。

头孢噻肟钠　注射剂：0.5g、1g。2 ~ 6g/d，小儿 50 ~ 100mg/（kg·d），分 3 ~ 4 次，肌内注射。2 ~ 8g/d，小儿 50 ~ 150mg/（kg·d），分 2 ~ 4 次静脉注射。

头孢曲松钠　注射剂：0.5g、1g。1g/ 次，1 次 /d，溶于 1% 利多卡因 3.5mL 中深部肌内注射，或 0.5 ~ 2g/d 溶于 0.9% 氯化钠注射液或 5% 葡萄糖注射液中静脉滴注，30min 内滴完。

头孢他定　注射剂：0.5g、1g、2g。0.5 ~ 2g/ 次，2 ~ 3 次 /d，小儿一次 25 ~ 50mg/kg，2 次 /d，静脉注射或肌内注射。静脉滴注时以 0.9% 氯化钠注射液 500mL 稀释后 30min 滴完，肌内注射一般溶于 1% 利多卡因 0.5mL，深部注射。

头孢哌酮钠　注射剂：0.5g、1g、2g。肌内注射、静脉注射或静脉滴注，2 ~ 4g/d，小儿 50 ~ 150mg/（kg·d）。严重感染时，6 ~ 8g/d，分 2 ~ 3 次肌内注射或静脉注射。

头孢吡肟注射剂　肌内注射或静脉滴注，1 ~ 2g/ 次，2 次 /d。

头孢匹罗注射剂　5g，肌内注射或静脉滴注，1 ~ 2g/ 次，1 ~ 2 次 /d。

头孢西丁钠　注射剂：1g。1 ~ 2g/ 次，3 ~ 4 次 /d，肌内注射或静脉注射。

亚胺培南－西司他丁钠　　注射剂：0.25g、0.5g、1g（以亚胺培南计量，其中含有等量的西司他丁钠）。肌内注射或静脉滴注，0.25～1g/次，2～4次/d。

氨曲南　　注射剂：0.5g、1g。1.5～6g/d，分3次肌内注射、静脉注射或静脉滴注，静脉滴注时加入0.9%氯化钠注射液100mL中，于30min内滴完。

拉氧头孢钠　　注射剂：0.25g、0.5g、1g。肌内注射、静脉注射或静脉滴注，0.5～1g/次，2次/d，重症加倍。小儿40～80mg/（kg·d），分2～4次，静脉注射或静脉滴注。

氟氧头孢钠　　注射剂：0.5g、1g、2g。1～2g/d，小儿60～80mg/（kg·d），分2次静脉注射或静脉滴注；重症4g/d，小儿150mg/(kg·d)，分2～4次静脉注射或静脉滴注。

舒它西林　　片剂：0.375g。0.375g/次，2～4次/d，饭前1h或饭后2h服。注射剂：0.75g、1.5g。肌内注射，0.75g/次，2～4次/d。静脉注射或静脉滴注，1.5g/次，2～4次/d。

奥格门汀　　片剂：0.375g、0.625g。口服，0.375～0.625g/次，3～4次/d。

第三十三章

大环内酯类、林可霉素类及多肽类抗生素

扫一扫，看课件

【学习目标】

掌握：大环内酯类抗生素的分类及常用药物名称；大环内酯类抗生素的抗菌作用、临床应用、不良反应。

熟悉：林可霉素类药物的抗菌作用、临床应用及不良反应。

了解：多肽类药物的抗菌作用、临床应用及不良反应。

第一节 大环内酯类抗生素

本类药物是由一个 14 ～ 16 元内酯环和连接在环上的糖基组成的抗生素。通过抑制菌体蛋白质合成，迅速发挥抑菌作用。本类药物之间有不完全交叉耐药性。包括天然大环内酯类和半合成大环内酯类两类。

天然大环内酯类是一些难溶于水的碱性药物，现耐药菌株增多，其作用特点有：①抗菌谱窄，主要作用于革兰阳性球菌、某些厌氧菌、军团菌、衣原体和支原体等；②对胃酸不稳定，口服生物利用度低，pH < 4 时几乎无抗菌活性；③血药浓度较低，组织（如肺、痰、皮下组织、胆汁、前列腺等）中浓度相对较高；④主要经胆汁排泄，对胆道感染效果好；⑤可通过胎盘屏障，不易通过血脑屏障。

一、天然大环内酯类

天然大环内酯类药物包括红霉素、乙酰螺旋霉素、麦迪霉素等，后两种因抗菌活性较弱，现临床已很少使用。

红霉素（erythromycin）

【体内过程】红霉素不耐酸，口服为避免其被胃酸破坏，常制成肠溶片、琥乙红霉素、依托红霉素等制剂。在体内分布广泛，胆汁中浓度为血药浓度的 30 倍。大部分药物在肝脏代谢，经胆汁排泄，可形成肝肠循环，少量以原形由肾排出，$t_{1/2}$ 约 2 小时。

【抗菌作用】红霉素系抑菌药，对革兰阳性菌如金黄色葡萄球菌、链球菌、肺炎球菌、白喉棒状杆菌等作用较强；对部分革兰阴性菌如脑膜炎奈瑟菌、淋病奈瑟菌、百日咳鲍特菌、流感嗜血杆菌、弯曲杆菌、军团菌也有强的抑制作用；对衣原体、肺炎支原体、立克次体、螺杆菌及某些螺旋体、除脆弱类杆菌和梭杆菌以外的厌氧菌等也有效。

【作用机制】本品可与细菌核糖体的 50S 亚基结合，阻碍细菌蛋白质合成。属于快效抑菌药。与 β-内酰胺类等繁殖期杀菌药合用，可产生拮抗作用。

【耐药性】细菌对红霉素易产生耐药性，连用一周即可产生耐药性，停药数月后可恢复。本品与其他大环内酯类抗生素之间有不完全交叉耐药性。

【临床应用】主要用于对青霉素过敏的替代用药或对青霉素耐药的革兰阳性菌如金黄色葡萄球菌、肺炎球菌和其他链球菌引起的感染；对支原体肺炎、军团菌肺炎、白喉带菌者、沙眼衣原体所致的婴儿肺炎和结膜炎、弯曲杆菌所致的肠炎或败血症等均有效；也可用于百日咳、厌氧菌和需氧菌引起的口腔感染。

【不良反应】

1.局部刺激　口服给药可出现恶心、呕吐、腹痛、腹泻等胃肠道反应；静脉给药可引起血栓性静脉炎，故静脉滴注速度宜慢。静脉给药只能用葡萄糖稀释，不能用生理盐水稀释。

2.肝毒性　以酯化红霉素最常见，主要表现为黄疸、胆汁淤积和转氨酶升高等，一般停药后可自行恢复。孕妇及慢性肝病患者不宜应用，婴幼儿慎用。用药期间注意监测肝功能。

3.变态反应　偶见药热、皮疹等。

二、半合成大环内酯类

本类药物的作用特点为：①耐酸，口服生物利用度高；②血药浓度高，组织渗透性好；③$t_{1/2}$ 较长，用药次数减少；④抗菌谱广，对革兰阴性菌抗菌活性增强；⑤对金黄色葡萄球菌、化脓性链球菌具有良好的抗菌后效应；⑥不良反应较天然品少。

罗红霉素（roxithromycin，罗希红霉素）

罗红霉素空腹服用吸收良好，血药浓度与组织浓度均较高，$t_{1/2}$12～14 小时。本品对肺炎支原体、衣原体作用较强，对革兰阳性菌和厌氧菌的作用与红霉素相近，对流感嗜血杆菌的作用较红霉素弱。临床主要用于敏感菌所致的呼吸道、泌尿生殖系统、皮肤软组织及耳鼻咽喉部位的感染。不良反应以胃肠道反应为主，偶见皮疹、皮肤瘙痒、头痛、头昏等。

阿奇霉素（azithromycin）

阿奇霉素口服吸收迅速，生物利用度较高。$t_{1/2}$ 长达 35～48 小时。耐酸，口服吸收迅速。体内分布广泛，组织中浓度高于血药浓度。抗菌活性强，抗菌谱较红霉素广，增加了对革兰阴性菌的抗菌作用。对流感嗜血杆菌、淋病奈瑟菌、肺炎支原体、军团菌及卡他莫拉菌作用增强。与红霉素有交叉耐药性。临床主要用于敏感菌所致的支气管炎、肺炎、扁桃体炎、咽炎、皮肤及软组织感染、沙眼等。不良反应主要为轻微胃肠道反应，偶见肝功能异常及白细胞减少。肝功能不全、孕妇和哺乳期妇女慎用，对大环内酯类过敏者禁用。

克拉霉素（clarithromycin）

克拉霉素口服吸收迅速而完全，广泛分布于组织中，主要经肾排泄，$t_{1/2}$3.5～4.9 小时。抗菌活性强于红霉素。本品对革兰阳性菌、嗜肺军团菌、肺炎衣原体的作用强大，对沙眼衣原体、肺炎支原体、流感嗜血杆菌及厌氧菌的作用也较红霉素强。主要用于呼吸道感染、泌尿生殖系统感染及皮肤软组织感染。不良反应轻，主要为胃肠道反应，偶见头痛、皮疹及皮肤瘙痒等。

第二节　林可霉素类抗生素

主要包括林可霉素（lincomycin，洁霉素）和克林霉素（clindamycin，氯洁霉素）。林可霉素由链丝菌产生，克林霉素是林可霉素的半合成品。二者吸收后分布广泛，在大多数组织中可达有效浓度，但不能通过血脑屏障，在肝代谢，经胆汁和肾排泄。因克林霉素较林可霉素口服吸收好，抗菌作用强，且毒性低，故临床常用。

【抗菌作用】二者抗菌谱相同，对葡萄球菌、各型链球菌、肺炎球菌等革兰阳性球菌及厌氧菌具有强大抗菌作用，对白喉杆菌、产气荚膜杆菌、人型支原体和沙眼衣原体、多数放线菌也有抑制作用，革兰阴性菌对本类耐药。

【作用机制】本类药物能与细菌核糖体 50S 亚基结合，阻止肽链延伸，抑制蛋白质合成。因与红霉素、氯霉素竞争细菌同一结合位点而产生拮抗作用，故不宜合用。

【临床应用】林可霉素类最大的特点是易渗透到骨组织中，对急、慢性骨髓炎疗效较好，可作为金黄色葡萄球菌骨髓炎的首选药；也可用于厌氧菌和需氧菌的混合感染，如腹膜炎、吸入性肺炎或肺脓肿等的治疗。

【不良反应】胃肠道反应轻微，表现为恶心、呕吐、食欲减退、腹泻等，以口服多见。也可发生严重的伪膜性肠炎，与难辨梭状芽孢杆菌大量繁殖和产生外毒素有关，可用万古霉素类和甲硝唑治疗。偶见皮疹、一过性中性粒细胞减少和血小板减少、肝功能异常等。新生儿及孕妇不宜选用。

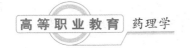
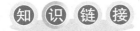

伪膜性肠炎

伪膜性肠炎是指发生于结肠的急性黏膜坏死性炎症，因其病灶表面覆有伪膜而得名。本病多见于应用抗生素治疗之后，为常见医源性并发症之一。广谱抗生素，特别是林可霉素、氯林可霉素、氨苄青霉素、羟氨苄青霉素等的应用，抑制了肠道内的正常菌群，使难辨梭状芽孢杆菌得以迅速繁殖并产生毒素而致病。

主要临床表现为腹痛、腹泻和毒血症。腹泻为主要症状，腹泻程度和次数不一，轻者腹泻每日 2～3 次，可在停用抗生素后自愈。重者腹泻每日可 30 余次之多，少数病例可排出斑块状伪膜，血便少见。治疗首先应立即中止使用所有抗菌药物，难辨梭状芽孢杆菌对万古霉素和甲硝唑均较敏感，腹泻患者还应注意及时补液，防止脱水。

第三节　多肽类抗生素

一、万古霉素类

主要包括万古霉素（vancomycin）、去甲万古霉素（norvancomycin）和替考拉宁（teicoplanin）。万古霉素是从链霉菌培养液中分离获得，因其毒性较大，以往较少使用，但近年因其能杀灭耐甲氧西林金黄色葡萄球菌（MRSA）和耐甲氧西林表皮葡糖球菌（MRSE）而引起广泛关注。

【体内过程】口服不吸收，肌内注射可引起局部剧烈疼痛及组织坏死，故宜静脉注射。在体内分布广泛，可进入各组织、体液，但不易通过血脑屏障，90% 以上由肾排泄，万古霉素和去甲万古霉素 $t_{1/2}$ 约为 6 小时，替考拉宁 $t_{1/2}$ 为 47 小时。

【抗菌作用】对多重耐药金黄色葡萄球菌、表皮葡萄球菌、溶血性链球菌、草绿色链球菌、肺炎球菌及肠球菌有强大抗菌作用，对厌氧的难辨梭状芽孢杆菌、炭疽芽孢梭菌、白喉棒状杆菌也有较好抗菌作用，但多数革兰阴性菌对其耐药，与其他抗生素之间无交叉耐药性。

【作用机制】本类药物可与细胞壁肽聚糖结合，抑制细菌细胞壁的合成，属于速效杀菌药。

【临床应用】临床主要用于耐药革兰阳性菌引起的严重感染，如败血症、肺炎、心内膜炎、结肠炎、脑膜炎、骨髓炎，特别是 MRSA 和 MRSE，还可用于某些抗生素如克林霉素引起的伪膜性肠炎。

【不良反应】万古霉素和去甲万古霉素毒性较大，替考拉宁毒性较小。

1. 耳毒性　较大剂量应用可出现耳鸣、听力减退，甚至耳聋。用药期间注意检测听觉功能，一旦出现耳鸣应停药。老年人、孕妇、哺乳期妇女、听力障碍和肾功能不全者慎用。

2. 肾毒性　可损伤肾小管，出现蛋白尿、管型尿、少尿、血尿等。避免与氨基糖苷类抗生素、强效利尿药等合用，以免增加药物的肾毒性。

3. 变态反应　可出现寒战、药热、皮疹、皮肤瘙痒、血栓性静脉炎，甚至过敏性休克等。万古霉素还可引起"红人综合征"，即在其快速静脉滴注时，出现皮肤潮红、红斑、心动过速和低血压等特殊症状。

二、多黏菌素类

多黏菌素类是从多黏杆菌培养液中提取的碱性多肽类化合物，临床应用的是多黏菌素 E（polymyxin E，黏菌素、抗敌素）和多黏菌素 B（polymyxin B）。

【抗菌作用】本类药物对多数革兰阴性杆菌如铜绿假单胞菌、大肠埃希菌、流感嗜血杆菌、沙门菌属等有强大的杀灭作用，对革兰阴性球菌、革兰阳性菌和真菌无作用。多黏菌素 B 的抗菌作用较多黏菌素 E 略高。

【作用机制】本类药物可作用于细菌胞浆膜，使膜的通透性增加，菌体内重要成分外漏，导致细菌死亡。属慢效窄谱杀菌药，对繁殖期和静止期细菌均有作用。

【临床应用】因毒性较大，临床多局部用于敏感菌引起的眼、耳、皮肤、黏膜感染及烧伤后铜绿假单胞菌感染，或口服用于肠道术前消毒。

【不良反应】主要为肾损害及神经系统毒性。肾损害表现为蛋白尿、血尿等，肾功能不全者应减量或禁用，用药期间注意监测肾功能；神经系统的毒性表现为眩晕、手足麻木、共济失调等，停药后可消失。也可出现瘙痒、皮疹、药热等；偶可诱发粒细胞减少和肝毒性。

复习思考题

1. 试比较天然大环内酯类抗生素和半合成类大环内酯类抗生素的作用特点。

2. 简述林可霉素的抗菌作用、临床应用及不良反应。

3. 说出万古霉素的适应证，应用时可导致哪些不良反应？

扫一扫，知答案

常用制剂及其用法

红霉素　肠溶片剂：0.125g、0.25g。0.25～0.5g/次，3～4次/d，小儿30～50mg/（kg·d），分3～4次服。注射剂（乳糖酸盐）：0.25g、0.3g。1～2g/d，小儿30～50mg/（kg·d），分3～4次静脉滴注。

依托红霉素（无味红霉素）　片剂：0.125g（按红霉素计）、胶囊剂：0.05g、0.125g（按红霉素计）。颗粒剂：0.075g。1～2g/d，小儿30～50mg/（kg·d），分3～4次服。

琥乙红霉素　片剂：0.1g、0.125g（按红霉素计）。0.25～0.5g/次，4次/d。小儿30～40mg/（kg·d），分3～4次服。

乙酰螺旋霉素　片剂或胶囊剂：口服，0.1g、0.2g。0.2～0.3g/次，4次/d；小儿20～30mg/（kg·d），分4次服。

罗红霉素　片剂：0.15g。0.15g/次，2次/d，餐前服。颗粒剂、悬浮剂：0.05g。0.15g/次，2次/d；小儿一次2.5～5mg/kg，2次/d。

阿奇霉素　片剂：125mg、250mg。口服，0.5g/次，1次/d，小儿一次10mg/kg，1次/d。

克拉霉素　片剂：0.2g。口服，0.25～0.5g/d，小儿7.5mg/（kg·d），分2次服。

盐酸林可霉素　片剂或胶囊剂：0.25g、0.5g。0.5g/次，3～4次/d，饭后服；小儿30～60mg/（kg·d），分3～4次服。注射剂：0.2g、0.6g。0.6g/次，2～3次/d，肌内注射，或0.6g/次溶于100～200mL输液中缓慢静脉滴注，2～3次/d。小儿15～40mg/（kg·d），分2～3次肌内注射或静脉滴注。

盐酸克林霉素　胶囊剂：0.075g、0.15g。口服，0.15～0.3g/次，3～4次/d；小儿10～20mg/（kg·d），分3～4次服。注射剂：0.15g。0.6～1.8g/d，分2～4次肌内注射或静脉滴注。

万古霉素　粉针剂：0.5g。1～2g/d，分3～4次静脉注射或静脉滴注，每日量不超过4g；小儿40mg/（kg·d），分3～4次静脉注射或静脉滴注。静脉注射速度宜慢，持续时间不少于1h。

盐酸去甲万古霉素　粉针剂：0.4g。0.8～1.6g/d，一次或分次静脉滴注；小儿16～24mg/（kg·d），一次或分次静脉滴注。静脉注射速度宜慢。

硫酸黏菌素　片剂：50万U、100万U、300万U。150万～300万U/d，分3～4次服。

多黏菌素B　注射剂：50万U、100万U（含丁卡因者供肌内注射，不含丁卡因者供静脉滴注用）。100万～150万U/d，小儿1.5万～2.5万U/（kg·d），分2～3次肌内注射。静脉滴注时，50万～100万U/d，分2次，小儿1.5万～2.5万U/（kg·d），分1～2次静脉滴注。

扫一扫，看课件

第 三 十 四 章

氨基糖苷类抗生素

【学习目标】

掌握：氨基糖苷类抗生素的共性。

熟悉：链霉素、庆大霉素、依替米星、阿米卡星的抗菌特点及临床应用。

了解：其他氨基糖苷类抗生素的抗菌特点及临床应用。

氨基糖苷类抗生素因其化学结构中含有氨基环醇和氨基糖分子，并由配糖键连接成苷而得名。天然品有链霉素、卡那霉素、庆大霉素、妥布霉素、巴龙霉素、大观霉素、新霉素、小诺米星、阿司米星、西索米星等；半合成品有奈替米星、依替米星、卡那霉素 B、异帕米星、阿米卡星等。

一、氨基糖苷类抗生素的共性

氨基糖苷类抗生素的化学结构基本相似，因此该类抗生素在很多方面具有共性。

【体内过程】本类药物水溶性好，除链霉素外水溶液性质均稳定。口服吸收差，多采用肌内注射给药。血浆蛋白结合率低，主要分布于细胞外液、肾皮质及内耳淋巴液中，与其肾毒性和耳毒性直接相关；不易透过血脑屏障，脑脊液中浓度低，但可透过胎盘屏障。在体内不被代谢，约90% 以原形经肾排泄，故尿中药物浓度高。

【抗菌作用】抗菌谱广，对需氧 G^- 杆菌具有高度抗菌活性；对沙雷菌属、沙门菌属、产碱杆菌属和嗜血杆菌属也有一定抗菌作用；对 MRSA 和 MRSE 也有良好抗菌活性；链霉素和卡那霉素还对结核分枝杆菌有效。

【作用机制】氨基糖苷类抗菌机制主要是与核糖体的 30S 亚基结合，抑制细菌蛋白质合成，影响蛋白质合成的全过程，而呈现快速杀菌作用。此外，氨基糖苷类还能增加细菌胞浆膜通透性，使细菌细胞内重要物质外漏，从而导致细菌死亡。氨基糖苷类杀菌作用强大，对静止期细菌作用较强，故称为静止期杀菌药。在碱性环境中抗菌作用增强。

【耐药性】细菌对本类药物易产生不同程度的耐药性，药物之间可产生完全或部分交叉耐药性，产生耐药性的原因主要是细菌产生多种钝化酶，其次是核糖体靶位结构改变及胞浆膜通透性改变，阻碍药物的渗入。

【不良反应】本类药物的主要不良反应是耳毒性和肾毒性，尤其是老年人和儿童更易引起。毒性产生与服药剂量和疗程有关，也因药物不同而异，甚至在停药以后，还可出现不可逆的毒性反应。

1.耳毒性　包括前庭神经和耳蜗听神经损伤。各种氨基糖苷类均有耳毒性，但各药毒性反应发生率及对前庭和耳蜗的选择性有所不同。前庭神经功能损伤表现为眩晕、恶心、呕吐、眼球震颤和共济失调等，其发生率依次为：新霉素＞卡那霉素＞链霉素＞西索米星＞阿米卡星≥庆大霉素≥妥布霉素＞奈替米星。耳蜗听神经损伤表现为耳鸣、听力减退甚至永久性耳聋，其发生率依次为：新霉素＞卡那霉素＞阿米卡星＞西索米星＞庆大霉素＞妥布霉素＞链霉素。用药期间应定期进行听力监测并注意观察有无耳鸣、眩晕等早期耳毒性症状，一旦出现症状应立即停药；为防止胎儿的先天性耳聋，孕妇禁用。

2.肾毒性　氨基糖苷类主要经肾排泄并易在肾皮质蓄积，主要损害近曲小管上皮细胞，损害一般是可逆的，表现为蛋白尿、管型尿、血尿等，严重者可发生无尿、氮质血症和肾衰。各药对肾的毒性大小依次为：新霉素＞卡那霉素＞庆大霉素＞妥布霉素＞阿米卡星＞奈替米星＞链霉素。定期进行肾功能检查，如出现管型尿、蛋白尿、血尿、少尿、血尿素氮及肌酐升高现象应立即停药。有条件者可进行血药浓度监测。肾功能减退者、老年人及幼儿、哺乳妇慎用。

3.神经肌肉麻痹　大剂量静脉滴注可引起肌肉麻痹，严重者可致呼吸肌麻痹而窒息死亡。同时应用肌肉松弛药和全身麻醉药或重症肌无力患者容易发生。其机制是药物与突触前膜上"钙结合部位"结合，从而阻止乙酰胆碱释放，阻断神经肌肉接头的传递。静脉滴注不宜剂量过大或速度过快，用药过程中如出现神经肌肉麻痹，可立即静脉注射钙剂或新斯的明治疗。

4.变态反应　本类药物可引起皮疹、发热、血管神经性水肿等变态反应症状，也可引起过敏性休克，尤以链霉素较为常见。对本类药物有过敏史者禁用。

二、常用的氨基糖苷类抗生素

链霉素（streptomycin）

链霉素是应用于临床的第一个氨基糖苷类抗生素，也是第一个用于治疗结核病的药物。链霉素口服吸收极少，肌内注射吸收快。容易渗入胸腔、腹腔、结核性脓腔和干酪化脓腔，并达有效浓度。90%可经肾小球滤过而排出体外，$t_{1/2}$为5～6小时。

链霉素对多数革兰阴性菌有较强的抗菌作用，但因其毒性和耐药性问题，临床应用受到较大限制。目前临床主要应用于：①土拉菌病和鼠疫，有特效，常作为首选，与四环素类联合用药是目前治疗鼠疫的最有效手段。②多重耐药的结核病。③与青霉素合用可治疗溶血性链球菌、草绿色链球菌及肠球菌等引起的心内膜炎。其他感染基本不采用。

链霉素不良反应多，可引起过敏性休克，发生率仅次于青霉素，但死亡率较青霉素高，用药前应做皮试。一旦发生过敏性休克，抢救措施除同青霉素外，还需静脉缓慢注射葡萄糖酸钙溶液；耳毒性常见，严重者可致永久性耳聋；肾毒性较其他氨基糖苷类低，毒性反应与用药剂量大小和疗程长短有关。

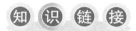

鼠疫

鼠疫是鼠疫杆菌引起的烈性传染病，《中华人民共和国传染病防治法》将其列为甲类传染病，系广泛流行于野生啮齿动物间的一种自然疫源性疾病。临床上表现为发热、严重毒血症症状、淋巴结肿大、肺炎、出血倾向等。鼠疫在世界历史上曾有多次大流行，死者以千万计，我国在解放前也曾发生多次流行，病死率极高。鼠蚤叮咬是主要的传播途径，也可通过呼吸道、皮肤、消化道途径传播。鼠疫的病原治疗原则是早期、联合、足量、应用敏感的抗菌药物。链霉素对鼠疫有特效，可作为首选，常与四环素联合用药。

目前鼠疫在世界范围内已经得到有效控制，但在疫源地偶有零星爆发，仍必须保持高度警惕。

庆大霉素（gentamicin）

庆大霉素水溶液稳定，口服吸收很少，肌内注射吸收迅速而完全，达峰时间为 1 小时，$t_{1/2}$ 为 4 小时，有 40% ～ 65% 以原形由肾脏排出。在肾皮质中积聚的药物比血浆浓度高出数倍，停药 20 天后仍能在尿中检测到。是治疗 G^- 杆菌感染的主要抗菌药，对沙雷菌属作用更强，为氨基糖苷类中的首选药。与青霉素或其他抗生素合用，协同治疗严重的肺炎球菌、铜绿假单胞菌、肠球菌、葡萄球菌或草绿色链球菌感染。还可用于肠道感染和肠道术前预防感染。局部用药，治疗皮肤、黏膜感染和耳、眼、鼻部感染。不良反应主要有耳毒性、肾毒性和神经肌肉阻滞，偶有变态反应发生。

卡那霉素（kanamycin）

卡那霉素有 A、B、C 三种成分，以 A 组成分常用。口服吸收极差，肌内注射易吸收。在胸腔液和腹腔液中分布浓度较高。主要对多数常见 G^- 菌和结核分枝杆菌有效，曾被广泛用于各种肠道 G⁻ 杆菌感染，但因不良反应较大，疗效不突出，耐药菌多见，现已被庆大霉素等其他药物取代。目前仅与其他抗结核药合用，治疗对一线抗结核药有耐药性的结核病患者。也可口服用于肝性脑病或腹部术前准备的患者。

妥布霉素（tobramycin）

妥布霉素口服难吸收，肌内注射吸收迅速。可渗入胸腔、腹腔、滑膜腔并达有效治疗浓度。抗菌作用与庆大霉素相似，对铜绿假单胞菌的作用是庆大霉素的 2～5 倍，并且对庆大霉素耐药者仍有效。用于各种严重的革兰阴性杆菌感染，但是一般不作首选药。可与抗铜绿假单胞菌的青霉素类或头孢菌素类药物合用，用于治疗铜绿假单胞菌所致的各种感染。不良反应较庆大霉素轻。

阿米卡星（amikacin，丁胺卡那霉素）

阿米卡星是卡那霉素的半合成衍生物。肌内注射给药，主要分布于细胞外液，不易透过血脑屏障。阿米卡星是抗菌谱最广的氨基糖苷类抗生素，对 G⁻ 杆菌和金黄色葡萄球菌均有较强的抗菌活性，但作用弱于庆大霉素。其突出优点是对肠道 G⁻ 杆菌和铜绿假单胞菌所产生的多种氨基糖苷类灭活酶稳定，故对一些氨基糖苷类耐药菌感染仍有效，常作为首选药。另一个优点是它与 β-内酰胺类抗生素联合应用可获协同作用，联合用药用于粒细胞缺乏或其他免疫缺陷患者合并严重 G⁻ 杆菌感染可获得满意效果。阿米卡星耳毒性强于庆大霉素，而肾毒性低于庆大霉素。

依替米星（etimicin）

依替米星是一种新的半合成水溶性氨基糖苷类抗生素。该药特点为抗菌谱广、抗菌活性强、毒性低。对大部分 G⁺ 及 G⁻ 菌均有良好抗菌作用，尤其对大肠埃希菌、克雷伯肺炎杆菌、沙门菌属、葡萄菌属等有较高的抗菌活性。对部分耐药的葡萄球菌也有一定抗菌活性。其耳毒性、肾毒性是目前氨基糖苷类抗生素中最低的。

复习思考题

1. 氨基糖苷类抗生素的共性有哪些？
2. 简述阿米卡星的抗菌作用特点。

扫一扫，知答案

常用制剂及其用法

硫酸链霉素　粉针剂：1g（100 万 U）/ 瓶。肌内注射，0.5g/ 次，每 12 小时 1 次。

硫酸庆大霉素　片剂：40mg。口服，80 ～ 160mg/ 次，3 ～ 4 次 /d。注射剂：80mg/2mL。肌内注射，80mg/ 次，2 ～ 3 次 /d。

硫酸卡那霉素　注射剂：0.5g/2mL。肌内注射，0.5g/ 次，1 ～ 2 次 /d。静脉滴注，剂量同肌内注射。疗程一般不超过 10 ～ 14d。

硫酸妥布霉素　注射剂：80mg/2mL。肌内或静脉注射，按体重一次 1 ～ 1.7mg/kg，每 8 小时 1 次，疗程 7 ～ 14d。

硫酸阿米卡星　注射剂：0.2g/2mL。肌内或静脉注射，单纯性尿路感染对常用抗菌药耐药者每 12 小时 0.2g，其他全身感染每 12 小时 7.5mg/kg，成人一日不超过 1.5g，疗程不超过 10 天。

硫酸依替米星　粉针剂：100mg（10 万单位）/ 瓶。静脉滴注，0.1 ～ 0.15g/ 次，2 次 /d，稀释于 100mL 的氯化钠注射液或 5% 葡萄糖注射液中滴注 1h。疗程 5 ～ 10d。

扫一扫，看课件

第 三 十 五 章

四环素类抗生素与氯霉素

【学习目标】

　　掌握：四环素类抗生素的抗菌作用、临床应用、主要不良反应及防治措施。

　　熟悉：其他四环素类药物的主要特点。

第一节　四环素类抗生素

　　四环素类抗生素根据其来源可分为两类：①天然四环素类，包括四环素、土霉素（氧四环素）、金霉素（氯四环素）和去甲金霉素（地美环素）；②半合成四环素类，包括美他环素（甲烯土霉素）、多西环素（强力霉素，脱氧土霉素）和米诺环素（二甲胺四环素）。四环素类曾广泛应用于临床。由于细菌对这类药物耐药性的上升、严重的不良反应及其他类抗生素的出现，本类药物的临床适应证减少，目前临床应用较多的为半合成四环素类中的米诺环素及多西环素。

一、天然四环素类

四环素（tetracycline）

　　【体内过程】口服易吸收，但不完全。药物与食物中的金属离子、碱性食物、抑酸药均可减少四环素吸收。因此不宜与如牛奶、豆制品等同服；也不宜与某些药物如铁剂、抗酸药等同服，至少相隔 1 ～ 2 小时服用为宜。四环素吸收后广泛分布于机体各组织中，胆汁中的浓度为血药浓度的 10 ～ 20 倍，存在肝肠循环；可进入胎儿血循环及乳汁，并沉积于新形成的牙齿和骨骼中；不易通过血脑屏障。20% ～ 55% 由肾脏排泄，可用于泌尿系统感染，碱化尿液可增加其排泄。$t_{1/2}$ 为 6 ～ 9 小时。

【药理作用】抗菌谱广，除了对革兰阳性菌、革兰阴性菌均有效外，对肺炎支原体、立克次体、螺旋体、放线菌也有抑制作用。对革兰阳性菌的抑制作用强于革兰阴性菌。对伤寒杆菌、副伤寒杆菌、铜绿假单胞菌、真菌和病毒无效。四环素是快速抑菌剂，高浓度时也有杀菌作用。其抗菌机制主要是与核糖体 30S 亚基的 A 位特异性结合，阻止氨基酰 tRNA 进入 A 位，抑制肽链延长和蛋白质合成。此外，还可改变细菌细胞膜通透性，导致菌体内核苷酸及其他重要成分外漏，从而抑制细菌 DNA 复制。

【临床应用】可用于治疗：①立克次体病，包括流行性斑疹伤寒、地方性斑疹伤寒、恙虫病和 Q 热；②支原体感染；③回归热；④布氏杆菌病；⑤霍乱；⑥兔热病；⑦鼠疫。治疗布氏杆菌病和鼠疫时需与氨基糖苷类联合应用。由于四环素不良反应多，且耐药菌株日益增多，疗效不理想，一般均不作首选药物。

【不良反应】

1. 局部刺激　药物直接刺激作用较大，口服可引起胃肠道症状，表现为恶心、呕吐、厌食、腹部不适和腹泻等，饭后服药可减轻。由于局部刺激性大，不宜肌注给药。可稀释后静脉给药，但长时间静脉滴注易引起静脉炎。

2. 二重感染　长期应用四环素类等广谱抗菌药，敏感菌被抑制，不敏感菌乘机大量繁殖，破坏了菌群共生的平衡状态，形成新的感染，称为二重感染或菌群交替症。常见：①真菌病，致病菌以白色念珠菌最多见。②难辨梭状芽孢杆菌引起的伪膜性肠炎。二重感染多见于老年人、幼儿及机体抵抗力低下者。一旦发生应立即停药，并给予其他有效抗生素（如万古霉素）或抗真菌药物治疗。

3. 骨及牙齿的损伤　四环素类药物易在形成期骨和牙釉中沉积并与钙结合，可使牙齿黄染、釉质发育不全或骨骼生长受抑制，故孕妇、哺乳期妇女和 8 岁以下儿童禁用。

4. 其他　变态反应不多见，偶有皮疹、药热表现。长期口服或大剂量静脉滴注（2g/d 以上），可引起严重肝损害或加剧原有的肾功能不全。长期用药还可使肠道内合成维生素 B 族和维生素 K 的细菌受到抑制，而引起维生素缺乏症，故长时间服药应注意补充这两类维生素。

二、半合成四环素类

多西环素（doxycycline，强力霉素、脱氧土霉素）

多西环素属长效半合成四环素类，是本类药物的首选药。遇光不稳定。口服吸收迅速且完全，不易受食物影响。消除 $t_{1/2}$ 长达 12～22 小时，每日用药 1 次即可。大部分药物随胆汁进入肠腔排泄，肠道中的药物多以无活性的结合型或络合型存在，少量药物经肾脏排泄，肾功能减退时粪便中药物排泄增多，故肾衰竭时也可使用。

抗菌活性比四环素强 2～10 倍，具有强效、速效、长效的特点；抗菌谱同四环素，对土霉素或四环素耐药的金黄色葡萄球菌对本药仍敏感，但与其他同类药物有交叉耐药。临床应用同四环素。此外，特别适合肾外感染伴肾衰竭者（其他多数四环素类药物可能加重肾衰竭）以及胆道系统感染。也用于酒糟鼻、痤疮、前列腺炎和呼吸道感染如慢性气管炎、肺炎。

常见不良反应有胃肠道反应，如恶心、呕吐、腹泻、舌炎、口腔炎等，宜饭后服药。服药后保持直立体位 30 分钟以上，以免引起食管炎。静脉注射过程中可出现舌头麻木及口腔特殊气味。易致光敏反应。

米诺环素（minocycline，二甲胺四环素）

抗菌谱与四环素相似，抗菌活性强于其他同类药物，对四环素或青霉素类耐药的 A 型链球菌、B 型链球菌、金黄色葡萄球菌和大肠埃希杆菌对米诺环素仍敏感。主要用于治疗酒糟鼻、痤疮和沙眼衣原体所致的性传播疾病，以及上述耐药菌引起的感染。一般不作为首选药。除四环素类共有的不良反应外，米诺环素可产生独特的前庭反应，出现恶心、呕吐、眩晕、运动失调等症状，首剂服药可迅速出现，女性多于男性。高达 12% ~ 52% 的患者因严重的前庭反应而停药，停药 24 ~ 48 小时后症状可消失。

第二节　氯霉素

氯霉素（chloramphenicol）

因为氯霉素可以抑制骨髓造血功能，使其临床应用受到极大限制。

氯霉素对革兰阴性菌的抗菌作用强于阳性菌，属抑菌药；但对脑膜炎奈瑟菌、流感嗜血杆菌、肺炎链球菌具有杀灭作用；对革兰阳性菌的抗菌活性不如青霉素类和四环素类；对结核分歧杆菌、真菌和原虫无效。其作用机制是作用于细菌核糖体 50S 亚单位，抑制转肽酶，使肽链的延长受阻而影响蛋白质合成。

目前临床应用限于：①耐药菌诱发的严重感染：如无法使用青霉素类药物的脑膜炎、多药耐药的流感嗜血杆菌感染，且病情严重，危及生命者。②伤寒、副伤寒：首选氟喹诺酮类或第三代头孢菌素。氯霉素可作为备选药。③立克次体感染。④其他：作为眼科的局部用药，治疗敏感菌引起的眼内感染、全眼球感染、沙眼和结膜炎。

不良反应主要有抑制骨髓造血机能，导致灰婴综合征以及胃肠道反应、变态反应、神经系统损害、二重感染等。

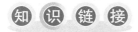

灰婴综合征

灰婴综合征是指新生儿、早产儿大量应用氯霉素所致。由于新生儿、早产儿肝药酶系统尚不完善，氯霉素代谢缓慢，在体内蓄积而引起中毒，出现循环衰竭、血压下降、呼吸困难、腹胀、呕吐及患儿面色苍白、发绀等症状。一般发生在治疗的第 2~9 天，症状出现两天内死亡率约 40%。故新生儿、早产儿禁用氯霉素，妊娠末期或分娩期的孕妇慎用。严重肝病和严重肝功能不全者，用药后也会出现类似的蓄积中毒症状。

复习思考题

1. 如何根据四环素类的抗菌作用特点指导临床用药？
2. 使用氯霉素最重要的注意事项是什么？为什么？

扫一扫，知答案

常用制剂及其用法

盐酸四环素　片剂：0.125g、0.25g。口服，0.25~0.5g/ 次，3~4 次 /d。

盐酸土霉素　片剂：0.125g、0.25g。口服，0.5g/ 次，3~4 次 /d。8 岁以下小儿 30~40mg/（kg·d），分 3~4 次服用。

盐酸金霉素　眼膏：2.5g。涂于眼睑内，1~2 次 /d，最后一次宜在睡前使用。

多西环素　片剂：0.05g、0.1g。口服，成人首剂 0.2g，以后 0.1~0.2g/ 次，1 次 /d。儿童首剂 4　mg/kg，以后每日 2~4mg/kg，1 次 /d。

米诺环素　片剂：0.1g。口服，首剂 0.2g，以后 0.1g，每 12 小时 1 次。

氯霉素　滴眼液：20mg/8mL。滴于眼睑内，1~2 滴 / 次，3~5 次 /d。

扫一扫，看课件

第 三 十 六 章

人工合成抗菌药

【学习目标】

掌握：氟喹诺酮类药的共同特性、抗菌作用、临床应用及不良反应。

熟悉：磺胺类抗菌药和甲氧苄啶的抗菌作用、临床应用及不良反应，联合用药的意义。

了解：硝基呋喃类的临床应用。

第一节　喹诺酮类抗菌药

喹诺酮类是含有 4- 喹诺酮基本结构的人工合成抗菌药物（图 36-1）。根据其化学结构、抗菌作用和问世先后等特点，可分为四代。第一代为 1962 年合成的萘啶酸，目前已淘汰；第二代为 1973 年合成的吡哌酸，对大多数革兰阴性菌有效，仅用于泌尿道和消化道感染，现已较少使用；第三代是 20 世纪 70 年代末至 90 年代中期研制的氟喹诺酮类，如诺氟沙星、环丙沙星、氧氟沙星、左氧氟沙星、洛美沙星、氟罗沙星、司帕沙星等；第四代为 20 世纪 90 年代后期至今研制的氟喹诺酮类，如莫西沙星、加替沙星等。

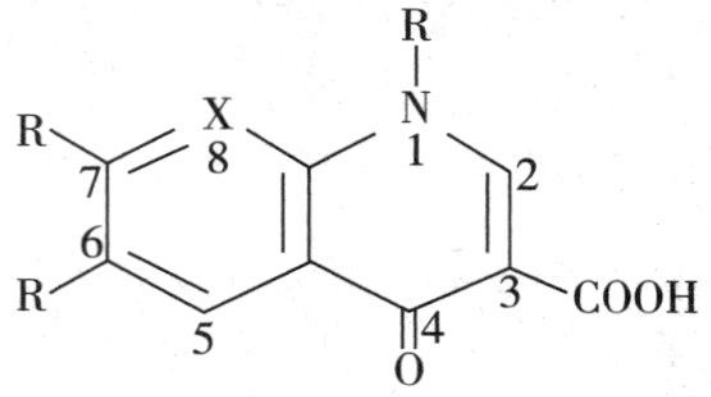

图 36-1 喹诺酮基本结构

一、共同特性

本章主要介绍氟喹诺酮类。氟喹诺酮类药抗菌谱广、不良反应较少，目前已成为临床上治疗细菌感染性疾病的重要药物。氟喹诺酮类抗生素在体内过程、药理作用、临床应用及不良反应等方面均存在共性。

【体内过程】氟喹诺酮类口服吸收良好，除诺氟沙星和环丙沙星外，多数药物的生物利用度超过 80%。食物一般不影响药物的吸收，但与富含 Ca^{2+}、Mg^{2+}、Fe^{3+} 的食物同服可降低药物的生物利用度。血浆蛋白结合率低，一般不超过 40%（加雷沙星可高达 80%）。在体内广泛分布，肾脏、肺脏、前列腺组织、尿液、粪便、胆汁、中性粒细胞和巨噬细胞中的药物含量或浓度均高于血浆。血浆半衰期相对较长，大多数为 3 ～ 7 小时以上。大多数药物主要通过肝、肾两种方式消除；氧氟沙星、左氧氟沙星、洛美沙星和加替沙星等少数药物主要以原形经肾排泄；培氟沙星主要在肝中代谢并通过胆汁排泄。

【药理作用】氟喹诺酮类属于广谱杀菌药，对静止期和生长繁殖期细菌均有明显作用。第三代产品对革兰阴性菌，如沙门菌属、志贺菌属、克雷伯菌属、大肠杆菌、淋病奈瑟菌、流感嗜血杆菌、军团菌、变形杆菌、弯曲菌、铜绿假单胞菌等有强大杀菌作用；对金黄色葡萄球菌、链球菌、肠球菌等革兰阳性菌及支原体、衣原体、结核杆菌也有抗菌活性。第四代喹诺酮类除了保留第三代对革兰阴性菌的良好抗菌活性外，对革兰阳性菌、军团菌、结核杆菌、支原体及衣原体的杀菌作用进一步增强，对厌氧菌的抗菌活性也有所提高，并具有明显抗菌后效应。

【抗菌机制】喹诺酮类药物抗菌的作用机制主要是抑制细菌的 DNA 回旋酶和拓扑异构酶Ⅳ的活性，干扰细菌 DNA 的复制。

【耐药性】喹诺酮类药物之间存在交叉耐药性，临床常见的耐药菌包括金黄色葡萄球菌、肠球菌、肺炎链球菌、铜绿假单胞菌等。耐药菌因基因突变而导致：① DNA 回旋酶与药物的亲和力下降；②拓扑异构酶Ⅳ的变异；③细菌膜通过性降低，喹诺酮类进入菌体内减少；④细菌主动外排系统作用增强，使菌体内喹诺酮类无法达到有效浓度。

【临床应用】

1. 泌尿生殖道感染　氟喹诺酮类可用于敏感菌引起的单纯性、复杂性尿路感染、细菌性前列腺炎、尿道炎和宫颈炎。治疗单纯性淋病奈瑟菌性尿道炎或宫颈炎，环丙沙星、氧氟沙星与 β－内酰胺类同为首选药；铜绿假单胞菌性尿道炎首选环丙沙星。

2. 呼吸道感染　常用于革兰阴性菌感染引起的肺炎、支气管炎。可代替大环内酯类用于支原体、衣原体肺炎，嗜肺军团菌引起的军团菌病。青霉素高度耐药的肺炎链球菌感染，首选左氧氟沙星或莫西沙星与万古霉素联合用药。

3. 肠道感染　可用于治疗敏感菌如沙门菌属、志贺菌属等引起的急、慢性菌痢和中毒性菌痢、胃肠炎；对沙门菌引起的伤寒或副伤寒，应首选氟喹诺酮类或头孢曲松；本类药品也可用于旅行性腹泻。

4.其他　可用于革兰阴性杆菌引起的骨髓炎、关节炎、皮肤和软组织感染；也可作为β-内酰胺类治疗全身感染的替代药物。

【不良反应】

1.胃肠道反应　常见食欲减退、胃部不适、恶心、呕吐、腹痛、腹泻、便秘等症状，一般患者可耐受。

2.神经系统反应　轻者表现为失眠、头昏、头痛，重者可出现精神异常、抽搐、惊厥等，以失眠最多见。发生机制与本类药物抑制 GABA 与其受体结合，激动 NMDA 受体，导致中枢神经兴奋有关。有精神病或癫痫病史，合用茶碱或 NSAID 者易出现。

3.光敏反应　司帕沙星、洛美沙星、氟罗沙星最常诱发，表现为光照部位皮肤出现瘙痒性红斑，严重者出现皮肤溃烂、脱落等。用药期间应避免阳光直射。

4.软骨损害　可引起幼年动物负重区软骨组织损害；临床发现儿童用药后可出现关节肿痛，故儿童、孕妇、哺乳期妇女不宜使用。

5.其他　可见跟腱炎、肝肾损害、白细胞减少、心脏毒性等。

二、常用氟喹诺酮类药物

诺氟沙星（norfloxacin，氟哌酸）

诺氟沙星是首个用于临床的氟喹诺酮类药物。口服生物利用度 35% ～ 45%，约 30% 以原形经肾排泄。对包括铜绿假单胞菌在内的革兰阴性菌有极强的抗菌活性。对革兰阳性菌抗菌活性差。大多数厌氧菌对诺氟沙星耐药。临床主要用于敏感菌引起的泌尿道、胃肠道感染，也可外用治疗皮肤和眼部感染。

环丙沙星（ciprofloxacin，环丙氟哌酸）

环丙沙星口服吸收较好，穿透力强，体内分布广泛。对铜绿假单胞菌、流感嗜血杆菌、大肠杆菌等革兰阴性菌的抗菌活性高于其他氟喹诺酮类，对氨基糖苷类或第三代头孢菌素类耐药的菌株仍有效，对链球菌、葡萄球菌也有较强作用，对多数厌氧菌不敏感。临床主要用于敏感菌引起的泌尿道、胃肠道、呼吸道、骨与关节、皮肤软组织感染。因可诱发跟腱炎和跟腱撕裂，老年人和运动员慎用。

氧氟沙星（ofloxacin，泰利必妥）

氧氟沙星口服生物利用度高达 95%，体内分布广，80% 以上药物以原形经肾脏排泄，胆汁中药物浓度为血药浓度的 7 倍。除保留环丙沙星的抗菌特点和良好抗耐药菌特性外，对结核杆菌、支原体和部分厌氧菌也有效。临床主要用于治疗敏感菌引起的呼吸道、胆道、泌尿道、皮肤软组织、盆腔等部位的感染。也是治疗结核病的二线药物。不良反应除诱发跟腱炎和跟腱撕裂外，偶见神经系统毒性反应和转氨酶升高。老年患者及肾功能异常者应减量。

左氧氟沙星（1evofloxacin，可乐必妥）

左氧氟沙星是氧氟沙星的左旋体，口服生物利用度接近100%，$t_{1/2}$为5～7小时，85%的药物以原形经肾脏排泄。其抗菌活性是氧氟沙星的2倍，对葡萄球菌、链球菌、肠球菌、厌氧菌、支原体、衣原体等抗菌活性高，临床用于敏感菌引起的各种急慢性感染、难治性感染。不良反应发生率较低且轻微，主要为胃肠道反应。

洛美沙星（lomefloxacin）

洛美沙星口服吸收完全，$t_{1/2}$长达7小时以上，70%以上的药物以原形经肾脏排出。对革兰阴性菌、表皮葡萄球菌、链球菌、肠球菌的抗菌活性与氧氟沙星相似；对多数厌氧菌的抗菌活性低于氧氟沙星。主要用于治疗敏感菌引起的呼吸道、泌尿道、消化道、皮肤软组织和骨组织感染。在该类药物中洛美沙星最易发生光敏反应，跟腱毒性发生率也较高。

氟罗沙星（fleroxacin）

氟罗沙星口服生物利用度可达100%，$t_{1/2}$长达10小时以上，具有广谱、高效和长效的特点。对革兰阴性菌、革兰阳性菌、厌氧菌、支原体、衣原体均具有强大抗菌活性。50%～70%的药物以原形经肾脏排泄。中枢神经系统毒性、光敏反应等不良反应发生率在同类中较高，与布洛芬等合用可诱发惊厥和癫痫。

司帕沙星（sparfloxacin，司氟沙星）

司帕沙星口服吸收良好，有肝肠循环，$t_{1/2}$超过16小时。对革兰阳性菌、厌氧菌、结核杆菌、衣原体、支原体的抗菌活性显著优于环丙沙星与氧氟沙星；对革兰阴性菌、军团菌的抗菌活性与氧氟沙星相近。主要用于治疗敏感菌引起的呼吸道、泌尿道、皮肤软组织感染及骨髓炎、关节炎。易产生光敏反应、心脏毒性和神经系统毒性反应，应严格控制使用。

莫西沙星（moxifloxacin）

莫西沙星属于第四代喹诺酮类，口服生物利用度约为90%，$t_{1/2}$为12～15小时。对大多数革兰阴性菌作用与诺氟沙星相近。对大多数革兰阳性菌、厌氧菌、结核杆菌、支原体、衣原体抗菌活性强于第三代喹诺酮类。用于治疗敏感菌所致呼吸系统、泌尿生殖系统和皮肤软组织感染。不良反应发生率低，常见轻微的胃肠道症状。不过有资料显示该药可导致严重的皮肤反应、致死性肝损害，诱发心衰。

加替沙星（gatifloxacin）

加替沙星口服吸收快，生物利用度高，大部分药物以原形经肾脏排泄。抗菌谱广，对大多数革兰阳性菌、厌氧菌、结核杆菌、支原体、衣原体抗菌活性与莫西沙星相近，对大多数革兰阴性菌作用强于莫西沙星。临床应用同莫西沙星。不良反应发生率低，中枢神经反应和光敏反应小，但有心脏毒性，还可致血糖紊乱。

第二节　磺胺类抗菌药

一、概述

磺胺类药物是最早用于治疗全身性细菌感染的人工合成抗菌药。曾广泛用于临床，随着抗生素和喹诺酮类药物的快速发展，现其临床应用已明显减少。但是，由于磺胺类药物具有抗菌谱广，性质稳定，价格低廉，对鼠疫、流行性脑脊髓膜炎等感染性疾病疗效显著，与甲氧苄啶合用后抗菌活性显著增强等优点，故在抗感染治疗中仍有一定地位。根据磺胺类的药动学特点和临床应用情况分为治疗全身感染药物、治疗肠道感染药物和外用药物三类。

【体内过程】肠道易吸收，且吸收迅速而完全，血浆蛋白结合率为25%～95%。吸收后广泛分布于全身组织和体液中，血浆蛋白结合率低的易透过血脑屏障，脑脊液中药物浓度高，首选用于治疗流行性脑脊髓膜炎，如磺胺嘧啶；磺胺药物主要在肝脏经乙酰化代谢为无活性代谢产物，也可在肝脏与葡萄糖醛酸结合而失活。主要以原形和代谢产物经肾脏排出。脂溶性高的药物易被肾小管重吸收，排泄较慢。磺胺药及其乙酰化物在尿中溶解度较低，尤其在酸性尿液中易析出结晶而损伤肾脏。

肠道难吸收类在肠道内保持高浓度，经水解后释放出游离氨基后才具有抗菌活性，主要经肠道排出。

【药理作用】磺胺类药物属于广谱抑菌药，对大多数革兰阳性菌和阴性菌都有良好的抗菌活性。其中肺炎链球菌、溶血性链球菌、脑膜炎奈瑟菌、淋病奈瑟菌、鼠疫杆菌、诺卡菌属于高度敏感；其次是大肠杆菌、沙门菌属、变形杆菌、布鲁杆菌；对沙眼衣原体、疟原虫、放线菌、卡氏肺孢子虫和弓形虫滋养体也有抑制作用。但对支原体、立克次体和螺旋体无效，甚至可促进立克次体生长。局部外用磺胺类药物磺胺嘧啶银对铜绿假单胞菌有效。

【作用机制】磺胺药物通过干扰细菌的叶酸代谢而抑制细菌的生长繁殖。与人和哺乳动物细胞不同，对磺胺类敏感的细菌不能直接利用周围环境中的叶酸，只能利用对氨基苯甲酸（paraminobenzoic acid，PABA）、L-谷氨酸、二氢蝶啶在自身体内的二氢叶酸合成酶的催化下合成二氢叶酸，再经二氢叶酸还原酶作用转变为四氢叶酸。四氢叶酸活化后，可作为一碳基团载体的辅酶参与嘧啶和嘌呤核苷酸的合成。磺胺类的化学结构与PABA相似，能与PABA竞争二氢叶酸合成酶，妨碍二氢叶酸的合成，进而影响细菌核酸的合成，抑制细菌的生长繁殖（图36-2）。

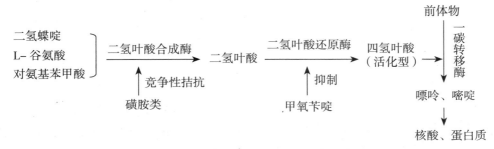

图 36-2　磺胺类及甲氧苄啶抗菌机制示意图

　　由于 PABA 与二氢叶酸合成酶的亲和力比磺胺类药强数千倍以上，所以使用磺胺类药物必须有足够的剂量和疗程。首剂加倍可使血药浓度迅速达到有效抑菌浓度；脓液及坏死组织中含有大量 PABA，能减弱磺胺类的抑菌作用，故用于局部感染时应清创排脓；局麻药普鲁卡因在体内水解生成 PABA，也能降低磺胺类药的疗效。

　　【耐药性】各磺胺类药之间存在交叉耐药性。细菌通过质粒介导或基因突变对磺胺类药物产生耐药。主要机制包括：①耐药菌株可产生对磺胺类亲和力低的二氢叶酸合成酶；②耐药菌株合成过量的 PABA 来竞争对抗磺胺类药的作用；③耐药菌株降低对磺胺类的通透性，使药物难以进入菌体；④某些耐药菌株改变了代谢途径而直接利用外源性叶酸。磺胺类药物之间有交叉耐药性，用药时合用甲氧苄啶（TMP）可增强磺胺类的疗效及延缓耐药性的产生。

　　【临床应用】用于治疗全身感染的磺胺类药物根据 $t_{1/2}$ 长短分为：①短效类（$t_{1/2}$ < 10 小时）；②中效类（$t_{1/2}$ 为 10 ～ 24 小时）；③长效类（$t_{1/2}$>24 小时）。长效磺胺药抗菌力弱，血药浓度低，且变态反应多见，许多国家已淘汰不用。目前临床应用的主要是短效和中效类，用于治疗流行性脑脊髓膜炎、泌尿系统感染、呼吸系统感染、肠道感染等。用于肠道感染的磺胺类药口服难吸收，在肠道内保持较高浓度，故仅用于肠道感染或肠道手术前消毒。外用的磺胺类药物可用于眼科及烧伤或大面积创伤后感染的患者。

　　【不良反应】

　　1. 泌尿系统损害　某些磺胺类药物如磺胺嘧啶及其乙酰化物在酸性尿液中溶解度低，易析出结晶，引起尿道刺激和梗阻症状，如结晶尿、血尿、尿痛和尿闭等，甚至引起肾功能损伤。用药期间可同服等量碳酸氢钠碱化尿液以增加磺胺药及其乙酰化物的溶解度，并嘱咐患者增加饮水量，使每天排尿量不少于 1500mL，以降低药物浓度，利于排泄。服药超过一周者，应定期检查尿液。

　　2. 变态反应　药热、皮疹多见，局部用药易发生。严重者可出现多形性红斑、剥脱性皮炎。本类药物有交叉过敏反应，有过敏史者禁用。

3. 血液系统反应　长期用药可抑制骨髓造血功能，引起粒细胞减少、血小板减少甚至再生障碍性贫血。发生率虽低但可致死，用药期间必须定期检查血常规。葡萄糖 -6- 磷酸脱氢酶缺乏的患者应用磺胺类药易引起溶血性贫血。

4. 神经系统反应　少数患者出现头晕、头痛、乏力、精神不振和失眠等症状，驾驶员和高空作业者禁用。

5. 其他　口服引起恶心、呕吐、上腹部不适等胃肠道反应，饭后服或同服碳酸氢钠可减轻；可出现黄疸、肝功能减退，严重者可发生急性肝坏死，肝功能损害者避免使用。磺胺类药物可将与血浆蛋白结合的胆红素置换出来，致使血液中游离的胆红素增加，导致新生儿黄疸，故新生儿、早产儿、孕妇和哺乳期妇女不宜使用。

二、常用磺胺类药物

磺胺嘧啶（sulfadiazine，SD）

磺胺嘧啶为中效磺胺药，口服易吸收，血浆蛋白结合率为 45%，为磺胺药中最低，因而易透过血脑屏障，在脑脊液中的浓度最高可达到血药浓度的 80%。SD 可作为防治流行性脑脊髓膜炎的首选药物。也可首选治疗诺卡菌属引起的肺部感染、脑膜炎和脑脓肿。与乙胺嘧啶合用治疗弓形虫病。还可用于敏感菌引起的上呼吸道感染和泌尿道感染。使用时应增加饮水量，必要时同服等量碳酸氢钠碱化尿液。与甲氧苄啶合用产生协同抗菌作用。

磺胺异噁唑（sulfafurazole，菌得清）

磺胺异噁唑为短效磺胺药，血浆消除 $t_{1/2}$ 为 5 ～ 7 小时，乙酰化率低，不易在尿中形成结晶而损伤肾脏。药物在尿中浓度高，可达 1000 ～ 2000mg/L，适用于尿路感染。每日需服药 4 次，胃肠道反应多见。

磺胺甲噁唑（sulfamethoxazole，SMZ，新诺明）

磺胺甲噁唑是中效磺胺药，消除 $t_{1/2}$ 为 10 ～ 12 小时。脑脊液中浓度低于 SD，但仍可用于流行性脑脊髓膜炎的预防。尿中浓度与 SD 相似，也适用于大肠埃希菌等敏感菌诱发的泌尿系统感染，如肾盂肾炎、膀胱炎、单纯性尿道炎等。常与甲氧苄啶合用，产生协同抗菌作用，扩大临床适应证范围。

柳氮磺吡啶（sulfadiazine，SASP）

柳氮磺吡啶口服生物利用度 10% ～ 20%，药物大部分集中在小肠远端和结肠。本身无抗菌活性，在肠道分解成磺胺吡啶和 5- 氨基水杨酸盐；磺胺吡啶有较弱的抗菌作用,5- 氨基水杨酸具有抗炎和免疫抑制作用。SASP 是治疗溃疡性结肠炎的一线药物。也广泛用于治疗强直性脊柱炎、银屑病性关节炎、肠道或泌尿生殖道感染所致的反应性关节炎。此外，最新的国内外治疗指南均将 SASP 列为治疗类风湿关节炎的有效药物；长期服药产生较多不良反应，如恶心、呕吐、厌食、消化不良、头痛、皮疹、药热、粒细胞减少、溶血性贫血以及肝肾功能损害等，尚可影响精子活力而致可逆性不育症。

磺胺嘧啶银（sulfadiazine silver，烧伤宁）

磺胺嘧啶银具有磺胺嘧啶的抗菌作用和银盐的收敛作用。SD-Ag 抗菌谱广，对多数革兰阳性菌和阴性菌有良好的抗菌活性，抗菌作用不受脓液 PABA 的影响；对铜绿假单胞菌抑制作用强大。临床用于预防和治疗Ⅱ度、Ⅲ度烧伤或烫伤的创面感染，并可促进创面干燥、结痂及愈合。

磺胺醋酰钠（sulfacetamide，SA）

磺胺醋酰的钠盐溶液呈中性，局部应用几乎不具有刺激性，穿透力强；适用于眼科感染性疾患如沙眼、角膜炎和结膜炎。

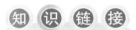

磺胺药的发现

20 世纪初，人们对细菌性疾病尚束手无策。1932 年德国人多马克用一种叫"百浪多息"的橘红色染料注射并治愈了链球菌感染的小白鼠。

此间，多马克的小女儿因手被刺破引起感染而导致败血症。在采用各种方法医治无效后，多马克对她注射了大剂量的百浪多息，结果多马克的女儿很快被治愈。1935 年初，多马克发表论文报告了他应用"百浪多息"的效果。不久，法国特利弗尔等研究表明，上述染料的抗菌消炎作用，是由于它在体内分解为磺胺的缘故。于是磺胺的名字迅即广泛传播。尔后，人类制造出种类繁多磺胺药物，给许多有致命危险的急性疾病提供了有效的治疗手段，也使不少慢性疾病得以更早治愈。多马克也因其突出贡献而获得 1939 年诺贝尔生理学或医学奖。

第三节　其他合成抗菌药

甲氧苄啶（trimethoprim，TMP，磺胺增效剂）

甲氧苄啶口服吸收迅速而完全，$t_{1/2}$ 约为 10 小时，与 SMZ（$t_{1/2}$ 为 10 ～ 12 小时）相似。体内分布广泛，脑脊液中药物浓度较高，炎症时接近血药浓度。

甲氧苄啶是细菌二氢叶酸还原酶抑制剂，抗菌谱与磺胺类相似，但抗菌作用较强，单用易产生耐药性。与磺胺类药物合用，可使细菌的叶酸代谢受到双重阻断，起到增效作用，使磺胺类抗菌作用增强数倍至数十倍，甚至出现杀菌作用，并可减少耐药性的出现，对已耐药菌株也有作用。临床常与 SMZ 或 SD 合用组成复方制剂，如 SMZ 和 TMP 按 5 : 1 比例制成复方新诺明，可用于治疗敏感菌引起的泌尿道、呼吸道、胃肠道感染，也用于卡氏肺孢子虫肺炎、奴卡菌病、伤寒等。

不良反应主要有恶心、呕吐、皮疹等，长期用药或某些敏感患者可引起叶酸缺乏，导致巨幼红细胞性贫血、白细胞减少、血小板减少等，必要时可用四氢叶酸治疗。有致畸作用，孕妇禁用。

呋喃妥因（nitrofurantoin，呋喃坦啶）

呋喃妥因属硝基呋喃类药物，口服吸收迅速，在血液中迅速被破坏，消除 $t_{1/2}$ 大约为 30 分钟，不能用于全身性感染。给药量 40% ～ 50% 以原形随尿液排出，故血药浓度低，尿中浓度高。抗菌谱广，对多数革兰阳性菌和阴性菌具有杀菌作用，对铜绿假单胞菌及变形杆菌属无效。临床用于敏感菌所致的泌尿系统感染。主要不良反应为胃肠道反应，偶见皮疹、药热等变态反应，大剂量使用时可引起周围神经炎，长期使用可发生间质性肺炎和肺纤维化，葡萄糖 -6- 磷酸脱氢酶缺乏患者用药可发生溶血性贫血，禁用。肾衰者禁用。

呋喃唑酮（furazolidone，痢特灵）

呋喃唑酮属硝基呋喃类药物，口服不易吸收，肠道内药物浓度高。主要用于治疗肠炎、痢疾、霍乱等肠道感染性疾病；抗幽门螺杆菌，可治疗胃、十二指肠溃疡。栓剂可用于治疗阴道滴虫病。不良反应同呋喃妥因，但较轻微。

甲硝唑（metronidazole，灭滴灵）

甲硝唑属硝基咪唑类药物，口服吸收良好，体内分布广泛。对革兰阳性和阴性厌氧性菌都有较强的抗菌作用，对脆弱杆菌敏感。对其他病原体如滴虫、阿米巴原虫、贾第鞭毛虫等也有杀灭作用，对需氧菌无效。可用于厌氧菌引起的败血症、盆腔炎、骨髓炎、中耳炎、口腔感染等，也可作为肠内、肠外阿米巴病的首选，也是治疗阴道滴虫病的首选药物。不良反应主要是胃肠道反应、变态反应、外周神经炎等，一般较轻微。用药期间和停药 1 周内，禁用含乙醇饮料，并减少钠盐摄入量。

复习思考题

1. 简述喹诺酮类的作用机制及临床应用。

2. 磺胺类药物能否与甲氧苄啶合用？说明理由。

扫一扫，知答案

常用制剂及其用法

诺氟沙星　片（胶囊）剂：0.1g。口服，成人0.4g/次，2次/d。静脉滴注，200mg/次，2～3次/d。

氧氟沙星　片（胶囊）剂：0.1g、0.2g。口服，成人0.3g/次，2次/d。注射剂：0.2g/5mL静脉滴注，200mg/次，2～3次/d。

培氟沙星　片剂：0.2g。口服，成人0.4g/次，2次/d。

环丙沙星　片（胶囊）剂：0.25g、0.5g、0.75。口服，成人0.5g/次，1～2次/d。注射剂：100g/50mL、200g/100mL静脉滴注，100～200mg/次，1～2次/d。

依诺沙星　片剂：100mg、200mg。口服，成人0.1g～0.2g/次，3次/d。

洛美沙星　片剂：0.1g、0.2g。口服，成人0.2g/次，2次/d。

氟罗沙星　片剂：0.1g。口服，成人0.4g/次，1次/d。

磺胺嘧啶　片剂：0.5g。口服，成人1g/次，首剂加倍，2次/d，同服等量碳酸氢钠。治疗流行性脑脊髓膜炎，小儿0.2～0.3g/（kg·d），成人2g/次，4次/d。钠盐可深部肌内注射，或用0.9%氯化钠注射液稀释，使浓度低于5%，缓慢静脉注射或静脉滴注。

复方磺胺甲噁唑（复方新诺明）　片剂：每片含SMZ0.4g，TMP0.08g。口服，成人2片/次，2次/d。

磺胺多辛　片剂：0.5g。口服，0.5～1.0g/次，首剂1g，每3～7d服药1次。

柳氮磺吡啶　片剂：0.25g。口服，1～1.5g/次，3～4次/d，症状好转后减为0.5g/次。

磺胺醋酰钠　滴眼液：15%。用10%～30%水溶液，滴眼用。

磺胺脒隆　霜（膏）剂：5%、10%。5%～10%溶液湿敷或5%～10%软膏涂敷，或用其散剂撒布。

磺胺嘧啶银　霜剂或膏剂：1%～2%。用1%～2%软膏或乳膏涂敷创面，也可用乳膏油纱布包扎创面。

甲氧苄啶　片剂：0.1g。口服，成人0.1～0.2g/次，2次/d；小儿5～10mg/（kg·d），分2次服用。

呋喃妥因　片剂：0.05g、0.1g。口服，成人0.05～0.1g/次，4次/d；儿童5～10mg/（kg·d），分4次服，连续服用不宜超过2周。

呋喃唑酮　片剂：0.25g、0.1g。口服，成人0.1g/次，3～4次/d；儿童5～10mg/（kg·d），分4次服。5～7d为1疗程。

扫一扫，看课件

第 三 十 七 章

抗结核病药

【学习目标】

掌握：抗结核病药的分类及各类代表药物名称；异烟肼和利福平的药理作用、临床应用及不良反应。

熟悉：抗结核病的用药原则。

了解：其他抗结核病药物的作用特点。

结核病是由结核分枝杆菌引起的慢性传染病，可累及全身多个脏器，但以肺结核最为常见。抗结核病药种类很多，临床上将疗效高、不良反应少、患者易耐受的称为一线抗结核病药物，如异烟肼、利福平、乙胺丁醇、吡嗪酰胺、链霉素等；而将疗效较差或毒性较大，对一线药耐药或与其他药物配伍使用的，称为二线抗结核病药物，如对氨基水杨酸、丙硫异烟胺、阿米卡星、氧氟沙星等。此外，近几年又研制出一些疗效好、不良反应较小的新一代抗结核病药，如利福喷汀、利福定、司帕沙星等。

第一节　常用药物

异烟肼（isoniazid，INH，雷米封）

异烟肼口服吸收快而完全，分布广，穿透力强，易透过血脑屏障、骨关节、胸腹水、纤维化或干酪样病灶中。主要经肝脏乙酰化代谢灭活，其乙酰化速度存在个体差异，临床用药应注意调整给药方案。

【药理作用】异烟肼对结核分枝杆菌有高度选择性，抗菌力强，低浓度抑菌、高浓度杀菌。对生长旺盛的结核杆菌有杀菌作用，对静止期的结核杆菌只有抑菌作用。具有高效、低毒、口服方便、价格低廉等特点，但单用易产生耐药性，宜联合用药。

抗菌机制可能是抑制结核分枝杆菌细胞壁的分枝菌酸的生物合成，最终使细菌死亡。本药对其他细菌无作用。

【临床应用】目前可作为治疗各型结核病的首选药物。可单独用于治疗早期轻度结核病或预防结核病，除此之外，需要与其他抗结核病药物联合使用，规范化治疗结核病，防止或延缓耐药性的出现。

【不良反应】

1. 神经系统 长期、大剂量使用可引起周围神经炎和中枢神经系统症状，表现为手脚麻木、步态不稳、肌肉震颤和中枢兴奋、失眠、精神失常、惊厥等。补充维生素 B_6 可防治，癫痫或精神病患者慎用。

2. 肝损害 出现转氨酶升高、黄疸，严重者发生肝小叶坏死，故应定期检查肝功能，肝功不良者慎用。

3. 其他 可发生胃肠道反应，偶见皮疹、药热等变态反应。

利福平（rifampicin，RFP）

利福平口服吸收迅速，体内分布广，穿透力强。由于药物和代谢产物呈橘红色，可使尿、粪、痰液、泪液及汗液染成橘红色，应事先告知患者。

【药理作用】抗菌谱广且作用强大，对结核杆菌、麻风杆菌、革兰阳性菌（特别是耐药的金葡菌）、革兰阴性菌（如大肠埃希菌、变形杆菌等）以及沙眼衣原体和某些病毒都有效。抗菌机制是抑制细菌依赖 DNA 的 RNA 多聚酶，阻碍 mRNA 的合成，对人和动物细胞内的 RNA 多聚酶无影响。利福平的抗结核作用与异烟肼相似，单用易产生耐药性。

【临床应用】利福平常与其他抗结核药物联合治疗各型结核病。也用于治疗麻风病和耐药金葡菌及其他敏感菌引起的感染。外用可以治疗沙眼等眼部感染。

【不良反应】

1. 胃肠道反应 常见恶心、呕吐、腹痛、腹泻等。

2. 肝损害 长期用药可出现黄疸、肝肿大等症状，老年人、慢性肝病患者、酒精中毒者等易发生，故应定期检查肝功能。肝功不良者慎用。

3. 其他 大剂量可出现发热、寒战、头痛、肌肉酸痛等"流感综合征"。还可出现药热、皮疹等变态反应。有致畸作用，孕妇禁用。

乙胺丁醇（ethambutol，EMB）

乙胺丁醇对结核杆菌有较强的抗菌作用，包括对耐药的结核杆菌也有效。但单用易产生耐药性，主要与其他抗结核药物合用治疗各型结核病。目前没有与其他药物出现交叉耐药现象。不良反应较少。长期、大剂量使用可致球后视神经炎，表现为视力模糊、红绿色盲、视力下降、视野缩小等，停药后可恢复，故用药期间应定期做眼科检查。偶见胃肠道反应、肝损害等。

吡嗪酰胺（pyrazinamide，PZA）

吡嗪酰胺在酸性环境下对结核杆菌有较强的抗菌作用，单用易产生耐药性，但与其他抗结核药无交叉耐药性。常与其他抗结核药联合治疗各型结核病。长期、大剂量用药可产生肝损害，故应定期检查肝功能，肝功不良者慎用。此外，本药还可抑制尿酸排泄，诱发痛风，痛风患者禁用。

链霉素（streptomycin，SM）

链霉素是最早用于抗结核病的药物。抗结核作用较异烟肼、利福平弱，穿透力弱，且耐药株多见、毒性大，临床主要与其他抗结核药物合用。

对氨基水杨酸钠（sodium para-aminosalicylate，PAS）

对氨基水杨酸钠的穿透力差，仅对细胞外的结核杆菌有抑菌作用，疗效较一线药物差。但耐药性产生缓慢，与其他药物合用可以延缓耐药性的发生，增加疗效。常见不良反应为胃肠道反应及变态反应，长期、大剂量使用也可引起肝损害。

丙硫异烟胺（prothionamide）

丙硫异烟胺为异烟肼的衍生物，抗结核作用较异烟肼、利福平弱，但穿透力强，易达到结核病灶内，主要与其他抗结核药物联合用于一线药治疗无效者。不良反应以胃肠道反应多见，也可引起周围神经炎和肝损害。

利福喷汀（rifapentine）

利福喷汀为利福霉素的衍生物，抗菌谱和抗菌机制与利福平相似，但抗菌活性较利福平强。其半衰期长，可与其他药物联合治疗结核病。

司帕沙星（sparfloxacin）

司帕沙星是第三代氟喹诺酮类抗菌药物，对结核分枝杆菌有较强的杀灭作用，抗菌谱和抗菌机制详见第三十六章。与其他抗结核病药物合用可产生协同作用，耐药性和不良反应少见，可用于对一线抗结核病药物耐药或不能耐受的患者。

第二节　抗结核病药的用药原则

抗结核病药物的应用是治疗结核病的主要手段。合理应用抗结核病药物，能够提高药物的疗效，延缓耐药性的产生，减轻不良反应。

1.早期用药　早期病灶渗出多见，病灶内结核分枝杆菌生长旺盛，对抗结核病药物敏感，易被抑制或杀灭，药物此时容易渗入病灶中，发挥最佳疗效。

2.联合用药　单用抗结核药物易产生耐药性，联合两种或两种以上药物可提高疗效，延缓耐药性产生并降低毒性。一般在异烟肼基础上加用利福平、吡嗪酰胺等药物，进行二联或三联，甚至四联的治疗。

3. 适量用药　剂量不足，达不到疗效且易产生耐药性；剂量过大，易发生严重不良反应，故应选择合适的剂量。

4. 全程规律用药　结核病是一种易复发的疾病，过早停药会使疾病复发或加重而导致治疗失败。因此，结核病的治疗必须做到长期规律用药，不能随便更改用药量或改变药物品种。

复习思考题

1. 一线抗结核病药有哪些？分别有哪些主要不良反应？
2. 抗结核病药有哪些用药原则？

扫一扫，知答案

常用制剂及其用法

异烟肼　片剂：0.05g、0.1g、0.3g。口服，0.1～0.3g/次，0.2～0.6g/d；儿童用量为10～20mg/（kg·d），分3～4次服用。对急性粟粒型肺结核或结核性脑膜炎，酌情增加剂量。注射剂：0.1g/2mL。0.3～0.6g/次，加入5%葡萄糖溶液或0.9%氯化钠注射液20～40mL缓慢静推，或加入到250mL注射液中静脉滴注。

利福平　片剂或胶囊剂：0.15g、0.3g、0.45g、0.6g。清晨空腹口服，0.45～0.6g/次，1次/d；儿童用量为20mg/（kg·d），分2次服用。

乙胺丁醇　片剂：0.25g。口服，0.25g/次，2～3次/d；儿童用量为15～20mg/（kg·d），分2～3次服用。

吡嗪酰胺　片剂或胶囊剂：0.25g、0.5g。口服，35mg/（kg·d），分3～4次服用。

对氨基水杨酸钠　片剂：0.5g。口服，2～3g/次，4次/d；儿童用量为0.2～0.3g/（kg·d），分4次服用。注射剂：2g、4g、6g。4～12g/d，加入5%葡萄糖溶液或0.9%氯化钠注射液中，稀释为3%～4%的溶液，避光条件下2小时内静脉滴注完。

丙硫异烟胺　片剂：0.1g。口服，0.1～0.2g/次，3次/d；儿童用量为10～15mg/（kg·d），分3次服用。

扫一扫，看课件

第三十八章

抗真菌药与抗病毒药

【学习目标】

　　熟悉：抗真菌药与抗病毒药的分类及常用药物名称；常用抗真菌药与常用抗病毒药的作用特点、临床应用及主要不良反应。

　　了解：其他抗真菌药、抗病毒药的作用特点和临床应用。

第一节　抗真菌药

　　真菌感染可分为浅部真菌感染和深部真菌感染两类。抗真菌药是一类能抑制真菌生长繁殖或杀灭真菌的药物，主要用于真菌感染性疾病，常用药物有抗生素类抗真菌药（如两性霉素 B）、唑类抗真菌药（如酮康唑）、丙烯胺类抗真菌药（如特比萘芬）及嘧啶类抗真菌药（如氟胞嘧啶）等。

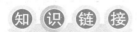

真菌感染

　　真菌感染可分为浅部真菌感染和深部真菌感染两类。浅部真菌感染常见致病菌是各种癣菌，多侵入皮肤、毛发、指（趾）甲等部位，引起体癣、头癣、手足癣、甲癣等，发病率高，危险性小。深部真菌感染常见致病菌是白色念珠菌和新型隐球菌，主要侵犯深部组织和内脏器官，发生率虽低，但危害大甚至危及生命。近年来，由于广谱抗菌药、免疫抑制剂等广泛使用，以及艾滋病的传播，导致人体免疫力低下，使深部真菌感染发病率呈现上升趋势。

一、抗生素类抗真菌药

两性霉素 B（amphotericin B，庐山霉素）

【药理作用和临床应用】两性霉素 B 为多烯类抗生素，属广谱抗真菌药，对多种深部真菌如白色念珠菌、新型隐球菌、组织胞浆菌、粗球孢子菌等有强大的抑制作用，高浓度时有杀菌作用，但对浅部真菌无效。两性霉素 B 可选择性与真菌细胞膜中的麦角固醇结合，改变细胞膜的通透性，导致真菌细胞内的氨基酸、电解质等物质外渗，从而引起真菌生长的停止或死亡。

主要用于治疗全身性深部真菌引起的感染，如真菌性肺炎、心内膜炎、脑膜炎及尿路感染等。口服用于肠道真菌感染。

【不良反应】不良反应较多，毒性较大。静脉滴注可出现高热、寒战、头痛、恶心、呕吐、厌食等，静滴过快可引起心律失常。事先给予解热镇痛药、抗组胺药或糖皮质激素，可减轻高热、寒战等反应。也会出现不同程度的肾损害，表现为蛋白尿、无尿、管型尿等。少数患者可能出现低钾血症和贫血等。用药期间应定期检查血尿常规、肝肾功能及心电图，以便及时调整剂量。

制霉素（nystatin，制霉菌素）

制霉素为多烯类抗生素，对白色念珠菌及隐球菌等各种真菌均有抑制作用，抗菌作用、抗菌机制与两性霉素 B 相似，不易产生耐药性。因毒性大，不宜注射用药，主要局部用于治疗皮肤、口腔及阴道念珠菌感染和阴道滴虫病，也可口服用于肠道真菌感染，如白色念珠菌等。

口服可出现恶心、呕吐、食欲减退等胃肠道反应，阴道用药可出现白带增多。

灰黄霉素（griseofulvin）

灰黄霉素对各种浅表皮肤癣菌有较强抑制作用，如表皮癣菌属、小芽孢菌属、毛菌属等。通过干扰敏感真菌的有丝分裂，抑制其生长，对深部真菌无效。因本药不直接杀菌，必须连续用药，直至被感染的毛发、皮肤或指甲脱落，症状才消除，因此治疗时间需数周乃至数月。本药不易透过表皮角质层，故外用无效。

临床主要用于治疗多种皮肤癣菌感染，以头癣疗效最好，对体股癣和手足癣也有效，对指（趾）甲癣疗效较差。

不良反应较多，常见恶心、呕吐、嗜睡、眩晕、失眠等。偶见白细胞减少、黄疸等。动物实验可致畸致癌，用药期间应定期作肝功能和血常规检查。动物实验中发现致畸和致癌作用。孕妇、哺乳期妇女禁用。

二、唑类抗真菌药

唑类抗真菌药属于人工合成的广谱抗真菌药，包括咪唑类和三唑类。咪唑类抗真菌药有克霉唑、咪康唑、酮康唑等；三唑类抗真菌药有氟康唑、伊曲康唑、伏立康唑等。作用机制是抑制真菌细胞膜麦角固醇的合成，使细胞膜破损，增加膜通透性，最终导致真菌死亡。

克霉唑（clotrimazole）

克霉唑为咪唑类广谱抗真菌药。口服吸收较少，毒性较大。抗浅表真菌作用与灰黄霉素接近，对深部真菌作用不及两性霉素 B。临床常局部外用治疗皮肤癣菌引起的体癣、手足癣等浅部真菌感染，但对头癣无效。

咪康唑（miconazole）

咪康唑为咪唑类广谱抗真菌药。口服吸收差，生物利用度低。临床主要局部用于治疗阴道、皮肤或指甲的真菌感染。静脉滴注用于不能耐受两性霉素 B 或对两性霉素 B 无效时的深部真菌感染。不良反应可见血栓性静脉炎、恶心、呕吐、皮疹等。

酮康唑（ketoconazole）

酮康唑为咪唑类广谱抗真菌药。口服易吸收，分布广，不易透过血脑屏障。口服生物利用度因个体差异较大，与食物、抗酸药或抑制胃酸分泌药同服可降低本品的生物利用度。口服广泛用于治疗浅表真菌感染和深部真菌感染，亦可局部用药治疗浅表真菌感染。由于有肝毒性，故全身应用受限，外用有较好疗效。

不良反应常见有恶心、呕吐等胃肠道反应，以及皮疹、头晕、嗜睡等，肝毒性较大，用药期间应定期检查肝功能。偶见内分泌异常，如男性乳房发育等。

氟康唑（fluconazole）

氟康唑为三唑类广谱抗真菌药。可口服和注射使用。口服易吸收，生物利用度高。分布广，脑脊液中浓度约为血浓度的 60%。肝脏内代谢较少，主要由肾排出。体内抗菌活性比酮康唑强 5～20 倍。临床常用于治疗各种念珠菌、隐球菌以及各种真菌引起的脑膜炎、消化道念珠菌感染、泌尿道念珠菌感染等，是治疗艾滋病患者隐球菌性脑膜炎的首选药。

不良反应发生率较低，常见有轻度胃肠道反应、头痛、头晕、皮疹及肝功能异常等。可导致胎儿发育缺陷，孕妇禁用。

伊曲康唑（itraconazole）

伊曲康唑为三唑类广谱抗真菌药。口服吸收较好，生物利用度较高，能广泛分布到皮肤、指（趾）甲部位。对多种深部真菌及皮肤浅部真菌感染均有效，抗菌活性比酮康唑强。临床主要用于治疗白色念珠菌性阴道炎、指（趾）甲部癣症、对灰黄霉素耐药的浅表真菌感染以及深部真菌引起的系统感染，是治疗罕见真菌如芽生菌感染的首选药物。

不良反应较少，主要有胃肠道反应，饭后服用可减轻。偶见头痛、头晕、皮肤瘙痒、血管神经性水肿、肝毒性等。

伏立康唑（voriconazole）

伏立康唑为三唑类广谱抗真菌药。口服吸收好，生物利用度可达 90%。在体内分布广，主要在肝脏代谢，经肾脏随尿液排出。抗菌活性是氟康唑的 10～500 倍，对多种真菌都有杀菌作用，如念珠菌属、隐球菌、镰刀菌属、曲霉菌属、足放线病菌属等。临床主要用于治疗对氟康唑、两性霉素 B 耐药的深部真菌感染、曲霉菌感染、镰刀菌属和足放线病菌属引起的严重真菌感染以及免疫功能缺陷患者的严重致命性真菌感染。

不良反应有胃肠道反应、发热、皮疹、视觉障碍等，偶见严重肝损害。

三、其他抗真菌药

特比萘芬（terbinafine）

特比萘芬为丙烯胺类广谱抗真菌药。口服吸收好，在毛囊、皮肤、毛发、甲板等部位维持较高的药物浓度。临床主要用于治疗浅表真菌感染引起的体癣、股癣、手足癣、甲癣等。不良反应较少，主要有胃肠道反应，也可出现皮疹、荨麻疹等，偶见肝损伤。

氟胞嘧啶（flucytosine）

氟胞嘧啶为嘧啶类广谱抗真菌药。口服吸收良好，生物利用度高。体内分布广，易通过血脑屏障，脊液中浓度高。能进入真菌细胞内，脱去氨基形成 5- 氟尿嘧啶，抑制胸腺嘧啶核苷合成酶，影响 DNA 的合成。临床主要用于念珠菌、隐球菌等引起的深部真菌感染，但疗效不如两性霉素 B。常与两性霉素 B 合用，可增加疗效。

不良反应有胃肠道反应、皮疹、发热、肝损害、贫血、白细胞和血小板减少等。用药期间应注意检查血象和肝肾功能，如有异常立即停药。孕妇禁用。

第二节　抗病毒药

病毒是一类以核酸为核心、以蛋白质为外壳的微小的致病性病原体，不具备完整的细胞结构，必须进入宿主细胞，利用宿主的代谢系统进行增殖复制。常见的致病病毒包括 DNA 和 RNA 病毒两类。病毒的增殖复制过程包括吸附、穿入与脱壳、生物合成与组装、成熟与释放四个阶段。病毒感染性疾病的发病率高，传播快，流行广。

凡是能抑制病毒增殖复制过程中任何一个阶段的药物，都有抗病毒作用。由于病毒具有严格的胞内寄生特性，致使抗病毒药物发展相对缓慢，疗效确切、安全低毒的高选择性抗病毒药很少。

一、抗流感病毒药

金刚烷胺（amantadine）

口服吸收良好，分布广。作用于病毒复制早期，特异性抑制甲型流行性感冒病毒的吸附、穿入和脱壳过程。主要用于甲型流感的防治，常作为治疗感冒的复方制剂的成分之一。本药还可用于治疗帕金森病。

不良反应有恶心、呕吐、厌食、头晕等表现，大剂量可致共济失调、惊厥等，有致畸报道，故孕妇、幼儿、癫痫患者禁用。

利巴韦林（ribavirin，病毒唑）

利巴韦林为广谱抗病毒药，对多种 RNA 和 DNA 病毒都有抑制作用，包括甲型流感病毒、乙型流感病毒、呼吸道合胞病毒、流感病毒、腺病毒、疱疹病毒、肝炎病毒等。临床可用于甲、乙型流感、疱疹、麻疹、甲型肝炎、病毒性肺炎等疾病。

不良反应有头痛、乏力、腹泻等，长期大剂量使用可致贫血、白细胞减少、心肌损害。有较强的致畸作用，孕妇禁用。

二、抗疱疹病毒药

碘苷（idoxuridine，疱疹净）

碘苷能竞争性抑制胸苷酸合成酶，抑制 DNA 病毒的合成，但对 RNA 病毒无效。由于本品全身应用毒性大，仅限于局部使用，主要用于单纯疱疹病毒感染引起的眼部、皮肤感染，对疱疹性角膜虹膜炎无效。

不良反应有眼部刺痛、眼睑水肿等，偶见变态反应。

阿糖腺苷（vidarabine）

阿糖腺苷为广谱抗病毒药物，可用于治疗单纯疱疹病毒性脑炎、免疫缺陷患者的水痘和带状疱疹病毒感染，局部用于单纯疱疹病毒性角膜炎。由于其疗效低、毒性大，临床已少用。

不良反应常见有胃肠道道反应、眩晕等，大剂量可致骨髓抑制、血小板减少、白细胞减少等。孕妇及婴儿禁用。

阿昔洛韦（aciclovir，无环鸟苷）

阿昔洛韦为人工合成的核苷类抗 DNA 病毒药物，对 RNA 病毒和牛痘病毒无效。通过竞争性抑制病毒 DNA 多聚酶，使病毒 DNA 合成受阻。临床作为单纯性疱疹病毒感染的首选药，也可用于治疗带状疱疹、生殖器疱疹和疱疹性角膜炎等，还可与其他药物合用治疗乙型肝炎。

不良反应较少，局部应用可有轻微疼痛，口服后有恶心、呕吐、腹泻等胃肠道反应，偶有发热、皮疹等，静脉注射可发生静脉炎、肌酐升高、尿素氮升高等。对本品过敏者、孕妇禁用，肾功能不全者慎用。

更昔洛韦（ganciclovir）

更昔洛韦口服吸收较差，常采用静脉滴注。对单纯性疱疹病毒和水痘－带状疱疹病毒的抑制作用与阿昔洛韦相似，但对巨细胞病毒的抑制作用较阿昔洛韦强。临床主要用于艾滋病、器官移植、恶性肿瘤等的严重巨细胞病毒感染。

本药常见不良反应有骨髓抑制，还可出现皮疹、药热、恶心、呕吐、肝功能异常等不适症状。

伐昔洛韦（valaciclovir）

伐昔洛韦在体内水解为阿昔洛韦后发挥抗病毒作用，故作用和适应证与阿昔洛韦相同。特点是口服吸收好，体内作用持续时间较长。偶见恶心、腹泻、头痛等。

三、抗肝炎病毒药

干扰素（interferon，IFN）

干扰素是机体细胞在病毒感染及其他诱导剂刺激下产生的一类具有生物活性的糖蛋白物质，具有广谱抗病毒、免疫调节和抗恶性肿瘤作用。口服无效，需要注射给药。临床主要用于治疗慢性病毒性肝炎（乙型、丙型）、呼吸道病毒感染、病毒性心肌炎、流行性腮腺炎、乙型脑炎、巨细胞病毒感染、血源性恶性肿瘤等。

不良反应常见有倦怠、头痛、肌痛、全身不适等，也可引起白细胞和血小板减少。大剂量可出现共济失调、精神失常等。

聚肌胞（poly inosinic）

聚肌胞为干扰素诱导剂，能诱导机体产生内源性干扰素，具有广谱抗病毒作用和免疫调节作用。局部用于治疗单纯疱疹性角膜炎、带状疱疹，肌内注射治疗流行性出血热、乙型肝炎等。

不良反应少，偶见变态反应。孕妇禁用。

拉米夫定（lamivudine，3TC）

拉米夫定口服易吸收，生物利用度高，不受食物影响。主要以原形经肾排泄，肾功能不全患者应减少用量。本品为核苷类逆转录酶抑制剂，对乙肝病毒和艾滋病病毒有效，临床用于治疗乙肝和艾滋病。毒性较低，常见不良反应有头痛、失眠、疲劳和腹泻等。

四、抗 HIV 药

齐多夫定（zidovudine，AZT）

齐多夫定是脱氧胸苷衍生物，是第一个上市的抗 HIV 药。口服吸收快，可透过血脑屏障。通过竞争性抑制 HIV 反转录酶，阻止病毒的复制，降低 HIV 感染患者的发病率，并延长其存活期，为治疗艾滋病的首选药物之一，可减轻或缓解艾滋病和艾滋病的相关症候群。

常见不良反应有头痛、恶心、呕吐、味觉改变、牙龈出血、肌痛等，连续用药可自行消退。也可出现肝功能异常、癫痫发作、骨髓抑制等。孕妇、肝功能不全者慎用，哺乳期妇女禁用。

奈韦拉平（nevirapine）

奈韦拉平为非核苷类反转录酶抑制剂。口服有效，生物利用度高。通过与 HIV 反转录酶的活性中心结合，阻断反转录酶活性，抑制 HIV 的复制。单用易产生耐药性，临床常与其他药物合用治疗艾滋病。

主要不良反应表现为皮疹、头痛、腹泻、转氨酶升高等。注意监测肝功能。

利托那韦（ritonavir）

利托那韦为蛋白酶抑制剂。通过抑制 HIV 蛋白酶活性，产生无感染性的不成熟病毒颗粒，抑制病毒的复制。临床常与其他逆转录酶抑制药物合用治疗艾滋病。

不良反应有全身乏力、恶心、呕吐、腹泻、头痛、头晕、皮疹等。

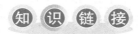

鸡尾酒疗法

目前临床常采用"鸡尾酒疗法"治疗艾滋病。"鸡尾酒疗法"是将作用于 HIV 不同环节的药物联合应用，即将包括逆转录酶抑制剂和蛋白酶抑制剂在内的两种或多种药物的联合使用，能较强的抑制病毒的复制，延缓耐药性产生。长期治疗对艾滋病患者可取得显著成功，能减慢艾滋病的发展速度、降低死亡率。

复习思考题

1. 治疗浅部真菌感染的药物有哪些？治疗深部真菌感染的药物有哪些？
2. 哪些药物可以用于治疗流行性感冒？

扫一扫，知答案

常用制剂及其用法

制霉菌素　片剂：25 万 U、50 万 U。口服，50 万～100 万 U/ 次，3～4 次 /d。儿童酌减。还有软膏、阴道栓剂、混悬剂供局部应用。

两性霉素 B　粉针剂：10mg、25mg、50mg。静脉滴注，先用注射用水溶解，再加入 5% 葡萄糖溶液中，稀释为 0.1mg/mL。成年人和儿童按体重计算剂量。从 0.1mg/（kg·d）开始，逐渐增至 1mg/（kg·d）为止，可每日或隔日给药 1 次，注意避光缓慢静滴。鞘内注射，首次 0.1～0.2mg，逐渐增至 0.5～1.0mg/ 次，浓度不超过 0.3mg/mL，应与地塞米松合用。

灰黄霉素　片剂：250mg、500mg。成人 0.5～1.0g/ 次，儿童 10～15mg/（kg·d），分 2～4 次口服。滴丸剂量减半，疗程 10～14 日。

克霉唑　软膏、霜剂（3% 或 5%）、栓剂可供外用。

咪康唑　注射剂：0.2g。静脉滴注，0.2～0.4g/ 次，3 次 /d，一日最大量不宜超过 2g，加入到 5% 葡萄糖溶液或 0.9% 氯化钠注射液 200mL 中，于 30～60 分钟内滴完。霜剂：2%。外用。栓剂：0.1g。阴道用。

酮康唑　片剂：200mg。口服，成人 200～400mg/ 次，1 次 /d，疗程视病情而定，可长达 5～6 个月以上。儿童 15kg 以下，20mg/ 次，3 次 /d;15～30kg，100mg/ 次，1 次 /d。

氟康唑　胶囊剂或片剂：50mg、100mg、150mg。口服，50～400mg/ 次，1 次 /d。注射剂：200mg/100mL。静脉滴注，100～200mg/d。

伊曲康唑　胶囊剂：100mg、200mg。口服，100～200mg/ 次,1 次 /d。疗程视病情而定。

特比萘芬　片剂：125mg、250mg。口服，250mg/ 次，1 次 /d。疗程视病情而定。霜剂：1%。1～2 次 /d，外用。

氟胞嘧啶　片剂：250mg、500mg。口服，50～150mg/（kg·d），分 3～4 次服用，疗程数周至数月。

金刚烷胺　片剂：0.1g。口服，0.1g/ 次，2 次 /d；儿童用量酌减，可连 3～5 天，最多不超过 10 天。

利巴韦林　片剂：0.1g、0.2g。口服，0.8～1g/d，分 3～4 次服用。注射剂：0.1g。静脉滴注或肌内注射，10～15mg/（kg·d），分 2 次用。

碘苷　滴眼液：0.1%。白天 1 次 /h，夜间 1 次 /2h。症状明显改善后，改为白天 1 次 /2h，夜间 1 次 /4h。

阿昔洛韦　胶囊剂：200mg。口服,200mg/ 次,5～6 次 /d。注射剂：500mg。静脉滴注，一次 5mg/kg，加入输液中，一小时内滴完，3 次 /d，疗程 7 天。滴眼液、霜剂，外用。

干扰素　注射剂：300 万 U、450 万 U。皮下或肌内注射，100 万～300 万 U/ 次，一周 2～4 次。

聚肌胞　注射剂：1mg、2mg。肌内注射，1～2mg/ 次，隔 2～3 日 1 次，2～3 个月为一疗程。

拉米夫定　片剂：150mg。口服，150mg/ 次，2 次 /d，空腹时服用。

扫一扫，看课件

第三十九章
抗寄生虫药

【学习目标】

　　熟悉：抗疟药的分类及各类代表药物名称；氯喹、伯氨喹、乙胺嘧啶、阿苯达唑、甲苯达唑的药理作用、临床应用及不良反应。

　　了解：其他抗寄生虫药物的种类、作用特点以及临床应用。

第一节　抗疟药

　　疟疾是疟原虫引起的，由雌性按蚊叮咬而传播的一种传染病，流行于热带、亚热带地区，临床表现为间歇性寒战、高热、出汗等。可分为恶性疟和良性疟（间日疟、三日疟）。临床常用的抗疟药分为主要用于控制症状的药物（如氯喹）、主要用于控制复发和传播的药物（如伯氨喹）和主要用于病因性预防的药物（如乙胺嘧啶）等。

一、主要用于控制症状的药物

氯喹（chloroquine）

　　氯喹是人工合成的 4- 氨喹啉类衍生物。

　　【体内过程】口服吸收快而完全，1 ～ 2 小时可达血药浓度高峰，抗酸药会影响其吸收。体内分布广，主要浓集在被疟原虫入侵的红细胞中。经肝脏代谢，随尿液排出，酸化尿液能促进其排泄。

　　【药理作用和临床应用】

　　1. 抗疟作用　氯喹能杀灭红细胞内期的各种疟原虫裂殖体，具有起效快、疗效强、作用时间长的特点。用药后 1 ～ 2 天，患者出现的发热、寒战等不适症状大多消退，3 ～ 4

天后血中的疟原虫消失。是临床控制各型疟疾症状的首选药，对无迟发型红细胞外期的恶性疟有根治作用，与伯氨喹合用可根治良性疟。

2. 抗肠外阿米巴病作用　氯喹在肝脏中药物浓度高，能杀死阿米巴滋养体，用于治疗阿米巴肝脓肿。但在肠壁内分布少，对肠内阿米巴病无效。

3. 免疫抑制作用　大剂量氯喹有免疫抑制作用，可用于治疗类风湿性关节炎、系统性红斑狼疮等自身免疫性疾病。

【不良反应】治疗剂量下不良反应较少，偶见轻度头晕、恶心、呕吐、皮肤瘙痒、皮疹等，停药后可消失。大剂量或长期使用，可出现粒细胞减少、视觉障碍、心律失常等。

奎宁（quinine）

奎宁是奎尼丁的左旋体，是从金鸡纳树皮中提取得到的一种生物碱，是临床最早用于控制症状的抗疟药。

【药理作用和临床应用】奎宁的作用与氯喹相似，但疗效比氯喹弱，且由于不良反应严重，已不作为控制疟疾发作的首选药。主要用于对氯喹耐药或对多种抗疟药耐药的恶性疟。

【不良反应】

1. 金鸡纳反应　表现为恶心、呕吐、头痛、耳鸣、视力下降等，停药后可恢复。

2. 心血管反应　用药量过大或静脉滴注速度过快，可导致心肌抑制、血压下降、心律失常等，故应缓慢滴注，密切观察患者的血压和心脏变化。

3. 特异质反应　少数恶性疟患者和先天缺乏葡萄糖 -6- 磷酸脱氢酶的患者即使应用小剂量也可诱发严重的急性溶血性贫血。

4. 其他　可兴奋子宫平滑肌，诱发早产、流产，孕妇禁用；刺激胰岛素分泌，引起低血糖。

青蒿素（artemisinin）

青蒿素是从中药黄花蒿中提取的一种倍半萜内酯过氧化物，是我国科学家根据传统医学"青蒿截疟"的记载研发的抗疟药。口服吸收快，脂溶性高，易透过血脑屏障，主要经肾和肠道排出。

抗疟作用与氯喹相似，对各种疟原虫红细胞内期的裂殖体均有快速杀灭作用，与氯喹的交叉耐药性不明显，但作用时间短，复发率较高，与其他抗疟药合用可降低复发率。临床主要用于对氯喹耐药或对多种药物耐药的恶性疟。

不良反应较少，偶见恶心、呕吐、腹痛、腹泻、四肢麻木、转氨酶升高，未见对重要脏器的损害作用。

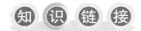

知 识 链 接

青蒿素的发现

1972 年，中国科学家屠呦呦从菊科植物黄花蒿中提取出抗疟药青蒿素，随后又合成三种衍生物——蒿甲醚、青蒿琥酯和双氢青蒿素，现已成为临床不可缺少的抗疟药物，挽救了全球特别是发展中国家数百万人民的生命，受到国内外的广泛重视。2011 年 9 月，屠呦呦获得拉斯克临床医学奖。2015 年获诺贝尔生理学或医学奖。

二、主要用于控制复发与传播的药物

伯氨喹（primaquine）

伯氨喹是人工合成的 8- 氨基喹啉类衍生物。口服吸收快，2 小时可达到血药浓度高峰。分布广，体内代谢迅速，代谢产物经肾脏排出。

伯氨喹能杀灭继发性红细胞外期的疟原虫迟发型子孢子和各种疟原虫的配子体，阻止疟疾的传播，但对红细胞内期的疟原虫无效，不能用于控制疟疾症状，可与红细胞内期抗疟药合用，根治良性疟，减少耐药性的产生。目前是临床用于控制疟疾复发和传播的有效药物。

伯氨喹毒性较大。治疗量可出现恶心、呕吐、腹痛、头晕、发绀等不适症状，停药后可恢复。少数特异质患者可发生急性溶血性贫血和高铁血红蛋白血症，缺乏葡萄糖 -6- 磷酸脱氢酶者禁用。

三、主要用于病因性预防的药物

乙胺嘧啶（pyrimethamine）

【药理作用和临床应用】乙胺嘧啶是二氢叶酸还原酶抑制药，阻止二氢叶酸转变为四氢叶酸，阻碍核酸的合成，从而抑制疟原虫的增殖，对已经发育成熟的裂殖体无效，故起效缓慢。本品虽不能直接杀灭配子体，但能阻止疟原虫在按蚊体内发育产生配子体，起到控制疟疾传播的作用。由于本品能抑制疟原虫的红细胞外期速发型子孢子，在临床作为疟疾病因性预防的首选药。

【不良反应】长期大剂量使用，可影响人体的叶酸代谢，出现巨幼红细胞性贫血，及时停药或用甲酰四氢叶酸治疗可以逐渐恢复。乙胺嘧啶略带甜味，易被儿童大量误服导致中毒，表现为恶心、呕吐、发热、发绀、惊厥，甚至死亡，应注意管理。因有致畸作用，孕妇禁用。

第二节　抗阿米巴病药与抗滴虫病药

一、抗阿米巴病药

阿米巴病是由溶组织阿米巴原虫感染人体导致的疾病，可分为：①肠内阿米巴病，表现为阿米巴痢疾、阿米巴肠炎；②肠外阿米巴病，表现为各脏器脓肿，以阿米巴肝脓肿和肺脓肿多见。

（一）治疗肠内、肠外阿米巴病药物

甲硝唑（metronidazole，灭滴灵）

甲硝唑为人工合成的 5- 硝基咪唑类化合物。

【体内过程】口服吸收好，分布广泛，在各组织和体液中均能达到有效浓度，主要在肝脏代谢，代谢产物和原形经肾脏排泄，可使尿液呈红棕色，也可经乳汁排泄。

【药理作用和临床应用】

1.抗阿米巴作用　甲硝唑对肠内、肠外的阿米巴滋养体均有强大的杀灭作用，是临床治疗肠内、肠外阿米巴病的首选药。由于在肠腔内的药物浓度偏低，单独治疗肠内阿米巴病复发率较高，应与治疗肠内阿米巴病药物合用。

2.抗滴虫作用　对阴道毛滴虫有较强的杀灭作用，不影响阴道内的正常菌群。毒性小、疗效好，是临床治疗阴道滴虫病的首选药，对男女感染患者均有良好的疗效。

3.抗厌氧菌作用　甲硝唑对大多数革兰阳性或革兰阴性厌氧杆菌和球菌均有较强的杀灭作用，对脆弱类杆菌尤为敏感。临床常用于厌氧菌感染引起的败血症、盆腔炎、腹腔感染、口腔感染、骨髓炎等。

4.抗贾第鞭毛虫作用　甲硝唑是治疗贾第鞭毛虫病的最有效药物，治愈率可达90%。

【不良反应】

1.胃肠道反应　口服有苦味、金属味感，表现为恶心、呕吐、厌食、腹痛、腹泻、舌炎等，停药可减轻。

2.神经系统反应　偶见头痛、眩晕、肢体麻木、共济失调等，服药期间禁止饮酒。

3.变态反应　少数患者可出现荨麻疹、面色潮红、白细胞轻度减少等症状，停药后可恢复。

4.其他　动物实验显示有致畸作用，妊娠 3 个月内和哺乳期妇女禁用。

（二）治疗肠内阿米巴病药物

二氯尼特（diloxanide）

二氯尼特为二氯乙酰胺类衍生物。口服吸收快，1 小时血药浓度可达高峰，体内分布

广。二氯尼特是目前最有效的杀阿米巴包囊药物，对无症状带阿米巴包囊患者有良好疗效，与甲硝唑合用治疗肠内阿米巴感染，但对肠外阿米巴感染无效。不良反应轻，偶见恶心、呕吐、皮疹等。

巴龙霉素（paromomycin）

巴龙霉素为氨基糖苷类抗生素。口服不吸收，在肠腔内药物浓度高，抑制肠内阿米巴原虫生长繁殖需要的共生菌，间接抑制阿米巴滋养体，高浓度也能直接杀灭阿米巴滋养体。临床主要用于治疗急性阿米巴痢疾。不良反应常见恶心、呕吐等胃肠道反应。

卤化喹啉类

本类药物包括双碘喹啉（diiodohydroxyquinoline）、喹碘方（chinilfon）和氯碘羟喹（clioquinol）。口服吸收较少，在肠腔内药物浓度高，通过释放出碘，抑制阿米巴原虫生长繁殖需要的共生菌，抑制滋养体。大剂量也能杀灭肠腔内的滋养体和包囊。临床主要用于治疗慢性阿米巴痢疾和无症状的带包囊患者。

不良反应常见有腹泻症状。长期大剂量应用，可引起亚急性脊髓 – 视神经病，导致视觉障碍，许多国家已禁止或限制使用。对碘过敏者禁用。

（三）治疗肠外阿米巴病药物

氯喹是治疗肠外阿米巴病药物，详见本章第一节。

二、抗滴虫病药

滴虫病是由阴道毛滴虫感染引起，可导致滴虫性阴道炎、尿道炎和前列腺炎。目前抗滴虫病药有甲硝唑、替硝唑、乙酰砷胺等。其中，甲硝唑是治疗滴虫病的首选药物。

乙酰砷胺（acetarsol）

乙酰砷胺为五价砷剂，毒性较大，常局部置于阴道后穹隆部直接杀灭滴虫，临床常用于对甲硝唑耐药的滴虫感染。具有局部刺激性，可使阴道分泌物增加。

第三节　抗血吸虫病药

血吸虫病是由裂体吸虫属血吸虫引起的一种慢性寄生虫病，主要寄生在肠系膜静脉和门静脉的血液中，严重危害人体健康。在我国主要是由日本血吸虫感染引起，主要分布在长江流域及以南地区。

吡喹酮（praziquantel）

吡喹酮为人工合成的吡嗪异喹啉衍生物，是广谱抗血吸虫病药。

【体内过程】口服吸收快，2 小时左右血药浓度可达高峰，门静脉中药物浓度高。在肝脏内代谢和肾脏排泄速度较快，不易蓄积。

【药理作用和临床应用】

1. 抗血吸虫作用 吡喹酮对多种血吸虫有较强的杀灭作用,如日本血吸虫、曼氏血吸虫、埃及血吸虫等。有效浓度时,可使虫体发生痉挛性麻痹,失去吸附能力,致使虫体脱离宿主组织,转移至肝脏;较高浓度时,还可引起虫体损伤,导致虫体形成空泡、破溃致死。临床用于治疗各型血吸虫病。

2. 抗其他吸虫作用 吡喹酮可用于治疗华支睾吸虫病、肠吸虫病、肺吸虫病等。

3. 抗绦虫作用 吡喹酮对各种绦虫感染、囊尾蚴病、棘球蚴病都有一定的疗效。

【不良反应】不良反应少。口服可出现恶心、腹痛、头痛、眩晕、肌肉颤动、嗜睡等,偶见心律失常。用药期间应避免驾车或高空作业。

第四节 抗丝虫病药

乙胺嗪(diethylcarbamazine,海群生)

乙胺嗪可驱使班氏丝虫和马来丝虫的微丝蚴集中至肝微血管内,使其被吞噬细胞消灭。对成虫作用弱,需要大剂量、长疗程。本品在临床仅用于治疗丝虫病。

不良反应较轻。常见有恶心、呕吐、厌食、头痛、乏力等。治疗过程中因微丝蚴和成虫的死亡,会释放大量异体蛋白质引起变态反应,表现为皮疹、淋巴结肿大、发热、畏寒、血管神经性水肿、哮喘、心率加快等,可用抗变态反应药缓解。

第五节 抗肠蠕虫病药

在肠道寄生的蠕虫包括线虫、绦虫和吸虫。其中,线虫有蛔虫、蛲虫、钩虫和鞭虫。我国肠蠕虫病以肠道线虫感染多见。

一、抗线虫药

甲苯达唑(mebendazole)

甲苯达唑为苯并咪唑类衍生物。口服吸收少,首过消除明显,在肠道内药物浓度高,大部分在肝脏代谢,随粪便排出体外。

【药理作用和临床应用】甲苯达唑属于广谱驱肠蠕虫药。通过抑制虫体对葡萄糖的摄取,减少 ATP 的产生,导致糖原耗竭,致使虫体不能生长、繁殖而死亡,对蛔虫、蛲虫、钩虫、鞭虫、绦虫等均有效。但这种干扰作用需要一定时间,故显效缓慢,数日后才能将虫体排尽。临床主要用于治疗蛔虫、蛲虫、钩虫、鞭虫和绦虫等寄生虫病。

【不良反应】不良反应轻。少数患者出现短暂腹痛、腹泻。偶见转氨酶升高、粒细胞减少、脱发等。有致畸可能，孕妇、哺乳期妇女、2 岁以下婴幼儿禁用。

阿苯达唑（albendazole，肠虫清）

阿苯达唑是甲苯达唑的同类药物，具有高效、低毒、广谱的特点。能杀灭蛔虫、钩虫、蛲虫、鞭虫、绦虫、吸虫的成虫和虫卵，杀虫机制同甲苯达唑。临床用于多种线虫引起的混合性感染，疗效较甲苯达唑好。阿苯达唑还对囊虫病、华支睾吸虫病、肺吸虫病、包虫病也有较好的疗效。

不良反应较少。可见轻微的恶心、呕吐等胃肠道反应以及头晕、头痛、嗜睡等。有致畸作用和胚胎毒性，孕妇、2 岁以下婴幼儿禁用。

哌嗪（piperazine，驱蛔灵）

哌嗪为常用的驱蛔虫、蛲虫药，对其他寄生虫无效。通过改变虫体的肌细胞膜对离子的通透性，使细胞膜发生超极化，阻断神经冲动的传导，导致虫体发生迟缓性麻痹，随粪便排出体外。

不良反应较轻。可出现恶心、呕吐、腹泻、上腹部不适等胃肠道反应。大剂量会引起神经系统反应，如眩晕、肌颤、共济失调、癫痫小发作等，有癫痫病史者禁用。

左旋咪唑（levamisole）

左旋咪唑属于广谱驱肠虫药，对蛔虫、钩虫、蛲虫均有驱逐作用，其中对蛔虫疗效最好。临床用于治疗蛔虫、钩虫和蛲虫感染。此外，左旋咪唑还具有免疫增强作用，临床可用于改善类风湿性关节炎、系统性红斑狼疮等疾病的症状。

不良反应轻。治疗量时偶见恶心、呕吐、腹痛等胃肠道反应。大剂量或长期用药，个别患者会出现粒细胞减少、肝功能减退等。妊娠早期、肝肾功能不全者禁用。

噻嘧啶（pyrantel，驱虫灵）

噻嘧啶为人工合成的四氢嘧啶衍生物，属于广谱驱肠虫药。通过增强神经肌肉兴奋性，引起虫体发生痉挛性麻痹，不能附着于肠壁而随粪便排出体外。对蛔虫、钩虫、蛲虫以及肠蠕虫的混合性感染有效，但对鞭虫、绦虫无效。

不良反应少而短暂。偶见胃肠道反应、头痛、发热、眩晕等。

二、抗绦虫药

氯硝柳胺（niclosamide，灭绦灵）

氯硝柳胺为水杨酰胺类衍生物。对多种绦虫都有杀灭作用，如猪肉绦虫、牛肉绦虫、阔节裂头绦虫、短膜壳绦虫等，其中对牛肉绦虫感染疗效最好。但氯硝柳胺不能杀灭虫卵，且猪肉绦虫的死亡节片被消化后，会释放出虫卵逆流入胃，有引起囊虫病的危险。因此，在服药后 2 ～ 3 小时内口服硫酸镁导泻，可防止囊虫病。

常用抗肠蠕虫病药的合理选药见表 39-1。不良反应少，偶见胃肠道反应。

表39-1 常用抗肠蠕虫病药的合理选药

寄生虫	首选药物	次选药物
蛔虫	甲苯达唑、阿苯达唑	哌嗪、左旋咪唑、噻嘧啶
蛲虫	甲苯达唑、阿苯达唑	哌嗪、噻嘧啶
钩虫	甲苯达唑、阿苯达唑	噻嘧啶
鞭虫	甲苯达唑	
绦虫	吡喹酮	氯硝柳胺
囊虫	吡喹酮、阿苯达唑	
包虫	阿苯达唑	吡喹酮、甲苯达唑

复习思考题

1. 依据作用环节的不同，抗疟药分别有哪些？
2. 针对小儿常见的蛔虫病，可以选用哪些药物治疗？

扫一扫，知答案

常用制剂及其用法

氯喹 片剂：0.25g。治疗间日疟：口服，成年人首剂1g，8小时后0.5g，第2、3日各0.5g；小儿酌减，必要时延长疗程。治疗恶性疟：静脉滴注，成年人第一日1.5g，第2、3日各0.5g，一般加入5%葡萄糖溶液500mL中，缓慢静滴。预防：0.5g/次，一周1次。治疗阿米巴病：口服，1g/d，第2日后每日服用0.5g，2～3周为一个疗程。

奎宁 片剂：0.3g。口服，0.3～0.6g/次，3次/d，连服5～7天。

青蒿素 片剂：0.1g。口服，首剂1g，6～8小时后再服0.5g，第2、3日各0.5g。

伯氨喹 片剂：13.2mg。口服。4日疗法：4片/d，连服4日。8日疗法：3片/d，连服8日。14日疗法，2片/d，连服14日。

乙胺嘧啶 片剂：6.25mg、25mg。口服，预防疟疾，25mg/d，1次/周。

甲硝唑 片剂：0.2g。治疗阿米巴病：口服，0.4～0.8g/次，3次/d，5～7日为一个疗程。治疗滴虫病：口服，0.2g/次，3次/d，7日为一个疗程。

二氯尼特　片剂：0.25g、0.5g。口服，0.5g/ 次，3 次 /d，10 日为一个疗程。

吡喹酮　片剂：0.25g。治疗血吸虫病：口服，一次 10mg/kg，3 次 /d。急性血吸虫病连服 4 日，慢性血吸虫病连服 2 日。治疗绦虫病：口服，10 ～ 25　mg/kg 顿服。

乙胺嗪　片剂：50mg、100mg。口服。1 日疗法：1.5g，1 次或分 2 次服。7 日疗法：0.2g/ 次，3 次 /d，连服 7 日。

甲苯达唑　片剂：0.1g。口服。治疗蛔虫、钩虫、鞭虫病：0.1g/ 次，早晚各 1 次，连服 3 日。治疗蛲虫病：0.1g 顿服。治疗绦虫病：0.3g/ 次，3 次 /d，连服 3 日。

阿苯达唑　片剂：0.1g、0.2g。口服。治疗蛔虫、钩虫、蛲虫病：0.4g 顿服。治疗绦虫病：0.8g/d，连服 3 日。治疗囊虫病：0.2 ～ 0.3g/ 次，3 次 /d，10 天为一个疗程，间隔 15 ～ 21 天，共 2 ～ 3 个疗程。治疗包虫病：一次 5 ～ 7mg/kg，2 次 /d，30 天为一个疗程，重复数疗程，间隔 2 周。

哌嗪　片剂：0.25g、0.5g。口服。治疗蛔虫病：成人 3.5 ～ 5g，极量 4g/d；小儿 0.15g/kg，极量 3g/d，睡前顿服，连服 2 日。治疗蛲虫病：成人 1.0 ～ 1.2g/ 次；小儿 60mg/kg，2 次 /d，连服 7 日。

左旋咪唑　片剂：25mg、50mg。口服。治疗蛔虫病：0.1 ～ 0.2g 顿服。治疗钩虫病：0.2g/d，连服 3 日。治疗丝虫病：0.2 ～ 0.3g/d，分 2 ～ 3 次服，连服 2 ～ 3 日。

噻嘧啶　片剂：0.3g。口服。治疗蛔虫、钩虫、蛲虫病：1.2 ～ 1.5g/ 次，1 次 /d，睡前顿服；小儿 30mg/（kg·d），睡前顿服。

氯硝柳胺　片剂：0.5g。口服。治疗猪肉绦虫、牛肉绦虫病：1g，清晨空腹顿服，1 小时后再服 1g，2 小时后口服硫酸镁导泻。治疗短膜壳绦虫病：2g，清晨空腹嚼服，1 小时后再服 1g，连服 7 ～ 8 日。

扫一扫，看课件

第四十章
抗恶性肿瘤药

【学习目标】
　　掌握：抗恶性肿瘤药的分类及各类常用药物名称；抗恶性肿瘤药的药理作用、临床应用及不良反应。
　　熟悉：抗恶性肿瘤药的作用机制。
　　了解：细胞增殖周期。

　　恶性肿瘤常称癌症，是严重威胁人类健康的常见病、多发病。目前治疗恶性肿瘤的主要方法为外科手术、放射治疗和化学治疗（简称化疗）。化学治疗是全身性治疗，有别于外科手术和放射治疗的局部肿瘤治疗。传统化疗药物有两大缺陷，一是对正常组织细胞的毒性反应，二是肿瘤细胞容易对药物产生耐药性。近年来，随着恶性肿瘤分子生物学和肿瘤药理学的发展，抗恶性肿瘤药正从传统的细胞毒作用向针对分子靶点的多环节作用发展，以分子靶向药物为代表的新型抗恶性肿瘤药物的治疗作用愈发突出。

第一节　概　述

一、细胞增殖周期与抗恶性肿瘤药的基本作用

（一）细胞增殖周期
　　细胞从一次分裂结束到下一次分裂完成的过程，称为细胞增殖周期。根据其生长繁殖特点不同可将肿瘤组织细胞群体分为三类。
　　1. 增殖细胞群　这类细胞不断按指数分裂，代谢活跃、增殖迅速，是肿瘤组织不断增大的根源。增殖细胞群对多数抗恶性肿瘤药物的敏感性高。增殖期分为四期：G_1 期，

即 DNA 合成前期；S 期，即 DNA 合成期；G_2 期，即 DNA 合成后期；M 期，即有丝分裂期。

2. 静止细胞群（G_0 期）　这类细胞为有增殖力、但暂时不进行分裂的细胞，当增殖细胞群被药物杀灭后，G_0 期细胞即可进入增殖状态。此类细胞对药物敏感性低，是肿瘤复发的主要根源。

3. 无繁殖力细胞群　这类细胞不能进行分裂繁殖，细胞老化后死亡，所占比例很小，无临床意义。

（二）抗恶性肿瘤药的基本作用

抗恶性肿瘤药通过影响细胞周期的生化事件或细胞周期调控对不同周期或时相的肿瘤细胞产生细胞毒作用并延缓细胞周期的时相过度。细胞周期非特异性药物主要杀灭增殖细胞群中各时相细胞甚至包括 G_0 期细胞，对非增殖期细胞群作用弱；细胞周期特异性药物仅对增殖周期中的某些时相有较强的作用，对 G_0 期细胞不敏感。

二、抗恶性肿瘤药的分类

（一）根据化学结构和来源分类

1. 烷化剂　如氮芥类、乙烯亚胺类、亚硝脲类、甲烷磺酸酯类等。

2. 抗代谢药　如叶酸、嘧啶、嘌呤类似物等。

3. 抗肿瘤抗生素　如蒽环类抗生素、丝裂霉素、博来霉素、放线菌素类等。

4. 抗肿瘤植物药　如长春碱类、喜树碱类、紫杉醇类、三尖杉生物碱类、鬼臼毒素衍生物等。

5. 杂类　如铂类配合物和酶等。

（二）根据药物作用于肿瘤细胞周期分类

1. 细胞周期非特异性药物　如烷化剂等。

2. 细胞周期特异性药物　如作用于 M 期长春碱类药物等。

（三）根据抗肿瘤作用生化机制分类

1. 影响核酸生物合成的药物　如氟尿嘧啶、6- 巯嘌呤、甲氨蝶呤、羟基脲、阿糖胞苷等。

2. 影响 DNA 结构与功能的药物　如烷化剂、丝裂霉素 C、博来霉素等。

3. 干扰转录过程和阻止 RNA 合成的药物　如放线菌素 D、柔红霉素等。

4. 影响蛋白质合成的药物　如长春碱类、三尖杉酯碱、L- 门冬酰胺酶等。

5. 调节体内激素平衡的药物　如糖皮质激素、雌激素等。

三、抗恶性肿瘤药的毒性反应

抗恶性肿瘤药物对肿瘤细胞和正常细胞的选择性差别不大，故对某些正常的组织也有一定的损害，表现为毒性反应，可将其分为近期毒性和远期毒性两种。

（一）近期毒性

1. 共有的毒性反应

（1）骨髓抑制 大多数抗恶性肿瘤药物均有不同程度的骨髓抑制，表现为白细胞、红细胞、血小板减少及全血细胞减少，甚至再生障碍性贫血。

（2）消化道反应 恶心、呕吐是抗恶性肿瘤药物的最常见毒性反应。也可损害消化道黏膜组织，引起口腔炎、口腔溃疡、舌炎、食管炎等，严重的可引起胃肠出血。进餐时服用可减轻症状，必要时应用止吐剂。

（3）脱发 可引起不同程度的脱发，用药后 1 ~ 2 个月最明显，停止化疗后头发仍可再生。

2. 特有的毒性反应

（1）器官毒性 心脏毒性，如多柔比星可引起心肌退行性病变和心肌间质水肿；呼吸系统毒性，如长期应用博来霉素可引起肺纤维化；肝毒性，如环磷酰胺可引起肝脏损害；肾和膀胱毒性，如顺铂可引起肾损害，大剂量环磷酰胺可引起出血性膀胱炎。

（2）其他 长春新碱易引起周围神经病变；部分抗恶性肿瘤药物如博来霉素等静脉注射后可引起变态反应。

（二）远期毒性

抗恶性肿瘤药物特别是烷化剂，长期用药具有致突变、致癌和抑制免疫的作用。在化疗患者中，部分会发生第二原发恶性肿瘤。除此之外还可影响生殖细胞的产生和内分泌功能，导致男性不育，女性患者可产生永久性卵巢功能障碍和闭经，孕妇则可引起流产或畸胎。

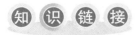

知 识 链 接

抗恶性肿瘤药的药理学应用原则

合理应用抗肿瘤药不但增强疗效，而且减少不良反应和耐药性的产生。主要考虑原则如下：①从细胞增殖动力学考虑：在细胞增殖周期某时相，使用细胞周期特异性或非特异性药物，通过招募作用或同步化作用对肿瘤细胞进行杀灭或阻滞。②从药物作用机制考虑：针对肿瘤的发病机制，联合应用作用于不同生化环节的抗肿瘤药，提高疗效。③从药物毒性考虑：在合用抗肿瘤药时要注意减少药物相同毒性的重叠；少数药物在合用时可降低对方毒性的产生，应多考虑。④从药物的抗癌谱考虑：胃肠道癌选用氟尿嘧啶、环磷酰胺等；鳞癌宜用甲氨蝶呤、博来霉素等。⑤从药物用药剂量考虑：一定剂量的药物只能杀灭一定数量的肿瘤细胞，考虑机体耐受性等，不要无限制的加大剂量或反复给药，需选用合适剂量并采用间歇给药，来保护宿主的免疫功能。⑥小剂量长期化疗：即节拍式化疗，通过抑制肿瘤新生血管内皮细胞的增殖和迁移等发挥抗肿瘤作用。

第二节　常用抗恶性肿瘤药

一、影响核酸生物合成的药物

甲氨蝶呤（methotrexate，MTX）

甲氨蝶呤主要用于儿童急性白血病和绒毛膜上皮癌，不良反应有胃肠道反应、骨髓抑制，也有脱发、皮炎等。孕妇可致畸胎、死胎。大剂量长期用药有肝肾毒性。在用大剂量甲氨蝶呤后，要用甲酰四氢叶酸钙作为救援剂，以保护骨髓造血功能。

氟尿嘧啶（fluorouracil，5-FU）

氟尿嘧啶对消化道癌症和乳腺癌疗效较好，对卵巢癌、宫颈癌、绒毛膜上皮癌、膀胱癌等也有效。不良反应主要为骨髓抑制和胃肠道反应，严重的可出现血性腹泻或便血，应立即停药。

巯嘌呤（mercaptopurine，6-MP）

巯嘌呤对急性淋巴细胞性白血病疗效好，也可用于绒毛膜上皮癌。不良反应多见胃肠道反应和骨髓抑制，少数患者可出现黄疸和肝功能障碍。

阿糖胞苷（cytarabine，Ara-C）

阿糖胞苷主要治疗成人急性粒细胞性白血病或单核细胞白血病，对多数实体肿瘤无效。骨髓抑制作用较严重，胃肠道反应也较明显，少数患者出现肝功能异常、皮疹等，静脉注射可出现血栓性静脉炎。

二、影响 DNA 结构与功能的药物

环磷酰胺（cyclophosphamide，CTX）

环磷酰胺抗瘤谱广，是目前应用最广的烷化剂，对恶性淋巴瘤疗效显著，对多发性骨髓瘤、急性淋巴细胞白血病、小细胞肺癌、卵巢癌、乳腺癌等也有效。也可用于类风湿关节炎、儿童肾病综合征以及自身免疫性疾病的治疗。常见的不良反应有骨髓抑制、胃肠道

反应、脱发等。大剂量使用环磷酰胺可引起出血性膀胱炎，可能与其代谢产物丙烯醛经泌尿道排泄有关，同时应用巯乙磺酸钠可预防。

噻替派（thiotepa，TSPA）

噻替派抗瘤谱较广，主要用于乳腺癌、卵巢癌，也可治疗肝癌、恶性黑色素瘤和膀胱癌等。不良反应主要是骨髓抑制，可引起白细胞和血小板减少。

白消安（busulfan，马利兰）

白消安小剂量即可明显抑制粒细胞生成，对慢性粒细胞白血病疗效显著，用于慢性期的缓解治疗，对慢性粒细胞白血病急性发作无效。对其他肿瘤疗效不明显。本药的胃肠道反应轻，对骨髓有抑制作用，久用可致闭经或睾丸萎缩。

卡莫司汀（carmustine，氯乙亚硝脲）

卡莫司汀脂溶性高，能通过血脑屏障。对脑瘤、脑转移瘤有效，也可用于恶性淋巴瘤、多发性骨髓瘤、急性白血病等。不良反应有胃肠道反应、骨髓抑制、肺纤维化、肝肾损害等。

丝裂霉素（mitomycin C，MMC、自力霉素）

丝裂霉素是一种广谱抗肿瘤抗生素。其抗瘤谱广，可用于消化道癌、肺癌、乳腺癌、恶性淋巴瘤等。不良反应主要是明显且持久的骨髓抑制，也常有胃肠道反应，少数出现间质性肺炎、肝肾损害。注射时局部刺激性较大，静脉注射时若漏出血管，可引起局部疼痛、坏死和溃疡。

博来霉素（bleomycin，BLM）

博来霉素主要用于鳞状上皮癌，还可用于恶性淋巴瘤的联合治疗。不良反应中最严重的是肺毒性，可引起间质性肺炎或肺纤维化。对骨髓抑制及胃肠道反应均不严重，用药后也可有发热、脱发等，少数患者可有皮肤色素沉着。

顺铂（cisplatin，DDP、顺氯氨铂）

顺铂具有抗瘤谱广，对厌氧肿瘤细胞有效。对非精原细胞性睾丸瘤效果显著，对卵巢癌、肺癌、鼻咽癌、乳腺癌、膀胱癌等也有效。主要不良反应有肾毒性、胃肠道反应、骨髓抑制，还能致耳鸣、听力减退及周围神经炎等。存在交叉过敏反应，对本药或其他铂制剂过敏者禁用。

卡铂（carboplatin，CBP、碳铂）

卡铂主要用于治疗卵巢癌、睾丸肿瘤、头颈部鳞癌、小细胞肺癌等。不良反应主要是骨髓抑制。卡铂在水溶液中不稳定，静脉滴注时应避免日光直接照射，最好用黑纸遮光，否则易分解失效。

鬼臼毒素（podophyllotoxin）

鬼臼毒素临床上可与顺铂联合用于治疗肺癌及睾丸肿瘤，有良好效果，也可用于恶性淋巴瘤的治疗。不良反应主要有骨髓抑制及胃肠道反应。

喜树碱类

喜树碱（camptothecin，CPT）和羟喜树碱（hydroxycamptothecin，HCPT），都是从喜树中提取的生物碱。临床上用于治疗胃癌疗效较好，也可用于治疗急、慢性粒细胞白血病、绒毛膜上皮癌、肝癌、膀胱癌等。不良反应有泌尿道刺激，表现为血尿、尿频、尿急等症状，还有骨髓抑制、胃肠道反应、脱发等。

三、干扰转录过程和阻止 RNA 合成的药物

放线菌素 D（dactinomycin，DACT、更生霉素）

放线菌素 D 抗瘤谱较窄。对恶性葡萄胎、绒毛膜上皮癌、霍奇金病、恶性淋巴瘤、肾母细胞瘤、骨骼肌肉瘤及神经母细胞瘤等疗效较好。不良反应常见消化道反应，骨髓抑制表现为先是血小板减少，后出现全血细胞减少，且有局部刺激作用，注射可致疼痛和脉管炎，还致脱发、皮炎、畸胎等。

多柔比星（doxorubicin、adriamycin，ADM、阿霉素）

多柔比星抗瘤谱广，疗效高，用于对常用抗肿瘤药耐药的急性淋巴细胞白血病或粒细胞白血病以及恶性淋巴瘤、乳腺癌、卵巢癌、小细胞肺癌、胃癌、肝癌、膀胱癌等。不良反应最严重的是心脏毒性，表现为心肌退行性病变和心肌间质水肿。此外，还有骨髓抑制、胃肠道反应、脱发等。

柔红霉素（daunorubicin、daunomycin，DNR、柔毛霉素、红比霉素）

柔红霉素用于对常用抗肿瘤药耐药的急性淋巴细胞白血病或粒细胞白血病，不良反应有骨髓抑制、心脏毒性、胃肠道反应、皮疹及脱发等。静脉注射时，外漏可导致局部坏死。

四、影响蛋白质合成的药物

长春碱类

主要有长春碱（vinblastine，VLB）和长春新碱（vincristine，VCR），为夹竹桃科长春花植物所含的生物碱。长春碱主要用于急性白血病、恶性淋巴瘤及绒毛膜上皮癌。不良反应可引起骨髓抑制，也有脱发、消化道反应，偶有神经毒性，静脉注射可导致血栓性静脉炎。长春新碱对儿童急性淋巴细胞白血病疗效较好，起效快，常与泼尼松合用作诱导缓解药。对骨髓抑制不明显，主要引起外周神经病变，表现为指、趾麻木，腱反射迟钝或消失，外周神经炎等。

三尖杉生物碱类

三尖杉酯碱（harringtonine）和高三尖杉酯碱（homoharringtonine）是从三尖杉属植物

的枝、叶和树皮中提取的生物碱。对急性粒细胞白血病疗效较好，对急性单核细胞白血病及慢性粒细胞白血病等也有效。不良反应有骨髓抑制及胃肠道反应，偶有心脏毒性。

L-门冬酰胺

L-门冬酰胺主要用于急性淋巴细胞白血病，缓解率较高，但不持久。常见的不良反应有胃肠道反应，偶见变态反应，应作皮试。

紫杉醇（paclitaxel）

紫杉醇是从短叶紫杉或我国红豆杉的树皮中提取的有效成分。临床上主要对卵巢癌和乳腺癌有独特的疗效，对肺癌、大肠癌、淋巴瘤等有一定疗效。不良反应有骨髓抑制、神经毒性和变态反应等。

五、调节体内激素平衡的药物

糖皮质激素类

临床上常用的是泼尼松和泼尼松龙等，能抑制淋巴组织，使淋巴细胞溶解。对急性淋巴细胞白血病及恶性淋巴瘤的疗效较好。对其他恶性肿瘤无效，且可能因抑制免疫功能而助长恶性肿瘤扩展。仅在恶性肿瘤引起发热不退、毒血症状明显时，可少量短期应用糖皮质激素并合用抗癌药及抗菌药来改善症状。

雌激素类

常用的是乙烯雌酚，可抑制下丘脑及脑垂体，减少促间质细胞激素的分泌，从而抑制睾丸间质细胞分泌雄激素，也可以直接对抗雄激素，故可用于前列腺肿瘤的治疗。

雄激素类

常用的有二甲基睾酮、丙酸睾酮和氟羟甲酮，可抑制促卵泡激素的分泌，导致雌激素分泌减少，也可以直接对抗雌激素。临床上对晚期乳腺癌，尤其是骨转移者效果佳。

他莫昔芬（tamoxifen，TAM、三苯氧胺）

他莫昔芬为人工合成抗雌激素药，是雌激素受体的部分激动药，具有雌激素样作用，但强度仅为雌二醇的1/2；也有抗雌激素的作用，从而抑制雌激素依赖性肿瘤细胞生长。主要用于治疗晚期乳腺癌，雌激素受体阳性患者疗效较好。

复习思考题

1.简述抗恶性肿瘤药常见的近期毒性反应。

2.抗恶性肿瘤药按作用机制可分为哪些类别？每类各列举1～2个代表药物。

扫一扫，知答案

常用制剂及其用法

氟尿嘧啶　注射剂：125mg/5mL、250mg/10mL。静脉注射，10 ～ 12mg/（kg·d），连用 3 ～ 5 天后改为 5 ～ 6mg/kg，隔日 1 次，总量 5 ～ 10g 为一疗程。必要时间隔 1 ～ 2 个月开始第二个疗程。

巯嘌呤　片剂：25mg、50mg、100mg。口服，白血病：1.5 ～ 2.5mg/（kg·d），分 2 ～ 3 次口服，疾病缓解后用原量 1/3 ～ 1/2 维持。绒癌：6.0 ～ 6.5mg/（kg·d），10 天为一疗程。

甲氨蝶呤　片剂：2.5mg。口服，治疗白血病：成人 5 ～ 20mg/ 次，4 岁以上 5mg/ 次，4 岁以下 2.5mg/ 次，每周 2 次，总量为 50 ～ 150mg。注射剂：5mg。肌内注射或静脉注射 5 ～ 20mg/ 次，1 次 /1 ～ 2 天。

羟基脲　片剂：0.5g。口服，20 ～ 40mg/kg，2 次 / 周，或每 3 天 60 ～ 80mg/kg，4 ～ 6 周为一疗程。

盐酸氮芥　注射剂：5mg/1mL、10mg/2mL。静脉注射或动脉插管灌注，每次 0.1mg/kg，每 1 ～ 3 天 1 次，4 ～ 6 次为一疗程，必要时间隔 4 周进行第 2 疗程。

环磷酰胺　粉针剂：0.1g、0.2g。静脉滴注，4mg/（kg·d），每天或隔天 1 次，总量 8 ～ 10g 为一疗程。大剂量冲击疗法为每次 10 ～ 20mg/kg，每周 1 次，8g 为一疗程。

白消安　片剂：0.5mg、2mg。口服，2 ～ 8mg/d，分 3 次空腹服用，有效后用维持量，0.5 ～ 2mg/d，1 次 / 天。

博来霉素　注射剂：15mg、30mg。静脉注射或肌内注射，15 ～ 30mg/ 次，1 次 /1 ～ 2 天，总量 450mg。

丝裂霉素　注射剂：2mg、4mg、8mg。静脉注射，2mg/ 次，1 次 /d；或 10mg/ 次，1 次 / 周。总量 60mg 为一疗程。

顺铂　注射剂：10mg、20mg、30mg。静脉注射或静脉滴注，30mg/d，连用 5 天为一疗程，疗程间隔 2 ～ 4 周，可用药 4 ～ 5 个疗程。或以 50 ～ 100mg/m² 静脉注射或滴注 1 次，间隔 3 ～ 4 周再用。

放线菌素 D　粉针剂：0.2mg。静脉注射，200μg/d，10 ～ 14 天为一疗程。

盐酸柔红霉素　注射剂：10mg、20mg。静脉注射或静脉滴注，0.5 ～ 0.8mg/kg，2 次 / 周。

盐酸长春新碱　粉针剂：1mg。静脉注射，1 ～ 2mg/ 次，加生理盐水 10 ～ 20mL 稀释后缓慢静脉注射，1 次 / 周，总量 6 ～ 10mg 为一疗程。严防药液外漏。

扫一扫，看课件

第 四 十 一 章
调节免疫功能药

【学习目标】

熟悉：免疫抑制药环孢素和免疫增强药左旋咪唑的药理作用和临床应用。

了解：其他药物的作用特点。

免疫系统的主要生理功能是识别、破坏和清除异物，以维持机体的内环境稳定，免疫系统包括参与免疫反应的各种细胞、组织和器官。免疫系统在抗原刺激下发生一系列变化称为免疫应答反应，分为三期：①感应期；②增殖分化期；③效应期。正常的免疫功能对机体的防御反应、自我稳定及免疫监视等方面是必不可少的。当免疫功能异常时，可出现免疫病理反应，包括变态反应、自身免疫性疾病、免疫缺陷病和免疫增殖病等，严重的甚至死亡。

影响免疫功能的药物有两类：免疫抑制药，能抑制免疫活性过强者的免疫反应；免疫增强药，能增强免疫功能低下者的免疫功能。

第一节 免疫抑制药

免疫抑制药临床上主要用于器官移植的排斥反应和自身免疫性疾病。大多数免疫抑制药主要作用于免疫反应的感应期，抑制淋巴细胞增殖，少数作用于免疫反应的效应期。

环孢素（cyclosporin，环孢霉素A）

【体内过程】可口服或静脉注射给药。口服吸收慢而不完全，服后 3～4 小时血浆浓度达峰值。其 $t_{1/2}$ 约 24 小时，主要在肝脏代谢，自胆汁排出，有明显肝肠循环。

【药理作用】可选择性抑制 T 细胞活化；抑制 T 细胞介导的细胞免疫作用；可部分抑制 T 细胞依赖的 B 细胞反应；还可间接通过干扰素的产生而影响 NK 细胞的活性。

【临床应用】主要用于防治器官移植时的排斥反应，用于肾、肝、胰、心、肺、皮肤、角膜及骨髓移植等。适用于其他药物无效的难治性自身免疫性疾病，如类风湿性关节炎、系统性红斑狼疮、银屑病、皮肌炎等。

【不良反应】发生率较高，其严重程度、持续时间与剂量、血药浓度相关，多为可逆性。最常见的不良反应是肾毒性，用药期间，应定期检查肾功能，若出现血清肌酐与尿素氮水平呈剂量依赖性升高，及时停药可恢复，也可用甘露醇预防。其次是肝毒性，在用药早期，可出现一过性肝损害。其他还有变态反应、食欲减退、嗜睡、多毛症、震颤、齿龈增生、继发感染等。

他克莫司（tacrolimus，FK506）

他克莫司是强效免疫抑制剂，可口服或静脉注射给药。用于器官移植，在减少急性排斥反应方面比环孢素更具有优越性。对自身免疫性疾病也有一定的疗效。主要的不良反应有神经毒性和肾毒性，大剂量时还对生殖系统产生毒性，也可引起高脂血症。

糖皮质激素

常用的有泼尼松、泼尼松龙、地塞米松等。它们作用于免疫反应的各个时期，对免疫反应的许多环节均有影响。临床上用于器官移植的排斥反应、自身免疫性疾病、变态反应性疾病及肿瘤治疗等。

抗代谢药类

常用的抗代谢类药有硫唑嘌呤、甲氨蝶呤和 6-硫嘌呤。它们主要通过抑制 DNA、RNA 和蛋白质合成而抑制 T、B 两类细胞及 NK 细胞。硫唑嘌呤的毒性较小，故最常用。本类药物对 T 细胞的抑制较明显，能抑制细胞免疫和体液免疫反应。临床上用于肾移植的排斥反应和自身免疫性疾病如类风湿关节炎和系统性红斑狼疮等。最主要的不良反应是骨髓抑制，此外还有胃肠道反应、肝功能损害、皮疹等。

烷化剂

常用的有环磷酰胺、白消安、噻替派等，其中以环磷酰胺最为常用。它能选择性地抑制 B 淋巴细胞，还可明显降低 NK 细胞的活性。临床上常用于防止排斥反应、移植物抗宿主反应和糖皮质激素不能长期缓解的多种自身免疫性疾病。

单克隆抗体

单克隆抗体常用的有巴利昔单抗和达珠单抗。可用于治疗肾移植后的急性排斥反应和预防同种骨髓移植时并发的移植物抗宿主效应。不良反应有寒战、发热、呕吐和呼吸困难等。可静脉注射给药，偶可引起严重的变态反应。

抗淋巴细胞球蛋白

抗淋巴细胞球蛋白可以选择性地与 T 淋巴细胞结合，在血清补体的共同作用下，使外周血淋巴细胞裂解。可用于器官移植的排斥反应，临床上还试用于白血病、多发性硬化症、重症肌无力、系统性红斑狼疮等疾病。常见的不良反应有寒战、发热、血小板减少、关节疼痛和血栓性静脉炎等。注射前需作皮试。

第二节　免疫增强药

免疫增强药是指单独或同时与抗原使用时能增强机体免疫应答的物质。临床主要用于治疗免疫缺陷疾病、慢性感染和作为肿瘤的辅助治疗药物。

免疫佐剂

卡介苗为非特异性免疫增强剂，是牛型结核杆菌的减毒活菌苗。具有免疫佐剂作用，即增强与其合用的各种抗原的免疫原性。能增强巨噬细胞的吞噬功能。可阻止自发、诱发或移植肿瘤的生长，致部分肿瘤消退。临床主要用于预防结核病、肿瘤的复发和作为肿瘤的辅助治疗药物。

干扰素（interferon，IFN）

干扰素具有高度的种属特异性，故动物的 IFN 对人无效，现已采用 DNA 重组技术生产重组人干扰素。干扰素具有抗病毒、调节免疫及抗肿瘤作用。对感冒、乙型肝炎、带状疱疹和腺病毒性角膜炎等感染有预防作用。亦适用于人肿瘤的治疗，对成骨肉瘤的疗效较好。不良反应主要有发热、流感样症状和神经系统症状等。

白细胞介素 -2（interleukin-2，IL-2、T 细胞生长因子）

白细胞介素 -2 主要用于治疗黑色素瘤、肾细胞癌、霍奇金病等，可控制肿瘤发展。不良反应主要有寒战、发热、胃肠道反应、神经系统症状、皮肤弥漫性红斑等。

左旋咪唑（levamisole）

左旋咪唑是一种口服有效的免疫调节药，也是广谱驱虫药。它能促进抗体生成，故有免疫增强作用，但是对于免疫功能正常的人和动物的抗体生成无影响。主要用于免疫功能低下者，恢复免疫功能后，可增强机体的抗病能力。多种自身免疫性疾病，如类风湿关节炎用药后可得到改善。不良反应主要有恶心、呕吐、腹痛、头晕等，少数有发热、乏力等，偶见肝功能异常、白细胞及血小板减少等。

转移因子（transfer factor，TF）

转移因子主要用于先天性或获得性细胞免疫缺陷病的替代治疗，还可用于病毒和真菌感染及恶性肿瘤的辅助治疗等。不良反应少，注射局部有酸胀的痛感，少数出现皮疹、短暂发热等。

胸腺素（thymosin）

胸腺素主要用于胸腺依赖性免疫缺陷疾病（包括艾滋病）、病毒感染、某些自身免疫性疾病和肿瘤。除少数变态反应外，一般无严重不良反应。

复习思考题

1. 环孢素的主要不良反应有哪些?

2. 请分别列举 2～3 个免疫抑制药和增强药。

扫一扫，知答案

常用制剂及其用法

环孢素　口服液：50mL/ 瓶（100mg/mL）。口服，10～15mg/（kg·d），于器官移植前 3 小时开始应用并持续 1～2 周，然后逐渐减至维持量 5～10mg/kg。注射剂：250mg/5mL。静脉滴注时可将 50mg 以注射用生理盐水或 5% 葡萄糖注射液 200mL 稀释后于 2～6 小时内缓慢静脉滴注，剂量为口服剂量的 1/3。

他克莫司　胶囊剂：0.5mg、1mg、5mg。口服，成人 150～250μg/（kg·d），儿童 200～3000μg/（kg·d），分三次服。注射剂：5mg/1mL。静脉注射，成人 25～50μg/（kg·d），儿童 50～100μg/（kg·d）。

卡介苗　皮肤注射或皮肤划痕接种。

盐酸左旋咪唑　片剂：25mg、50mg。口服，治疗肿瘤，每两周用药三天或每周用药两天，3 次 /d，50mg/ 次。自身免疫性疾病：50mg/ 次，2～3 次 /d，连续用药。

胸腺素（猪胸腺素）　注射剂：2mg/2mL、5mg/2mL。肌内注射，2～10mg/ 次，1～2天 1 次。

转移因子　注射剂：2mL。肌内注射，2ml/ 次，相当于 10^8 个淋巴细胞（或 1g 扁桃体），1～2 次 / 周。

处方、医嘱中常用拉丁文缩写与中文对照表

外文缩写词	中文	外文缩写词	中文	外文缩写词	中文
Amp.	安瓿剂	q.d.	每日 1 次	i.m.	肌内注射
Caps.	胶囊剂	b.i.d.	每日 2 次	i.v.	静脉注射
Syr.	糖浆剂	t.i.d.	每日 3 次	i.v.gtt.	静脉滴注
Tab.	片剂	q.i.d.	每日 4 次	p.o.	口服
Ung.Oint.	软膏剂	q. h.	每小时 1 次	i.h.	皮下注射
Inj.	注射剂	q.6h.	每 6 小时 1 次	i.p.	腹腔注射
Pil.	丸剂	q.n.	每晚	p.r.	灌肠
aa	各	q.m.	每晨	p.t.c	皮试后
ad	加至	s.o.s.	必要时	g	克
a.m.	上午	Stat（st.）!	立即	mL	毫升
p.m.	下午	cito !	急速地	mg	毫克
a.c.	饭前	Co.	复方	I.U.	国际单位
p.c.	饭后	sig. 或 s.	用法	U	单位

附 录 二

中文药名索引

Z

参考书目

［1］国家药典委员会．中华人民共和国药典（2015 年版）［M］．北京：中国医药科技出版社，2015.

［2］宋光熠．药理学［M］．北京：中国中医药出版社，2015.

［3］杨宝峰．药理学［M］．第 8 版．北京：人民卫生出版社，2013.

［4］淤泽溥，林青．药理学（模块板）［M］．北京：科学出版社，2015.

［5］葛均波，徐永健．内科学［M］．第 8 版．北京：人民卫生出版社，2013.

［6］谭安雄．药理学［M］．第 2 版．北京：人民卫生出版社，2013.

［7］罗月娥．药理学［M］．第 2 版．北京：人民卫生出版社，2013.

［8］董志．药理学［M］．第 3 版．北京：人民卫生出版社，2014.

［9］徐红．护理药理学［M］．第 2 版．北京：人民卫生出版社，2015.

［10］赵彩珍，郭淑芳．药理学［M］．第 4 版．北京：科学出版社，2016.

［11］姚宏，黄刚．药理学［M］．第 3 版．北京：人民卫生出版社，2015.

［12］王开贞，于天贵．药理学［M］．第 7 版．北京：人民卫生出版社，2014.

［13］王玉姝．生理及药理基础［M］．重庆：重庆大学出版社，2016.

［14］马月宏，汝燕峰，祝慧凤．药理学［M］．北京：科学技术文献出版社，2015.

［15］《抗菌药物临床应用指导原则》修订工作组编．抗菌药物临床应用指导原则［M］．北京：人民卫生
　　出版社，2015.

［16］邹浩军，刘尚智．药物应用护理［M］．北京：中国中医药出版社，2013.

［17］徐红，张悦，包辉英．用药护理［M］．北京：高等教育出版社，2013.

［18］张庆，陈达林．药理学［M］．北京：人民卫生出版社，2015.

［19］褚杰．护理药理学［M］．西安：西安交通大学出版社，2014.

［20］宋海鹏．药理学［M］．第 2 版．长沙：中南大学出版社，2014.

［21］廖端芳，周玖瑶．药理学［M］．第 3 版．北京：人民卫生出版社，2016.

［22］孙建宁．药理学［M］．北京：中国中医药出版社，2016.

［23］侯晞．药理学［M］．第 3 版．北京：人民卫生出版社，2014.

［24］樊一桥．药理学［M］．第 3 版．北京：科学出版社，2015.

［25］刘斌，芦靖．药理学［M］．第 1 版．北京：科学出版社，2014.